急诊与重症
医学科诊治实践

李伟东　主　编

中国纺织出版社有限公司

图书在版编目（CIP）数据

急诊与重症医学科诊治实践 / 李伟东主编. -- 北京：中国纺织出版社有限公司, 2020.12

ISBN 978-7-5180-8271-1

Ⅰ.①急… Ⅱ.①李… Ⅲ.①急诊②险症—诊疗 Ⅳ.①R459.7

中国版本图书馆CIP数据核字（2020）第251124号

责任编辑：范红梅　　责任校对：高　涵　　责任印制：王艳丽

中国纺织出版社有限公司出版发行

地址：北京市朝阳区百子湾东里A407号楼　邮政编码：100124

销售电话：010—67004422　传真：010—87155801

http://www.c-textilep.com

中国纺织出版社天猫旗舰店

官方微博 http://weibo.com/2119887771

北京玺诚印务有限公司印刷　各地新华书店经销

2020年12月第1版第1次印刷

开本：889×1194　1/16　印张：10

字数：288千字　定价：58.00元

凡购本书，如有缺页、倒页、脱页，由本社图书营销中心调换

编 委 会

主 编　李伟东　赫英龙　张雪云
　　　　　苏效领　王立明

副主编　何晓杰　吕春红　刘春艳
　　　　　孙贤辉　李小英　桂大芳

编 委　(按姓氏笔画排序)

王立明　潍坊市人民医院

韦德银　重庆市开州区人民医院

吕春红　佳木斯大学附属第一医院

刘春艳　佳木斯大学附属第一医院

刘晓丽　河南省中医药研究院附属医院

闫会娟　河南省中医药研究院附属医院

孙 艳　佳木斯大学附属第一医院

孙贤辉　重庆市江北区中医院

苏效领　菏泽市牡丹人民医院

李小英　重庆市开州区人民医院

李伟东　佳木斯大学附属第一医院

李芳芳　佳木斯大学附属第一医院

李洪影　佳木斯大学附属第一医院

何晓杰　佳木斯大学附属第一医院

张雪云　佳木斯大学附属第一医院

周 娟　重庆市开州区人民医院

赵 华　重庆市开州区人民医院

桂大芳　重庆市开州区人民医院

徐 倩　河南省中医药研究院附属医院

彭 川　重庆市开州区人民医院

赫英龙　佳木斯大学附属第一医院

前　言

　　急危重症医学是医学领域中的一门独立的、新兴的边缘学科。急危重症医学综合性强，涉及面广，与临床各学科关系密切，急诊医师必须具有快速诊断、急救、监护等方面的专业特长，既能掌握一般的急诊急救知识和技能，又有相对固定的专业特长和研究方向。随着医学科学技术的迅猛发展，硬件设备和科学思想的不断更新，给急诊科医务人员提供了更好施展技术的舞台，也使临床各类急症诊断的准确率和救治成功率大为提高。

　　全书系统地介绍了急危重症领域诊疗方面的问题，对各类急、危、重症的诊疗及监测等方面进行了阐述，本书紧扣临床，简明实用，内容丰富，资料新颖，适用于急诊、ICU及危重症相关科室的医护人员，尤其适用于主治医师、研究生和医学生参考。

　　全书内容丰富，重点突出，注重新理论、新方法及新进展的介绍，力求以循证医学证据材料为主，引导读者学习与研究。不当之处，敬请广大读者批评指正。

编　者
2020 年 11 月

目　录

第一章

ICU 常用操作技术

第一节　中心静脉导管置管术

一、概述

中心静脉导管置管，颈内静脉、锁骨下静脉、股静脉及上肢外周静脉可供选择，但多选用颈内静脉及锁骨下静脉。

二、适应证

（1）测量和监测中心静脉压。

（2）当外周静脉通道建立困难时（如大面积烧伤患者）。

（3）需要静脉给予血管收缩药、高渗性或刺激性液体时，特别是从静脉外渗，可导致软组织坏死的液体。

（4）作为肠外营养的通路。

（5）作为血液净化的通路。

（6）需要大量输血或快速补液时。

三、禁忌证

（1）有严重凝血功能障碍者应避免进行锁骨下静脉穿刺。

（2）局部有感染者或全层烧伤者应另选穿刺部位。

（3）血气胸者应避免行颈内静脉及锁骨下静脉穿刺。

（4）可疑上腔静脉受损，如上腔静脉综合征者，此时建议行股静脉穿刺术。

（5）胸壁畸形或受伤使局部解剖标志不清时，避免行锁骨下静脉穿刺。

（6）特别针对颈内静脉的禁忌证，包括明显的颈静脉疾病及颈部解剖标志不清者。

四、高危患者

（1）2 岁以下儿童，中心静脉置管并发症高，建议在超声引导下行颈内静脉穿刺置管，可降低风险。

（2）行机械通气且呼气末正压（PEEP）通气高者，当试图行中心静脉穿刺时，可考虑暂停使用呼吸机或降低潮气量及呼气末正压。

（3）正在行心肺复苏术的患者，锁骨下静脉置管需要暂停 C 反应蛋白（CPR），颈内静脉置管则不需中止 CPR。

（4）病态或明显肥胖患者，解剖标志变形或不清使得静脉定位困难，此时可考虑行静脉切开。

五、操作要点

1. 物品准备

（1）中心静脉导管（二腔或三腔）套装。

（2）小手术包一个。

（3）消毒包扎用品：安尔碘Ⅲ、手套、消毒刷或棉签、大3M透明胶布一块。

（4）冲洗测压装置，包括压力换能器、三通开关、延长管、输液器，准备冲洗液（生理盐水250mL＋肝素原液0.2mL，含肝素量为5U/mL）。如为非连续监测则还需要测压标尺。

（5）1%利多卡因10mL和10mL注射器，清醒患者局部麻醉用。

（6）叠好的浴巾或中单，用以垫于患者背部（肩胛间）。

（7）心电、血压监测装置。

2. 锁骨下静脉穿刺方法

（1）患者取仰卧位，垫高患者背部，去枕头低15°。常规消毒、铺巾，清醒者予利多卡因局部麻醉。用肝素盐水冲洗导管及导丝。

（2）穿刺点位于锁骨中、内1/3交界处下方1cm。右手持针保持注射器和穿刺针与额面平行，左示指在胸骨上凹处定位，穿刺针指向内侧稍上方，紧贴在锁骨后，对准胸骨柄上切迹进针。进针深度一般为3~5cm，穿刺针进入静脉后即可抽到血。旋转针头使斜面朝向尾侧，以便导管顺利转弯，通过头臂静脉进入上腔静脉。沿穿刺针送入"J"形导丝，导丝进入30~40cm而无阻力，则导丝肯定进入上腔静脉。此时要注意心电图变化，如有期前收缩等心律失常，则更证实导丝方向正确，稍后撤导丝，则期前收缩可消失。如导丝进入30cm左右遇到阻力或患者感耳根部痛，则导丝可能向上进入颈静脉，此时导丝应退至10cm左右重新进入。

（3）退出穿刺针，沿导丝送入扩张管，扩张穿刺点皮下组织，往返数次。退出扩张管，同时按压穿刺口以防出血。

（4）沿导丝送入中心静脉导管，在将导管送入体内之前，导丝尾端一定要露出中心静脉导管尾端一定长度。固定导丝尾端保持不动，继续送入导管至15cm刻度处。用手固定导管，退出导丝。

（5）用肝素盐水冲洗中心静脉导管的各腔，排尽气泡，套上肝素帽。

（6）于导管近穿刺口处扣上固定扣，缝线固定。用乙醇纱布再次消毒局部。

（7）用3M胶布局部包扎。局部再用500g沙袋压迫止血1小时。

（8）恢复穿刺前体位。立即行床边胸部X线片检查以明确导管位置合适否，并排除气胸或血胸等并发症。如胸部X线片示导管位置不合适，应调整导管位置或重新置管。

3. 颈内静脉穿刺方法

（1）患者去枕平卧，垫高患者背部，头部偏向对侧。头低足高位（倾斜10°~15°）可以增加颈内静脉的充盈，并减少气体栓塞的发生率。如病情不允许这一体位则不能勉强。以下为颈内静脉的前路径。

（2）消毒铺巾，穿刺点位于三角区顶点的胸锁乳突肌内侧，该处距胸骨上窝4~5cm，相当于胸锁乳突肌内侧肌群的中点，进针方向指向同侧的乳头或同侧锁骨的中、内1/3交界处，针干与皮肤（冠状面）呈30°~45°，针尖的斜面指向患者正中线，以免导引钢丝滑向锁骨下静脉。清醒患者以1%利多卡因局部麻醉。由于颈内静脉穿刺的盲目性，可使用局部麻醉用的注射器及针头做试探性穿刺，如回抽暗红色血液即为颈内静脉，左手固定穿刺点，右手换上正式穿刺针沿相同方向刺入颈内静脉，回抽有血后取下注射器。右手将"J"形导丝插入针芯内达到20cm处，退出穿刺针，注意勿带动导引导丝。

（3）然后将扩张器沿导丝送入皮下，并用坚定且均匀的力量旋转推进，扩张一定深度后，退出扩张器。

（4）沿导丝送入中心静脉导管，在将导管送入体内之前，导丝尾端一定要露出中心静脉导管尾端一定长度。固定导丝尾端保持不动，继续送入导管至15cm刻度处。用手固定导管，退出导丝。

（5）用肝素盐水冲洗中心静脉导管的各腔，排尽气泡，套上肝素帽。

（6）于导管近穿刺口处扣上固定扣，缝线固定。用乙醇纱布再次消毒局部。

（7）用 3M 胶布局部包扎。

（8）恢复穿刺前体位，立即行床边胸部 X 线片检查以明确导管位置合适否，并排除气胸或血胸等并发症。如胸部 X 线片示导管位置不合适，应调整导管位置或重新置管。

六、并发症

（1）气胸。气胸为锁骨下静脉置管最常见的并发症，其发生率为 1%～2%。当多次穿刺静脉时危险明显增加。颈内静脉置管气胸不常见。

（2）误穿动脉。颈内静脉置管时误穿颈动脉的发生率为 2%～10%，常导致局部血肿，伴凝血障碍者，血肿可迅速增大；颈动脉穿刺可引起以下后果，气道压迫阻塞、假性动脉瘤、动静脉瘘。误穿锁骨下动脉是锁骨下静脉置管相对常见并发症，其发生率为 2%～5%；当多次尝试穿刺静脉时，其发生率增加到 40%，随后形成动静脉瘘及动脉瘤，已有报道。

（3）局部或全身感染。

（4）出血，血肿形成，血栓形成。

（5）血胸、乳糜胸。

（6）空气栓塞。

（7）心律失常。

七、注意事项

（1）牢记每次导管操作都是不相同的，严重并发症的风险总是存在的。

（2）严格无菌操作以避免感染并发症。

（3）记住如果患者有严重低血容量，大量液体复苏时通过外周大口径通道（16G 或更大）较小口径的中心静脉导管更快速。因此，对这类患者应优先尝试建立外周大口径输液通道。

（4）在局部麻醉注射利多卡因之前，通过回抽明确注射针不在静脉内。

（5）如果穿刺锁骨下静脉不成功，在改变方向穿刺之前应将穿刺针完全退出，以避免划破静脉及损伤邻近结构的风险。

（6）如患者年轻体壮，皮肤致密，则在扩张前用小刀片在穿刺处沿导丝将皮肤划开少许，这样可避免扩张困难致导丝弯折、扩张管损坏。

（7）为避免空气栓塞，在注射器与穿刺针分离时，应立即用拇指堵住穿刺针接头。

（8）确保导管插入（或插入失败）后立即拍胸部 X 线片并立即读片，以明确导管位置正确，并排除操作相关并发症。

（9）心肺复苏时放置的中心静脉导管，因急诊操作时无菌技术难以保证，可考虑预防性静脉给予一次抗生素以降低感染的可能性。

（10）为降低双侧并发症的风险，置管失败后在尝试对侧静脉置管之前，应优先考虑同侧其他静脉。

第二节 桡动脉导管置管术

一、概述

重症患者有时难以测到无创袖带血压，测平均动脉压、连续动脉血气分析、心排血量测定等状况时，均需要留置动脉导管。

桡动脉、足背动脉、尺动脉、腋动脉、股动脉均可作为有创动脉测压的穿刺部位。最常选用左侧桡动脉。以下讲述桡动脉置管方法。

二、适应证

（1）严重低血压，需反复测量血压，而无创测压有困难的患者，采用直接动脉内测压。

（2）血流动力学不稳定需用正性肌力或血管收缩类药者。

（3）需要频繁采动脉血查血气者，动脉置管提供可靠通路。

三、禁忌证

（1）动脉导管的放置不应危及置管处远侧的循环，因此，对存在侧支循环低下（如雷诺现象、闭塞性血栓性脉管炎），应避免穿刺。Allen 试验阳性者禁止行同侧桡动脉穿刺。

（2）局部感染者应更换穿刺部位。

（3）拟穿刺动脉近端有创伤性损伤者。

（4）凝血功能障碍者，为相对禁忌证。

四、操作要点

桡动脉穿刺置管技术如下。

1. 物品准备

（1）20G 套管针（成人），22G 套管针（小儿）。

（2）固定前臂用的托手架及垫高腕部用的垫子（或纱布卷）。

（3）消毒用品。

（4）准备冲洗液（生理盐水 250mL + 肝素原液 0.2mL），冲洗测压装置，包括压力换能器、三通开关、延长管、输液器和加压袋。

（5）1% 利多卡因 10mL，清醒患者局部麻醉用。

2. 操作方法

（1）向清醒并能理解的患者解释手术过程。签署知情同意书。

（2）优先用非优势手侧的桡动脉。

（3）患者仰卧，左上肢外展于托手架上，腕部垫一纱布卷使腕背伸。

（4）常规消毒、铺巾，清醒患者局部做浸润麻醉，直达血管两侧。

（5）穿刺点定位：在桡侧屈肌腱和桡骨茎突上下之间纵沟中可摸到桡动脉搏动，穿刺点在搏动最明显远端 0.5cm 处。

（6）左手示指或中指摸清动脉搏动位置，拇指或示指牵拉皮肤，右手持套管针与皮肤呈 30°~45°，对准中指（或示指）摸到的桡动脉搏动的方向刺入，直至针尾有鲜红的血液溢出，将针尾压低至 10°，继续向前推进穿刺针 1~2mm，使针尖完全进入动脉管腔，然后退出针芯，即有血液搏动性流出，将套管顺势推进送入动脉，如血外流通畅，表示穿刺成功。

用装有肝素冲洗液的 10mL 注射器与套管连接，冲洗管腔，并保持一定压力不让血外溢。

（7）排尽测压管中空气。将延长管边冲管边接上套管针接口。将压力换能器通过连接线与监护仪相接，调整好零点。

零点校正方法：关闭通向动脉管的三通开关，打开冲洗装置，使各管道内充满无气泡的液体；将换能器上排气管打开，并将换能器位置放在与心脏同一水平上；按压一次监护仪上的零点校正开关，监护仪上的读数及压力曲线均回到零位；零点校正完毕，关闭排气孔，打开与血管套管相通的三通开关，监护仪上即可显示压力曲线及压力读数。

（8）用 3M 胶布将套管针固定于腕部，用含肝素的盐水冲洗液冲洗一次，以保证管道通畅。

五、并发症

（1）动脉痉挛发生在穿刺时，此时导丝或导管不能通过动脉腔，为置管最常见的困难，应停止尝试在该处置管，改用其他部位穿刺。

（2）血栓形成。因为置管时间过长、套管过粗、套管材质差、反复动脉穿刺，损伤内膜造成血栓形成率高。

（3）栓塞。

（4）渗血、出血和血肿形成。

（5）局部或全身感染。

六、注意事项

（1）年龄因素。对于小儿常用 22G 蝶形针行动脉穿刺；老年人动脉疾病多见，有可能使本操作变得困难。

（2）肥胖患者以及合并心脏病、糖尿病等易致动脉病变疾病，可使穿刺变得困难；对于正发作的癫痫患者，应严密保护好动脉管路以防脱管。

（3）有出血倾向者，出血和血肿的危险增加。

第三节　肺动脉导管置管术

一、概述

肺动脉导管（PAC）也称为 Swan-Ganz 导管，用于临床已多年。它可以床边连续监测血流动力学以辅助诊断和治疗。PAC 能直接测量右心房压、右心室舒张压、肺动脉压、混合静脉血氧饱和度及心排血量。尽管近年对是否常规使用 PAC 存在争议，PAC 在重症患者的救治中仍不失为一有力的监测手段。

二、适应证

（1）急性心肌梗死、血流动力学不稳定时。

（2）休克，需评价血管内容量状况时。

（3）心源性肺水肿。

（4）呼吸衰竭、原因不明的呼吸困难。

（5）外科手术患者、高危患者、预见有大量的液体出入者。

三、禁忌证

1. 绝对禁忌证

（1）不能控制的室性或房性心律失常。

（2）右心室附壁血栓。

（3）心脏停搏。

（4）呼吸停止。

（5）橡胶过敏。

2. 相对禁忌证

（1）左束支传导阻滞（LBBB）（5% 发生完全性房室阻滞）。

（2）肺动脉高压。

（3）严重凝血异常或血小板 $< 50 \times 10^9/L$。

（4）已知或怀疑有心房（右心房）或上腔静脉血栓者。

（5）右心系统有梗阻或占位病变者，如右心房肿瘤、右心室肿瘤、三尖瓣或肺动脉瓣换瓣术后、肺动脉狭窄等。

四、操作要点

1. 术前准备

（1）取得患者或其家属同意，签知情同意书。

（2）对清醒且情绪不稳定的患者，术前给予适量镇静药。

（3）手术应由两人合作完成，台下配合护士应熟悉肺动脉导管置管术的整个过程，并准备好可能需要的器械、药物、生理盐水，以随时满足术者的各种需求。

（4）准备好0℃生理盐水500~1 000mL，可用于测量心排血量。

（5）患者行心电监测，准备好心肺复苏的有关设备、药物。

2. 静脉鞘管的放置

（1）推荐选择的路径：多选用右颈内静脉和左锁骨下静脉。由于Swan-Ganz导管以自然盘绕的形式保存在固定的包装盒内，其导管在常温下有一定的自然弯曲弹性；从解剖学的观点理解，以左侧的锁骨下静脉为最佳插管途径，其次为右侧的颈内静脉。当然其他血管途径均可用于该导管置管术，但其所需操作时间较长，成功率也有所降低。

（2）右颈内静脉途径为最直接的方法，气胸的风险相对小，但导管相关性感染风险较锁骨下途径高，并有误穿颈动脉的风险。锁骨下静脉途径误穿动脉的风险较颈内静脉途径明显要低，感染的风险也较低，但气胸的风险明显增加。

（3）所选用导管鞘应选比Swan-Ganz导管大一号的导管鞘。

（4）导管鞘的置入采用标准的Seldinger法放置。

3. 监测仪器的准备

包括开机后的自检、有关插件的安装、显示器信号的调整、导线与测压管的连接、压力传感器的校准等。压力传感器的位置必须与患者的右心房处于同一水平（第4肋间腋中线处），体位变化时应随时调整。

4. Swan-Ganz导管的插入技术

（1）检查与冲洗Swan-Ganz导管是术前必不可少的一项程序。整个导管必须完整，无断裂或折痕，其中各种液体管道应畅通无阻。以1.5mL气体充盈导管尖端的气囊，气囊应符合以下3点：①充气时气囊居中。②无漏气现象。③打开气囊开关时空气可自行排空。

（2）将Swan-Ganz导管远端腔接口与压力传感器连接好，将导管内空气排净；一旦导管进入体内即可开始压力监测。导管进入鞘管前，将保护性袖套与静脉鞘管连接好。

（3）插入导管时应使导管的弯曲方向正好指向右心房、右心室及肺动脉所在方位，以便导管能顺利插入。

（4）导管插入10~20cm时即进入胸腔，此时可让患者咳嗽，如见到压力明显变化即可证实导管进入胸腔。继续推送导管依次到达上腔静脉、右心房、右心室、肺动脉和肺小动脉处时，压力监测中也可以依次显示相应的压力曲线。

（5）导管进入20~30cm，压力波形为上腔静脉或右心房压时，充盈气囊（充气约1.5mL），继续缓慢推送导管，压力监测将分别出现右心房压力或右心室压力。如导管非常顺利到达右心室，不要旋转导管而继续推送，多数情况下导管可到达肺动脉，压力监测显示典型的肺动脉压力曲线。导管进入肺动脉时应注意导管长度，此后在回撤导管时应以此为限，尽量不要使导管退回到右心室，以免重新插入时遇到困难。

（6）导管进入肺动脉后继续推送导管。一般导管进入肺动脉后再推送10~15cm时，导管可进入肺小动脉。

（7）导管到达肺小动脉后将气囊充气，如显示肺毛细血管楔压（PAOP）图形，说明气囊将肺小动脉完全堵塞，气囊排空后压力监测仪可重现肺动脉压图形。以上步骤应重复2~3次加以核实。如气囊充气后压力图形不能显示PAOP图形，说明导管还应继续插入。如每次注入1.0~1.5mL空气后均能显示典型的PAOP图形，则说明气囊位置合适；如气囊充气不到1.0mL时就出现PAOP图形，则说明导管过深，此时应缓慢回撤导管并反复测试，直至达到上述要求为止。

5. 导管的连接与外固定

（1）导管位置合适后，将与静脉鞘相连接的袖套导管保护装置置于锁定位置。

（2）行肺动脉持续监测。注意经常查看压力及曲线，如曲线变为 PAOP，则应重新变换导管位置。

（3）行心排血量测定时，将心排血量接口与监护仪相连。从 CVP 腔接口注入热稀释指示剂（冰盐水）。

（4）定期肝素盐水冲管，以防管腔内血液凝固造成堵塞。

五、并发症

1. 中心静脉入路相关并发症

（1）位置错误（如右颈内静脉入路时，鞘管进入右锁骨下静脉）。

（2）误穿毗邻动脉。

（3）出血。

（4）空气栓塞。

（5）气胸或血胸。

2. 肺动脉导管置入相关并发症

心律失常多为不严重并具自限性（如室性或房性心动过速）的心律失常，有时也会出现非常严重、需要紧急干预（如心室颤动或室性心动过速）的少见心律失常。肺动脉导管置管术中可出现右束支传导阻滞（RBBB），其发生率约 5%，对已有 LBBB 者有导致完全性房室传导阻滞的风险。

3. 肺动脉导管留置相关并发症

（1）血栓形成。

（2）肺栓塞。

（3）血栓性静脉炎。

（4）肺梗死。

（5）肺动脉破裂。

（6）感染。

（7）气囊破裂、导管打结、心肌穿孔。

第四节 床边经静脉临时心脏起搏

一、概述

临时心脏起搏主要用于治疗各种急性、可逆性、过缓性的心律失常。心内膜起搏是最常用的临时心脏起搏方法，使用时将电极通过血管插至心内膜，然后通以电流引起心脏除极。漂浮电极导管的出现，使得床边经静脉心脏起搏有了突破性进展，因其起搏效果恒定可靠且创伤性小，不良反应少，使得床边临时心脏起搏得以广泛开展。

二、适应证

具体指征如下。

1. 经静脉临时起搏的临床指征

（1）完全性房室传导阻滞。

（2）严重心动过缓伴心源性晕厥发作。

2. 预防性应用的指征

（1）复杂的心内直视手术及大血管手术后。

（2）心肌炎、心肌梗死或其他心肌疾病伴有莫氏 Ⅱ 型房室传导阻滞。

（3）在永久起搏器失灵或电池耗竭需更换电池时，用临时起搏器暂时代替其功能。

三、禁忌证

无绝对禁忌证，但如下情况限制其使用：

（1）菌血症或脓毒症。

（2）凝血障碍。

（3）永久静脉置入物（如腔静脉滤器）。

（4）右心房或右心室血栓。

（5）人工心脏瓣膜。

四、操作要点

（1）向患者或其家属讲解操作过程并签署知情同意书。

（2）依患者临床情况选择左锁骨下静脉、右颈内静脉或股静脉作为穿刺血管。

（3）常规消毒铺巾。1%利多卡因局部麻醉。与前述中心静脉导管置管方法类似，按 Seldinger 法将 6F 防漏鞘管置入所选静脉内。

（4）置入 5F 漂浮电极导管前，先检查气囊的完整性。①用配置的专用注射器抽 1/2 ~ 3/4 mL 二氧化碳。②将注射器通过带开关的接头与气囊腔连接。③打开开关，将气体注入气囊并关上开关；如果气囊在 1 分钟内塌陷，则导管或开关处有漏气，导管不能使用。④抽去气囊内气体。

（5）漂浮电极导管插入操作。①将导管套上保护性袖套，将导管电极的远侧端电极与监护导联的 V 导联连接，以监测心腔内心电图。将导管通过前述放置的血管鞘管进入腔静脉，在心腔内心电图的监测下进导管。②进入心房的标志是出现大的正负双向的 P 波。此时导管进入长度：从左锁骨下静脉进管约 20cm，从右颈内静脉进管约 15cm。③当导管进入心房时，充盈气囊并关上开关。由于二氧化碳可通过气囊壁扩散，气囊直径以 0.5mm/min 的速度减少，因此，有可能需再次充盈球囊。④前进导管，通过三尖瓣到达右心室，其标志为 QRS 复合波的幅度突然明显增加。继续前进导管到肺动脉，其标志为 QRS 波幅度降低，P 波由直立变为倒置。⑤抽去气囊气体，后撤导管数厘米。当显示出右心室心电图，稍稍前进导管，导管尖端则进到右心室心尖部，其标志为 ST 段弓背向上明显抬高的损伤电流。⑥将导管电极直接与临时心脏起搏仪的连接导线相接。⑦通过获得满意的感知灵敏度和起搏阈值来确定导管的最佳位置。起搏阈值一般低于 1mA，感知灵敏度至少 2mV。⑧如果第一次不能得到满意的起搏位置，应后撤导管至腔静脉或心房重新置管。⑨固定好电极导管，避免电极移位。穿刺局部无菌包扎。⑩术后摄胸部 X 线片，做 12 导联心电图。

（6）心内临时心脏起搏的参数。①输出电压：为获得稳定的心室夺获，输出电压一般为起搏阈值的 3 ~ 4 倍，如 3 ~ 6V。②起搏频率：70 ~ 80 次/分。③感知灵敏度：起搏器感知 P 波或 R 波的能力。如患者有自身基础心率，应将脉冲发生器置于按需方式，逐渐降低起搏频率直至起搏心律被自身心律抑制。心室感知灵敏度为 1.5 ~ 2.5mV。④脉冲宽度：1.5 毫秒。

（7）心室起搏成功的判断。心室起搏成功在心电图上须具备 3 个条件。①有一脉冲刺激信号。②随后有一畸形而宽大的 QRS 波。③其后有一倒置的 T 波。如没有 T 波，则脉冲信号后可能并不是畸形的 QRS 波，而是脉冲电流的电位衰减曲线。

五、并发症

（1）由锁骨下静脉穿刺引起气胸、血胸的概率大。

（2）空气栓塞。

（3）心肌穿孔。

（4）恶性心律失常如心室颤动。

（5）肺栓塞。

（6）血栓形成。

（7）感染。

（8）气囊破裂。

（9）血管穿孔。

六、注意事项

（1）对左束支传导阻滞患者，当导管进入心脏时应特别小心，因导管到达右心室可能导致右束支传导阻滞，这样可导致完全性心脏阻滞和心脏停搏。

（2）最好用二氧化碳充盈气囊，因用空气如气囊破裂时有空气栓塞的风险。

（3）不要用水充盈气囊，因球囊直径小，使得气囊充盈和抽吸均不充分。另外用水充盈气囊，其在血管内导向性明显降低。

（4）应定时观察穿刺部位，必要时更换敷料。

（5）应避免折或弯曲导管，以免损伤导管或堵塞气囊。

第五节　心脏除颤及电复律

一、概述

心脏除颤或电复律是让一个电压极高、时间极短、流量极小的电流通过心脏，使心肌纤维同时除极，然后同时复极，从而恢复有组织的、协调的收缩。

除颤仪上装有同步电路，在复律时打开同步装置，该电路在每次 R 波后 0.03 秒，即 R 波的下降段处提供同步直流脉冲电流。使心房纤颤、心房扑动、室性和室上性心动过速转为正常心律；在同步电复律时，除颤仪以 R 波的波峰为信号起动除颤电流，这样就可避免除颤电波落到 T 波上，从而避免引起心室纤颤的危险。电除颤（非同步电复律）不需同步触发装置，可在任何时间放电。

用于心脏除颤或电复律的仪器称为心脏除颤仪。除颤仪又分传统的单相波除颤仪和近年出现的双相波除颤仪。双相波除颤仪因其使用能量小、对心肌损伤小、首次除颤转复率高已在临床广泛应用。

二、适应证

同步电复律的指征为处理具有规律 QRS 波、有灌注心律（有脉搏）的不稳定快速心律失常。不稳定患者表现为灌注不佳的体征，包括意识状态的改变、进行性胸痛、低血压。具体如下。

（1）由于折返的不稳定阵发性室上性心动过速。

（2）不稳定心房纤颤。

（3）不稳定心房扑动。

（4）同步电复律也建议用于不稳定单形性（规律）室性心动过速。

三、禁忌证

同步电复律的禁忌证如下。

（1）洋地黄中毒所致心律失常。

（2）快速性心律失常伴有病态窦房结综合征或完全性房室传导阻滞，尚未应用心脏起搏治疗者。

（3）阵发性心动过速反复频繁发作，药物预防无效。

四、操作要点

1. 非同步电除颤

（1）打开除颤仪的电源。

（2）将除颤电极涂以导电糊放在标准位置上。

（3）确定除颤仪在非同步位置。

（4）设置除颤仪之电能、充电电容器。

（5）再次核对心电图以证实是否确有心室颤动。

（6）检查核实无任何人与患者有直接或间接接触后，适当加压于两电极（约 10kg 压力），用两手拇指同时压下放电开关，此时可见患者有全身骨骼肌收缩，此即放电成功之表现。如无骨骼肌收缩，则应检查仪器安装是否正确。

（7）如果心电节律性恢复，应立即检查脉搏，若脉搏不能触及，须立即开始基本生命支持。

（8）如果除颤不成功，应立即继续心肺复苏，注射肾上腺素、碳酸氢钠等，然后进行下一次除颤。

2. 同步电复律

（1）清醒患者向其解释治疗过程，并签署知情同意书。

（2）打开除颤仪的电源。

（3）将除颤电极涂以导电糊放在标准位置上。

（4）选择 R 波较高的导联，并确定除颤仪在同步位置。

（5）根据不同心律失常选择不同能量。

（6）缓慢静脉注射地西泮 10～30mg，同时嘱患者数数，直至患者嗜睡，睫毛反射消失为止。

（7）按压充电按钮充电。

（8）核实无任何人与患者有直接或间接接触后，适当加压于两电极，用两手拇指同时压下放电按钮，此时可见患者有全身骨骼肌收缩。

（9）检查心电图。如复律不成功，可增加电能量，再次电击。

五、并发症

（1）心律失常。

（2）心肌损伤。

（3）低血压。

（4）栓塞。

（5）急性肺水肿。

（6）皮肤灼伤。

六、注意事项

1. 电极放置位置

（1）标准位置：一电极放置于胸骨右缘第 2 肋间，另一电极置于左腋前线第 5 肋间处。

（2）前—后位：一电极放置于胸骨右缘第 2、第 3 肋间，另一电极放置于左肩胛骨下角部。

2. 电击过程

皮肤与电极接触越紧密，电阻越小，效果越佳。在患者皮肤与电极间涂一层低电阻的介质，有助于降低皮肤电阻。在电击时，除患者外，任何人不得与电极有直接或间接接触，否则有被电击的危险。

3. 电击能量选择

心房纤颤电复律推荐的首次剂量单向波为 100～200J，双向波为 100～120J 是合适的。按需要第二次及随后的电击可增加能量。

心房扑动及其他室上性心动过速的电复律一般所需能量较少，起始单向波 50～100J 能量通常够了。如果起始 50J 能量不成功，能量可按阶梯方式上升。对双向波电复律的建议剂量进行详细比较之前，尚需更多资料。

室性心动过速（VT）电复律所需能量由室性心动过速的形态特征及频率来决定。如果单形性 VT（形态及频率规则）患者不稳定但有脉搏，可用同步电复律。用单向波处理单形性 VT，给予的首次能量为100J。如果第一次电击无反应，按阶梯方式增加能量。这些建议与2000年的心血管急救（ECC）指南一致。关于双向波处理VT的能量尚无足够的证据做出建议。

如果患者为多形性室性心动过速且不稳定，按心室颤动来处理，给予高能量非同步电击（即心室颤动的电击能量）。目前研究证实，起始电击给予150~200J的双相锯齿波形或120J的双相方波是合理的。第二次及随后的双相波电击给予同样或更高的能量。抢救者应使用双相波除颤器特定的能量，默认值为200J。如用单相波除颤器，所有非同步电击使用360J的能量。

如患者是清醒的，在电复律前尽可能建立静脉通路并给予镇静药，但不要延误电复律。同步电复律不能用于治疗心室纤颤（VF）、无脉性VT或不稳定的多形性（不规则）VT。这些心律失常需给予高能量的非同步电击。若患者心搏骤停在2分钟之内，且心电显示心室纤颤时，应尽可能快地进行电击除颤。如果患者心搏停止时间不能肯定，但心电显示确有心室纤颤时，应立即采取基本生命支持措施，如人工呼吸及胸外心脏按压，同时立即准备电击除颤。

第六节　经口明视气管插管术

一、概述

气管插管术的首要目标是维持呼吸道畅通，保证足够的通气和换气，保护呼吸道，防止误吸，引流气道分泌物。特别是自主呼吸微弱或呼吸停止的患者可通过气管插管进行机械通气。

二、适应证

（1）气道保护。

（2）解除上呼吸道梗阻。

（3）实施机械通气。

（4）吸痰困难、痰液潴留者。

（5）颅内高压的过度通气。

（6）呼吸衰竭。

（7）降低呼吸功。

（8）休克。

三、禁忌证

经口气管插管无绝对禁忌证，但患者存在以下情况时，可能导致插管困难或有引起上呼吸道黏膜和脊髓严重损伤的可能，应谨慎操作或选择其他方法建立人工气道。

（1）口腔颌面部外伤。

（2）上呼吸道烧伤。

（3）喉及气管外伤。

（4）颈椎损伤。

四、操作要点

1. 物品准备

（1）简易呼吸气囊（复苏球囊）。

（2）吸痰装置（吸引器、吸痰管）。

（3）喉镜手柄（注意电池是否备好）。

（4）喉镜叶片（注意灯是否明亮）。

（5）气管导管（最好为声门下可冲洗导管）。

（6）气管导管导丝。

（7）牙垫。

（8）10mL 注射器 1 个。

（9）胶布。

（10）镇静或麻醉药：地西泮、丙泊酚等。

（11）喷雾器（2% 利多卡因）。

（12）插管钳。

2. 操作准备

（1）喉镜准备：检查电池、灯泡及喉镜各部位，以确保其状态良好。

（2）气管导管的检查：查看气囊是否漏气，将导丝插入气管导管内。

（3）患者准备：

1）吸净口、鼻、咽部的分泌物。

2）意识清醒者，用 2% 利多卡因喉部局部喷雾麻醉。

3）用简易呼吸器及纯氧做人工呼吸数分钟（无呼吸）或吸入纯氧数分钟（意识清醒者）。

4）对于意识清醒或牙关紧闭者，可给予地西泮或丙泊酚。

3. 操作程序

（1）站于患者头侧，摆好患者体位：仰卧，肩下垫一小枕头，使头略向后仰。

（2）左手持喉镜镜柄，右手使患者头尽量后仰。左手握喉镜同时推下颌分开上下唇，将喉镜片顺右口角插入，将患者舌头推向左侧，使喉镜移向口腔中部，徐徐推进镜片，在口腔下部可见悬雍垂，继续推进可见会厌，用力上提喉镜，即可使会厌上翘而看到声门（用力方向约与身体纵轴呈 45°）。

（3）看到声门后，右手持气管导管放入咽喉部，将导管斜口对准声门，在患者吸气时，轻柔地插进声门。

（4）导管进入声门后将引导导丝取出，然后轻轻前进数厘米（导管于唇齿线处 22~25cm 为佳）。用复苏器连接导管做人工通气。

（5）用以下手段确认导管插入气管：

1）用听诊器听双侧腋中线呼吸音是否对称，两侧呼吸音相等是插管成功的重要标志。

2）于气管插管处看到呼出气薄雾。

3）监测呼气末二氧化碳，如位置正确，则可见呼气时呈现二氧化碳的方波，并测得呼出气二氧化碳浓度，这是确认气管导管位置是否正确的最准确方法。插管后如测到 6 个完整的呼吸，则管道位置正确。

（6）插管成功后，将牙垫插入口腔，此时才可将喉镜取出，向套管内注入一定量空气使气囊膨胀，以不漏气即可（压力约 $25cmH_2O$）。

（7）用牙垫、胶布固定气管导管。需行机械通气者此时可连接呼吸机。

（8）拍摄胸部 X 线片，明确导管位置是否合适，必要时调整导管位置，一般以气管导管远端在隆突上 3~4cm 为佳。

五、并发症

1. 插管过程中的并发症

（1）缺氧。

（2）高血压/低血压，心动过速/心动过缓以及可能的心律失常。

（3）嘴唇、牙龈、牙齿的损伤。此时易导致出血，如有出血，要注意吸引，并注意有无误吸。

（4）管道位置异常（进入食管或右主支气管）。

（5）咽、喉及气道的损伤。

（6）胃胀气扩张，胃内容物反流致误吸。

（7）支气管痉挛。

2. 气管导管留置期间的并发症

（1）口腔溃疡。

（2）气管导管扭曲、阻塞。

（3）肺部感染。

（4）气胸。

（5）如果长时间气管插管留置，可出现气管食管瘘以及无名动脉受侵蚀后致气管无名动脉瘘，可出现气道大出血。

3. 拔管时的并发症

（1）气管、喉痉挛。

（2）声带麻痹。

（3）误吸。

（4）气管软化导致窒息或呼吸困难。

4. 拔管后延迟并发症

（1）喉或声门下水肿。

（2）喉、气管狭窄。

（3）咽炎或喉炎。

六、注意事项

（1）如果无脉搏血氧监测，在开始插管的同时行 20 秒计时。如果在该段时间内未完成操作，中止操作，在重新尝试操作前给予高流量氧气。

（2）如有脉搏血氧监测，血氧饱和度用以指导尝试插管的时程。应确定在开始插管前无明显低氧；操作中如血氧饱和度低于 90% 应停止操作。

（3）操作中，当抬起气管插管时，操作者视线不应离开喉镜视野，否则会导致导管进入食管而不是气管。

（4）在成年患者，如果看不到声带，可用 BURP 手法（即助手于喉头左侧施压，方向为向背、向头、向右侧）。如仍不能显示，可改变患者体位或换用不同大小或类型的镜片。

（5）小心不要将喉镜向前或向后摆动，这可导致牙齿或软组织损伤。

（6）气管插管需要专门的训练，操作不熟练者最好由有经验者在旁协助，尤其对合并多种临床情况的危重病患者。

第七节　经纤维支气管镜气管插管术

一、概述

在危重病抢救中，有经验的医师通常在数分钟内即可顺利完成经口明视气管插管的操作，但偶尔也会遇到困难，如连续 2 次插管均未成功或插管时间超过 10 分钟以上仍未成功，称为困难插管。此时经纤维支气管镜（FOB）气管插管术是一个可取办法。如果预知患者插管困难，也可一开始就应用经纤维支气管镜气管插管术。

二、适应证

（1）气管插管困难或失败的患者，如口周瘢痕挛缩（如烧伤）、颞颌关节或颈椎关节炎、颌面部创伤、呼吸道损伤（如肿瘤、水肿和血肿）、解剖异常（如肢端肥大症、小颌、先天性畸形）、既往呼吸道手术、颈椎关节固定和恶性肥胖或肌病。

（2）禁忌使用直接喉镜的患者，如颈椎损伤或椎基底动脉功能不全的患者。

（3）清醒的患者，即使呼吸道管理无困难，也可应用FOB进行气管插管操作，不仅有助于气管插管的顺利完成，而且所需麻醉深度较浅，患者容易接受。

三、禁忌证

无绝对禁忌证，但以下情况不宜采用：

（1）咽部充满唾液和血液。

（2）咽腔消失，从而无法观察和确定四周咽部结构。

（3）在紧急情况下，因FOB操作耗时太长，其他直视气管插管方法和手术切开环甲膜则更具优势。

（4）操作者无经验。

四、操作要点

（一）FOB引导经鼻气管插管操作要点

1. 物品准备

（1）将FOB与冷光源连接（便携式FOB也可连接电池）。

（2）握持FOB的目镜端，以使FOB弯曲半径较大的角度朝向下方。

（3）连接中心负压吸引管。

（4）调节焦距。

（5）用硅油或液状石蜡润滑镜干。

2. 患者准备

（1）患者仰卧位。

（2）用麻黄碱点滴鼻腔，以收缩鼻腔黏膜。

（3）用枪式喷雾器将2%利多卡因喷入鼻腔、咽部以局部麻醉。

（4）对部分紧张患者可用咪达唑仑、丙泊酚和芬太尼适度镇静。

（5）给氧，行心电监测、血压监测、血氧监测。

（6）备好急救用品，再准备一套直接喉镜气管插管的用品以备急用。

3. 气管导管准备

将气管导管浸泡在温热无菌水中数分钟，以使其更柔韧，将气囊充气检查是否漏气，然后放气。用硅油或利多卡因软膏润滑气管导管，移去气管导管尾端接头，将气管导管套在FOB上。

4. 插管

（1）操作者站于患者头侧（也有站于患者右侧，面向患者）。

（2）沿鼻腔基底部向前推送FOB前端。一般FOB的前端保持中立位（不弯曲）多能顺利通过鼻腔进入鼻咽部。在鼻咽部，应将FOB前端向上弯曲（如位于患者右侧面向患者，则向下弯曲），以使其沿此弯曲从鼻咽后部进入口咽部，此时可见会厌。

（3）通常保持FOB的前端处于中间位即可将其对准声门。如果FOB进入会厌谷、梨状隐窝或食管，应将FOB后退，直至能看到咽后壁，稍微调整镜干和旋转角度或镜干前端的弯曲度，然后再次向前推送FOB，直至能看到声门。

（4）见到声门后，应暂停向前推送FOB，应检查声门活动度，并通过FOB的吸引通道在声带及其附近部位喷洒2%利多卡因5mL，在数秒内即可达麻醉作用。

（5）然后再推送FOB进入声门和气管，直至FOB的前端到达气管的中段，此时从FOB的目镜中可清楚地看到气管环和隆突。

（6）沿FOB镜干轻柔推送鼻气管导管，直至其前端到达隆突上2~3cm处。

（7）拔除FOB，气囊充气，固定导管，连接呼吸机。

（二）FOB 引导经口气管插管操作要点

1. 物品准备

（1）将 FOB 与冷光源连接（便携式 FOB 也可连接电池）。

（2）握持 FOB 的目镜端，以使 FOB 弯曲半径较大的角度朝向下方。

（3）连接中心负压吸引管。

（4）调节焦距。

（5）用硅油或液状石蜡油润滑镜干。

2. 患者准备

（1）患者仰卧位。

（2）用枪式喷雾器将 2% 利多卡因喷入咽部以局部麻醉。

（3）对部分紧张患者可用咪达唑仑、丙泊酚和芬太尼适度镇静。

（4）给氧，行心电监测、血压监测、血氧监测。

（5）备好急救用品。再准备一套直接喉镜气管插管的用品以备急用。

（6）为防止患者咬伤 FOB 的镜干，可以在口腔内放置空心牙垫或气管插管专用通气道。

3. 气管导管准备

将气管导管浸泡在温热无菌水中数分钟，以使其更柔韧，将气囊充气检查是否漏气，然后放气。用硅油或利多卡因软膏润滑气管导管，移去气管导管尾端接头，将气管导管套在 FOB 上。

4. 插管

（1）操作者站于患者头侧（也有站于患者右侧，面向患者）。

（2）通过气管插管专用通气管插入 FOB。

（3）通常保持 FOB 的前端处于中间位即可将其对准声门。如果 FOB 进入会厌谷、梨状隐窝或食管，应将 FOB 后退，直至能看到咽后壁，稍微调整镜干和旋转角度或镜干前端的弯曲度，然后再次向前推送 FOB，直至能看到声门。

（4）见到声门后，应暂停向前推送 FOB，应检查声门活动度，并通过 FOB 的吸引通道在声带及其附近部位喷洒 2% 利多卡因 5mL，在数秒内即可达麻醉作用。

（5）然后再推送 FOB 进入声门和气管，直至 FOB 的前端到达气管的中段，此时从 FOB 的目镜中可清楚地看到气管环和隆突。

（6）沿 FOB 镜干轻柔推送气管导管，直至其前端到达隆突上 2~3cm 处。

（7）拔除 FOB 及气管专用通气道，固定导管，气囊充气，连接呼吸机。

五、并发症

1. 喉、支气管痉挛

（1）原因：表面麻醉不充分和气管插管的刺激引起。

（2）处理：一旦发生，应暂停气管插管操作并立即给氧，静脉滴注氢化可的松及氨茶碱，并给予镇静药等处理；如患者出现严重的呼吸困难，应采取措施迅速建立人工呼吸道。

（3）预防：做好呼吸道局部麻醉，气管插管操作宜轻柔。

2. 机械并发症

（1）经 FOB 不能推送气管导管或 FOB 送入气管导管后不能拔除。

1）原因：FOB 前端穿过了气管导管前端的侧孔，而非从其前端孔穿出。

2）处理：将 FOB 与气管导管一同拔出。

3）预防：为避免此并发症，气管导管应在 FOB 插入呼吸道前即套在镜干上。

（2）气管导管误入食管。

1）原因：沿 FOB 推送气管导管时，如果 FOB 的镜干发生弯曲，气管导管可能被误推入食管内，而 FOB 的前端仍可保留在气管内，尤其在应用超细 FOB 和患者体位不佳时。

2）处理：即使经 FOB 引导插入气管导管，随后也要注意评判导管位置。

3）预防：如果沿 FOB 推送气管导管时在声门附近遇到阻力，切忌用暴力，抬高患者头部和按压喉头，使咽轴和喉轴更好重叠，则有助于成功完成气管插管。

3. 其他

低氧血症、心律失常。

六、FOB 引导气管插管失败的原因和处理

（一）原因

（1）缺少培训经验。

（2）分泌物和出血黏在 FOB 前端，导致呼吸道结构的观察困难。

（3）物镜和聚焦镜存在冷凝雾气。

（4）局部麻醉效果不满意。

（5）会厌前端碰到咽后壁或上抬功能差（如会厌偏大、会厌上囊肿、口咽部肿瘤、水肿或炎症、颈椎严重弯曲畸形）。

（6）呼吸道解剖严重变异，如肿瘤、感染或外伤。

（7）将气管导管插入气管困难。常见原因为局部麻醉效果不佳、镜干与气管导管内径的差距过大、气管移位或异常。

（8）镜干退出困难。常见原因为镜干误入气管导管前端的侧孔、气管导管偏细与镜干紧贴且润滑不足等。

（二）处理措施

（1）初学者应在气管插管模型和正常人体上进行一定的技术练习和经验积累。

（2）经口气管插管时，因镜干较软常常偏离中线，镜干的中线不易掌握，需应用气管插管专用通道或由助手用直接喉镜推开舌根，将镜干放到正中线。

（3）需要满意的表面麻醉，以抑制咽喉反射和防止镜干进入声门发生困难。

（4）如镜干已进入气管内，而气管导管的推送发生困难，多可能是气管导管的前端顶在右侧杓状软骨或声带（3 点钟位）所致。此时将气管导管后退少许，然后逆时针旋转气管导管 90°，使其前端对着 12 点钟或来回旋转气管导管 15°，再轻轻推送气管导管即可。

（5）气管插管前先将气管导管套在镜干上，可避免镜干误入气管导管前端的侧孔和推送气管导管困难。

（6）如果会厌过大或上抬功能差导致声门显露困难，可由助手协助托起下颌，此操作将有助于将会厌的前端抬离咽后壁。

（7）其他气管插管方法联用（如直接喉镜和逆行引导气管插管法等），是解决 FOB 引导气管插管困难和失败的良好方法。

第八节　经皮扩张气管切开术

一、概述

与传统气管切开术相比，经皮扩张气管切开术为临床提供了一种操作简便、创伤小、建立迅速的微创气管切开方法。经皮扩张气管切开术的另一优势是在床边即可实施。近年有应用经皮扩张气管切开术替代传统气管切开术的趋势。

目前已有数种经皮扩张气管切开术，如 Ciaglia 法（用多个或单个扩张器）、Portex 法（用特殊设计的扩张钳）及气管旋切法。本节介绍目前应用相对较多的 Portex 法。

二、适应证

（1）上呼吸道梗阻。

（2）气道保护性功能受损。

（3）各种原因导致下呼吸道分泌物潴留。

（4）实施机械通气。

（5）其他手术的前置手术。

（6）已行气管插管，但需较长时间保留人工气道或机械通气治疗的患者。

气管导管更换为气管切开的适宜时机，是一个有争议的问题。通常为减少喉功能失常和损伤，提高患者的生存质量，在经喉插管 1~3 周后，仍需较长时间人工气道者可考虑实施气管切开。

三、禁忌证

1. 绝对禁忌证

（1）需紧急外科气道处理（如需环甲膜切开等紧急状况时）。

（2）儿童。

（3）气管切开部位有感染。

（4）解剖标志不明确。

2. 相对禁忌证

以下情况应权衡手术的利弊。

（1）甲状腺肿大。

（2）气管切开处既往有手术史（如甲状腺切除术）。

（3）出血倾向（如由抗凝治疗所致）。

四、操作要点

1. 患者准备

（1）患者仰卧位，用薄枕垫高肩背部，使头向后仰伸，气管向前突出。

（2）用拇指和示指固定甲状软骨，明确以下解剖标志：甲状软骨、环状软骨、胸骨颈静脉切迹、气管环，可能的切开部位。

（3）一般取 1~2 或 2~3 气管环之间为切开部位，并做好标记。

（4）在操作之前，将吸氧浓度提高到 100%，监测血压、心电图脉搏、血氧饱和度。

（5）如已有经口或经鼻气管插管，应吸净管道内痰液，将气管插管退至穿刺部位以上，保持呼吸道通畅。

此时建议使用床边纤维支气管镜，一是可以证实气管导管的位置，另外可证实导丝的中线位放置及随后的气管导管放置，以免气管外放置引起皮下气肿或气胸等并发症。

2. 器械准备

（1）检查气管套管有无漏气，确认气管套管内芯在套管内移动无阻力。气囊完全放气以免插入套管时气囊破裂。

（2）检查导丝可无阻力地通过扩张钳及气管套管内芯。

（3）少许无菌液状石蜡润滑套管外壁。

3. 操作要点

（1）常规消毒铺巾。

（2）触摸环状软骨，1% 利多卡因局部麻醉。

（3）于选定的切开处做 1.5~2cm 的横切口。此时于中线附近做一些探索性、钝性分离，有助于进一步明确解剖标志（如气管环）。

（4）将与装有 2mL 盐水的注射器连接的套管穿刺针于切开处中线行穿刺。穿刺方向略向足部，边进针边回抽，当回抽到大量气泡则套管针已到气管。

（5）固定穿刺套管，退出穿刺针。将穿刺套管与注射器相连，回抽到空气以再次证实套管在气道内。撤去注射器。

（6）将 "J" 形导丝沿穿刺套管送入气管约 10cm，导丝外露约 30cm。

（7）撤去穿刺套管前确认导丝前进后退无阻力。退出穿刺套管，导丝保留于原位。

（8）顺导丝送入扩张管，扩张软组织及气管前壁。扩张时要注意导丝可自由前送和后退。退出扩张管。

（9）夹闭专用扩张钳，将导丝尾端穿过钳子夹闭后形成的导丝孔。钳子沿导丝滑行。抓住导丝尾端，使钳子按先前扩张管同样的角度前行，直到有阻力。

（10）用双手逐渐打开扩张钳，将组织扩张到足以送入气管套管。保持钳子于张开位撤出钳子。

（11）重复（9）、（10）的步骤。当钳子前行通过气管前壁时，有阻力突然消失感，前进及后撤少许导丝，证实导丝无阻力。

（12）此时用钳子把手于中线位抬高至垂直位，这样钳子尖端将进一步沿气管纵线进入气管。

（13）用双手逐渐打开扩张钳，将气管扩张到足以送入气管套管。保持钳子于张开位撤出钳子。

（14）将导丝尾端穿入气管套管内芯的导丝孔。沿导丝放入气管套管及管芯。气管套管到位后，移除导丝及管芯。注意固定保护好气管套管。

（15）吸除气管及气管套管的分泌物。

（16）充盈气囊。

（17）接上呼吸机。

（18）利用胸廓起伏、双侧对称呼吸音、脉搏血氧饱和度证实置管成功。

（19）用凡士林纱及纱布局部垫敷，编带固定气管套管。

（20）拍胸部 X 片一张。

五、并发症

1. 早期并发症（指气管切开后 24 小时内出现者）

（1）出血。

（2）气胸。

（3）皮下气肿和纵隔气肿。

（4）导管误入食道。

2. 后期并发症（气管切开 24～48 小时后出现的并发症）

（1）切口感染。

（2）气道梗阻。

（3）吞咽困难。

（4）可出现气管食管瘘，无名动脉受侵蚀后致气管无名动脉瘘，也可出现气道大出血。

六、注意事项

（1）如果发生出血，大多数情况下直接压迫即可控制。如果出血不能控制，切口应按外科手术方法探查止血。

（2）操作中如导丝受损伤（如打折），继续操作可能有困难，应对此种情况可采取如下方法。

①受损伤段导丝可以前进到气管内。②没受损伤的导丝仍足够长不影响操作。③如果导丝受损又不能通过上述方法补救，则需用新的导丝。

（3）定期吸痰以确保气管套管的通畅。常规检查气管套管，必要时更换套管以保证套管的通畅。一般套管使用天数建议为 30 天。

（4）应监测气囊压及气囊充气量，过度充气可导致气道永久性损伤。

（5）正确、牢靠固定气管套管并每日检查。固定带应系方结，固定带应系紧，与颈部的间隙不宜超过两指。

（6）检查气管套管的深度，套管远端应距隆突 3~4cm，过浅易脱管。

（7）对于烦躁或意识不清的患者，应约束双上肢，以防患者拔管。

（8）对行机械通气者，呼吸机管道不宜固定过牢，应具有一定的活动度，以防患者翻身或头部活动时气管套管被牵拉而脱出。

第二章

器官功能支持技术

第一节　机械通气

一、概述

（一）机械通气的机制

机械通气的特点是依靠正压通气的方式，在正压通气的过程中，需要完成将人体所需的氧气送入体内，并将呼吸过程中产生的二氧化碳输出体外这两项工作，所以其中就涉及了将气体主动泵入肺脏，经过气体交换后再将气体被动呼出体外。因此，先了解其中的物理知识是熟练掌握机械通气的前提。

肺脏是人体负责通气的主要器官，可以将肺通俗地想象成一种管道，在其终端有气球。人体的主气道、呼吸机的回路及与人体主气道相连接的导管共同组成了管道的形式，以起到通气的作用。肺泡弹性大，类似于能容纳及释放气体的气球样物质，以起到换气的功能。当气道内有气体流经时，气道本身具有一定的阻力，并且在推动气体流动时也要求存在压力差，这就要求机械通气时在气道内存在一定的压力以使得气体在肺泡中充盈，并且对抗气道阻力。气体在气道中流经速度及气道自身阻力决定了所需压力，其定量的计算方式为：

$$所需压力 = 气体流速 \times 气道阻力$$

使气体在肺泡中充盈所需的压力称之为肺泡压，它由两部分组成，一个是肺泡在充盈过程中由于自身膨胀而继发的压力，另一个则是基础压。泵入肺泡的气体总量及肺本身的顺应性是决定肺在膨胀过程中继发压力大小的关键因素，基础压即是呼气末正压（PEEP）。

肺泡在充盈过程中，由于自身膨胀而继发的压力等于泵入肺泡的气体总量（即潮气量）与肺顺应性两者的比值，其计算方式为：

$$肺泡压 = 泵入肺泡的气体总量（潮气量）/肺自身顺应性 + PEEP$$

呼吸过程中一次吸气所需的总压力（气道压）= 气体流速 × 气道阻力 + 泵入肺泡的气体总量（潮气量）/肺自身顺应性 + PEEP

$$气体流速 = 泵入肺泡的气体总量（潮气量）/吸入气体的时间$$

由上可知，呼吸过程中一次吸气所需的总压力（气道压）、气体流速、泵入肺泡的气体总量（潮气量）这三个指标之间是相互联系的，如果吸入气体的时间被确定，那么上述三个指标只能设定一个，另外两个由肺自身顺应性、气道阻力大小而定，在呼吸机使用中一般多设定泵入肺泡的气体总量（潮气量）、呼吸过程中一次吸气所需的总压力（气道压）这两项中的其中一项。

（二）气体交换的过程

1. 输入氧气

输入氧气后并不是所有的氧气都能被人体利用，氧气利用的充分度体现在氧气的摄取过程中，这个过程由多因素调节，而机械通气能调控其中的部分影响因素，譬如通过缩减氧气的分流、加大动脉血氧分压（PaO_2）等手段来促进肺对氧气的摄取。在机械通气中用于加大 PaO_2 的有效手段是升高平均肺泡压。

平均肺泡压指的是吸气和呼气两个过程中压力的平均值。在采取机械通气时，延长吸入气体的时限可有效增加压力，另外提高 PEEP 对于增加肺泡压力也有直接的作用。因此平均肺泡压的增加则是通过提高 PEEP、设置数值较大的潮气量或吸气压、延长吸气时间来实现的。

由于平均肺泡压的定量计算不能在呼吸机上实现，因此临床上常用平均气道压这一参数来衡量平均肺泡压的大小，倘若平均气道压、氧合指数均增加，说明平均肺泡压相应增加了；如果仅有平均气道压的增加，无氧合指数的升高，则反映平均肺泡压并没有增加。

另一方面，机械通气减少氧气的分流以增加氧气的摄取。减少氧气的分流主要依赖两种方式：①延长吸气的时间。②调整合适的 PEEP 以拉长肺泡开放的时间。上述两种方式有利于通气的均匀平衡。

2. 输出二氧化碳

从理论上来讲，肺泡通气量越大，其输出的二氧化碳量就越大。关于肺泡通气量的计算方法，即用潮气量减去无效腔量后所得值再乘以呼吸频率。因此，肺泡通气量的大小与潮气量大小、无效腔量大小及呼吸频率快慢相关。

通过上述可知，机械通气时可以通过增加吸入气体的时间、吸入氧气的浓度、潮气量或吸气压以及 PEEP 来提高氧气的摄取率，也可通过降低无效腔量、加快呼吸频率、提高潮气量来加大二氧化碳的输出。这些方式均有利于气体的交换，但是在临床工作中对于患者应当予以个体化选择，各种方式背后衍生的不良反应则是选择时的主要参考。

（三）机械通气可能产生的常见不良反应

1. 气体陷闭

在临床上，对于气道阻塞的患者，常见为慢性阻塞性肺疾病（COPD）、哮喘。如果呼吸频率超快或吸入气体的时限超长，以致在下一个呼吸周期开始前排气的时间缩短，则易出现肺泡气体陷闭。气体陷闭会使得肺泡长期处于充盈状态，呼气末的压力增大，最终可引起气压伤，甚至诱发心血管系统的疾病。

2. 氧中毒

有关实验研究表明，应尽量缩短患者接触高浓度氧的时限，因为高浓度氧可对人体产生毒性，在机械通气时可能造成急性肺损伤。不过目前尚无结论证明短时间接触高浓度氧是有害的。

3. 气压伤

当肺泡压及潮气量参数过高、肺泡在塌陷与复张之间由于张力改变产生剪切力时可导致气压伤，从而引发急性肺损伤、气胸、纵隔气肿。

4. 机械通气对心血管系统产生的效应

（1）对心脏前负荷的影响：机械通气与肺自主呼吸的一个显著区别即是正压通气，会增加胸膜腔内压，而胸膜腔内压的增加对于静脉回流有负面作用，并使得心脏前负荷减少。

（2）对心脏后负荷的影响：心脏后负荷即是心脏射血时由于心肌收缩所产生的室壁张力，其与跨室壁压成正比，而跨室壁压的值等于心腔内压力与胸腔内压力之间的差值，采取机械通气时会加大胸膜腔内压，使跨室壁压减少，室壁张力相应降低，也就是说机械通气会减少心脏后负荷。

（3）心肌的氧耗：目前有些研究认为，呼吸机支持治疗时可能造成心肌氧耗的降低，暂无明确依据。

（4）心排血量：机械通气既可增加心排血量，也可减少心排血量，因此它对于心排血量的影响取决于其对心脏前、后负荷的作用情况以及心肌本身的收缩力强弱，若心肌收缩力尚可，则表现出减少心排血量的效应，反之，则增加其心排血量。

二、呼吸机常用通气模式

呼吸机的结构虽然复杂，究其根本，不过是由气囊及捏气囊的装置组成。将所需的气体经过呼吸机回路输入到肺，然后气体被动呼出。所以，呼吸机上所有的参数设置、调控按钮都是用来调节捏气囊的方式，包括捏气囊的压力、持续时间及频率等，而呼吸机上的监测警报则是对于呼吸机工作中的情况进行反馈。采用机械通气是为了帮助患者更好地呼吸，让患者呼吸中的通气量及血氧饱和度满足其需求，与呼吸机协调统一。

（一）容量控制通气（A/C）

A/C 模式是一种容量控制通气模式，其主要控制的参数是潮气量，也被称为间歇正压通气（IPPV）模式。

呼吸机按 A/C 模式工作时，触发呼吸动作不仅仅由呼吸机控制，患者本身也能触发呼吸，尽管这两种触发呼吸的手段来源不同，但最终的通气特点都是统一的，按照起初设置好的潮气量进行，因为 A/C 模式中被设定的参数是潮气量以及呼吸频率。并且，当呼吸机按照 A/C 模式工作时，它与患者之间是协同关系，以患者触发呼吸为主，只有患者自身呼吸不能满足需求时，呼吸机才会进行协助，以维持呼吸的应有频率及潮气量；反之，呼吸机则不会触发呼吸。

1. 关于吸气与呼气之间的切换

A/C 模式中，潮气量已设置好，吸气与呼气之间的转换有两种方式：①以时间为参考依据切换，即时间切换，指呼吸机在吸气相维持了一段固定的时间长度后自动转为呼气操作。②以容量为参考依据的切换，即容量切换，指呼吸机给予的气体量达到了设定的标准后即换为呼气状态。

（1）时间切换：在 A/C 模式中采取时间切换这一方式的呼吸机包括德尔格及西门子呼吸机。切换的时间长度是以吸入设定的潮气量所需时间占一个完整呼吸周期的比例为依据，从而设置时间或设置吸气与呼气比率。由上文的公式可知，在潮气量固定的情况下，增加吸入气体的时间可以使气体流速相应减少，从而降低气道压。

（2）容量切换：A/C 模式中常采用容量切换的方式，其中的吸入气体时间等于潮气量与气体流速之间的比值，而吸入气体的时间在一个完整呼吸周期中所占的比重与绝对的呼吸时间、一个呼吸周期的长度有关。因此可以通过减慢气体流速、增加潮气量、减短呼吸周期长度等方式来增加吸入气体的时间。

2. 吸气平台时间

在吸气的时间中，有一段时间既没有气体输出，也没有将气体吸入肺内，这一个时间段即是吸气平台时间。肺仍处于吸气阶段，能帮助气体分布更均匀、广泛，增加氧气的摄取，提高血氧饱和度。

3. 呼气时间

呼气时间长度比较被动，不用提前设置，与吸气时间、呼吸频率、吸气平台时间相关，在一个完整的呼吸周期中，去除吸气的时间（包括吸气平台时间），其余时间则为呼气时间。

4. A/C 模式的优势与劣势

（1）优势：操作简单，能够使最小每分通气量得到保障，操作得当的时候可以保护呼吸肌，使之充分休息。

（2）劣势：不能与患者自身的呼吸保持统一。具体表现为：当吸气流速偏低时，患者有直接从呼吸机中吸入气体的可能；患者的呃逆动作等不正确触发行为可能造成每分通气过度；呼吸机触发呼吸可能凌驾于患者自身呼吸之上；肺自身顺应性减弱会升高肺泡压从而加大气压伤的可能；在临床上常采用镇静类药物以同步呼吸机与患者之间的呼吸，从而避免上述危害。

（二）压力控制通气（PCV）

压力控制通气，顾名思义，它设置的参数是吸气压而非潮气量。选择适当的吸气压，使吸气流速在吸气开始时较高，而后逐渐降低，最后在吸气结束时减到零。这种吸气流速随着吸气过程的进展逐步从高到低的动态改变有利于氧气的摄取，在吸气后期流速变小，完美地将一个吸气暂停融合到了呼吸之中。倘若在吸气终末期气体流速仍处于较高水平，则应减少吸气时间进而减少潮气量。

压力控制通气模式的优劣势：

1. 优势

操作简单易懂，可以控制吸气压，使呼吸肌放松休息，提高血氧饱和度。

2. 劣势

与 A/C 模式的劣势有相通之处，即难以与患者自身的呼吸达到统一。譬如患者可能出现诸如呃逆等动作而被误认为是触发呼吸的行为进而引起每分通气量的增加；呼吸机触发呼吸超越了患者自身的呼吸而变成了主导者；肺自身顺应性改变影响了潮气量大小。因此临床上同样需要采用镇静剂以达到呼吸机与患者呼吸的统一。

（三）压力支持通气（PSV）

呼吸机选用压力支持通气模式时，吸气压是其唯一设定的参数。吸气压是否给予取决于患者是否触发了呼吸。吸气转换为呼气的依据是吸气流速的变化，当其降低至设置的数值以下时可自动转换为呼气状态。如果患者自身呼吸触发动作减少，那么吸气流速则相应降低，所以患者本身对于呼吸的快慢、呼吸方式、吸气时间以及潮气量均具有自主调节的能力。因此压力支持通气模式更在意患者本身的舒适度，在人机同步方面具有优势。

在临床操作时，为了对抗气管插管及呼吸机阀门的阻力，往往需要增加一定压力支持的额外做功，因此实际的压力值设定要参考气管插管的类型以及呼吸机种类。

压力支持通气模式的优劣势：

1. 优势

操作易行，可以控制吸气压的大小，人机呼吸更同步，减少镇静药的使用。

2. 劣势

如果患者未触发呼吸则不予吸气压，对于呼吸频率较慢的患者来讲风险较大，不过目前新型的呼吸机已解决此问题，如果患者未触发呼吸的时间超过了设定值，则呼吸机自动转换模式以通气。另外，潮气量会随着肺自身顺应性或肺阻力的改变而改变。

（四）同步间歇指令通气（SIMV）

SIMV 模式中，患者可遵循呼吸机设置的呼吸频率，并与自身的呼吸有机同步。除此之外，患者也可进行额外的呼吸，而额外呼吸的实现则依赖于压力支持通气，因此在临床工作中，SIMV 与 PSV 多同时使用。SIMV 模式可协调患者与呼吸机之间的统一，既有压力控制，也有容量控制。

由于 SIMV 与 PSV 同时使用，所以呼吸机被患者触发的时机决定了 SIMV 与 PSV 中哪一种模式起作用，倘若患者触发呼吸的同时呼吸机恰好处于 SIMV 期，则予 SIMV 呼吸；反之，如果患者触发呼吸的时候呼吸机刚好处于 PSV 期，则予 PSV 呼吸。SIMV 周期包括 SIMV 期以及自主呼吸期，其时长取决于呼吸机控制的呼吸频率。操作者可在呼吸机上设置 SIMV 周期的时长，但不能控制自主呼吸期，所以在 SIMV 周期中除去 SIMV 期的时间，其余部分即为自主呼吸期。而在时间切换模式中，SIMV 期决定了通气时间，因此吸气时间较短，而自主呼吸的概率加大。

（五）持续气道正压通气（CPAP）

CPAP 模式的特点是在整个呼吸周期持续给予一定的压力，以维持肺泡的开放功能，使分流减少，氧合得以改善。患者吸气的起始依赖于此压力，在呼气终末期气道压又回到原水平。患者吸气时所用力度的大小决定了潮气量以及呼吸快慢，因此基线压力增加时，患者可自主呼吸。

（六）呼气末正压通气（PEEP）

PEEP 仅在机械通气时起作用，其机制与 CPAP 类似，可以维持肺泡的开放状态，减少分流，改善氧合。

（七）无创正压通气（NIPPV）

NIPPV 优势在于不需要对患者进行诸如气管切开等有创的操作就可以起到辅助通气的作用，所以其适用人群有一定的限制，要求患者意识清醒、血流动力学处于稳定状态且操作合作。因为使用过程中需要通过面罩与呼吸机相连接，因此在面罩的选择上应当个体化，尽量选用适合患者的面罩，以保持气流的密封性，使呼吸机的作用充分发挥，另一方面合适的面罩也能增加患者的舒适度。有条件的可以使用专用无创通气呼吸机，因为面罩并非全密封，而专用无创通气呼吸机可对漏气进行相应的补偿。NIPPV使用时应从低支持水平开始，进行性增加，使患者逐渐耐受。常选用的模式为双水平正压通气（BiPAP），是一种 PSV 与 PEEP 复合的模式，在临床上常用于 COPD、肺水肿等患者的支持治疗中，在设置呼吸机起始参数时，吸气压当控制在 8~10cmH$_2$O，呼气压控制在 4~6cmH$_2$O。

三、关于呼吸机相关参数的设置

（一）初始呼吸机设定

应根据患者情况选择，若患者符合使用无创通气的条件，首选无创通气模式。反之，则选用常用的有创通气模式，此时需对患者建立人工气道，在操作过程中要进行局部麻醉、降低局部肌肉紧张度，因此患者暂时丧失自主呼吸能力，应选择以呼吸机触发呼吸为主的呼吸机模式。下列为常见的设置参数：

1. 吸入氧浓度（FiO$_2$）

FiO$_2$ 在机械通气初使用时当设为 100%，这样可以减少缺氧情况的发生。在机械通气使用顺畅后，再根据患者血气分析指标，对 FiO$_2$ 进行动态调节，以确保动脉血氧饱和度维持在 90%~98%，或者动脉氧分压维持在 60~90mmHg。

2. 呼吸频率

正常成年人的呼吸频率在 12~20 次/分，这一数值可以满足成人机体对氧气的需求，使得每分通气量达标。但是对于临床上处于高代谢状态的患者，代谢加快，机体耗氧量随之增大，对每分通气量的需求也相应增加，譬如脓毒症患者或者重度代酸患者，在采用呼吸机支持治疗的起始期应当予以较快的呼吸频率来满足需求。

3. 潮气量

正常成人在呼吸过程中潮气量为 500mL 左右。对于急性呼吸窘迫综合征（ARDS）患者来说则需要潮气量小一些。

4. 吸气压力

当呼吸机选用了 PCV 或 PSV 模式时，此时需设置的参数为吸气压力。吸气压力的设定值根据所需潮气量大小来调节，多超过 PEEP 的压力。PEEP 与设定吸气压力之和应 <30cmH$_2$O。

5. 吸气流速

动态调节吸气流速使吸气与呼气之间的比例达到最佳状态。

6. 相对吸气时间

可以通过调节呼吸机上的相对吸气时间使吸气与呼气之间的比例维持在 1:2 左右。这样能更好地接近患者自主呼吸的状态，使人机更趋同步。

7. PEEP

起始 PEEP 以 5cmH$_2$O 为宜。对于肺水肿或 ARDS 患者则常需较高的 PEEP。对于临床上依赖呼吸机支持治疗的 COPD、哮喘患者来讲，应将 PEEP 设为 0。

8. 触发呼吸的灵敏度

当患者试图呼吸时，流量及压力会因此发生改变从而被呼吸机感应到而触发呼吸，所以触发呼吸机呼吸的装置灵敏度应保持在合适的范围，目前普遍认为流量触发相较于压力触发而言更具优势。倘若灵敏度过高容易导致呼吸机被不正确的触发，所以呼吸机起始工作时可将压力触发设置-2cmH$_2$O 或将流量触发设置在合适的范围。

（二）呼吸机工作中对于机械通气参数的动态调节

1. 增加氧合指数

患者的动脉血氧饱和度应当维持在 90%~94% 方能满足条件。临床上常用改善氧合的手段如下。

（1）增加 FiO$_2$：可有效改善氧合，但患者如果长时间处于氧浓度过高的环境中易出现氧中毒这一不良反应，有关研究显示，将 FiO$_2$ 在 21%~50% 的水平中调节可以明显降低不良反应的发生率。

（2）增加 PEEP：在改善氧合的同时会使胸膜腔内压增加，进而对中心静脉压产生不良效应；并且气道压及肺泡压的增加进一步加重气压伤风险，将 PEEP 在 0～10cmH$_2$O 范围中调节，能减少不良反应的发生。

（3）增加吸气时间：吸气时间增加可减少分流，由于一个呼吸周期的长度是固定的，因此呼气时间会随着吸气时间的增加而相应减少，可能出现气体陷闭这一不良反应，延长吸气时间但不超过一个呼吸周期的 50% 可以降低不良反应的风险。

（4）增加潮气量或吸气压：此种方式对于氧合的改善力度较小，常见不良反应为气道压及肺泡压的增加会加大气压伤可能，增加潮气量但不超过 8mL/kg 或增加吸气压（含 PEEP）但不超过 30cmH$_2$O，这样既改善了氧合，又减少了不良反应发生率。

2. 增加分钟通气量

一般来说分钟通气量应依 pH 多于动脉血二氧化碳分压（PaCO$_2$）来调定，应将 pH 调节到 >7.2。因为在临床上，PaCO$_2$ 升高以后会出现酸中毒，而后发生的病理生理改变大多数是由酸中毒引发的，因此在增加分钟通气量时主要以 pH 为参考依据。但是对于颅内压升高的患者来讲，PaCO$_2$ 的意义更大。随着分钟通气量的增加，肺泡通气量相应增加，而 PaCO$_2$ 则主要取决于肺泡通气量。临床常用的增加肺泡通气量的手段及不良反应如下。

（1）增加潮气量或吸气压：这种方式会使得气道压及肺泡压相应增加，可能出现气压伤这一不良反应，将潮气量控制在 8mL/kg 以下或者吸气压（含 PEEP）<30cmH$_2$O，可减少风险。

（2）增加呼吸频率：呼吸频率增加可能出现的不良反应为气体陷闭，进而导致气压伤及血流动力学改变。增加呼吸频率但不超过 30 次/分时较安全。

（3）对于呼吸回路中的无效腔进行及时的排查清除。

四、工作监测及警报故障排除

临床上采取机械通气的目的是使患者的通气及氧合处于正常水平，此种疗效的判断可以通过动脉血气分析来定性监测，另外在呼吸机的使用中保持人机协调也是重要的部分，可以通过临床观察来监测其协调性。

（一）气道压力

气道压力过高会对机体产生损伤，譬如气体泄漏导致气胸甚至纵隔气肿，引起急性肺损伤甚至急性呼吸窘迫综合征。并且高气道压也会使胸腔内压升高，影响血流动力学。一般情况下，气道阻力很低，所以气道压几乎等同于肺泡压。肺泡压的测定比较困难，临床常测气道压。

气道压力高会造成通气的不适宜，也会增加不良反应的发生率。倘若气道压增高超过了设置上限会导致呼吸机停止吸气，使得潮气量降低，不过对于德尔格呼吸机来讲，它并不会停止吸气，而是将气道压维持在压力临界点，进而减少对潮气量的影响。

临床上气道压的测定是在呼吸机上进行，并不是在患者的气道上进行，因此气道压的升高除了患者本身问题以外，也可能是由呼吸机相关的问题引起的。导致气道压力升高的常见原因有以下 4 种。

1. 呼吸机的问题

呼吸机本身出现状况或者起始参数设置不合理。

2. 呼吸回路的问题

①呼吸回路管道扭曲、折叠。②管道上有水珠停留。③过滤器湿度过大引起阻力增加。

3. 气管插管导管

①导管误入支气管。②导管被患者的痰液等分泌物阻塞。③导管扭曲折叠。

4. 患者自身原因

①出现了诸如呃逆、咳嗽等加大压力的行为。②气道扭曲痉挛。③各种病理因素导致肺顺应性不同程度的下降。④患者与呼吸机同步性差。⑤胸壁顺应性降低。⑥气胸等原因导致胸腔顺应性降低。

根据上述可知，气道高压的出现有很多可能性，为了确定问题发生的部位，可将患者暂时脱机，用气囊维持呼吸。倘若气囊能维持正常的呼吸，说明气管插管及患者这一部分仍属正常，问题在呼吸机或呼吸回路方面；倘若用气囊以后呼吸不能恢复正常，说明患者本身或气管插管处有异常，当从此方面入手，而排除了呼吸机相关问题。

（二）吸气平台压

由于肺泡压难以测定，故可根据吸气平台压来评估肺泡压的大小，测量吸气平台压的时机应当选择在吸气终末期，此时没有气流流入。已知气道压大小 = 气流流速 × 气道阻力 + 肺泡压，在没有气体流入的时期，流速即是 0，则此时气道压完全等同于肺泡压。

当患者无自主呼吸时，呼吸机在吸气状态下可看到气道压逐渐表现为直线平台状，这时候的压力就是吸气平台压。相对于气道压来说，肺泡压对于血流动力学及肺脏的损伤程度意义更大，在肺泡及肺间质受损的情况下，尽量将肺泡压控制在 30cmH$_2$O 以下。已知肺泡压大小 = 潮气量/肺顺应性 + PEEP，由此可知，当出现潮气量增加、肺顺应性降低、PEEP 升高等情形之一时，肺泡压也相应上升。

（三）潮气量

成人的潮气量有其适宜范围，偏高或偏低均会引起病理生理的改变。若潮气量偏低，则呼吸程度不够，通气不能满足需要，导致二氧化碳不能及时充分排出，引起酸中毒；反之，偏高会使得通气太过，造成不同程度的气胸、纵隔气肿，也可能出现急性肺损伤乃至于 ARDS。

当呼吸机设定了 PCV 或 PSV 模式工作时，肺顺应性及气道阻力的变化可直接改变潮气量大小，因此在该模式中更应重视潮气量的观察。潮气量的变化能反映患者本身的问题，也能反映整个通气系统的状况。呼吸机正常时，潮气量在容量设定模式下比较稳定。

通常情况下所谓的潮气量是一个广义概念，包括了吸气、呼气潮气量，而对于精确衡量患者实际接收的潮气量来讲，呼气潮气量更具精确性。如果吸气潮气量、呼气潮气量这两个数值之间区别明显，说明呼吸系统存在漏气的问题。应当注意的是，当潮气量偏高或偏低时，呼吸机并没有对此种情况的警报装置，其警报会体现在分钟通气量方面。

（四）每分通气量

每分通气量大小主要取决于潮气量及呼吸频率这两个参数的大小，因此当这两个指标发生改变时分钟通气量也相应变化，当患者试图呼吸时可以触发呼吸机工作，这时候可以根据 PaCO$_2$、动脉血气分析情况来评价能否更改呼吸频率。

（五）内源性 PEEP

内源性 PEEP 会抑制肺的通气功能，减少通气，造成此效应的内在原因是气体陷闭于肺泡难以充分及时的输出，因此对于肺泡通气功能的影响更为显著。存在内源性 PEEP 的患者在吸气过程中，内源性 PEEP 使肺泡压增大，导致呼吸机为了对抗内源性 PEEP 而额外做功，使气体被吸入肺泡之中，这样会增加氧耗，促进能量代谢，使呼吸肌疲劳。对于不能自主呼吸的患者来讲，测量内源性 PEEP 的方式为使呼吸机保持在呼气的状态，此时出现直线平台的压力值即为内源性 PEEP。

（六）低血压

患者在采取机械通气初始即出现血压降低，其可能的原因为：①在实施气管插管操作时，给予了麻醉药物，大多数麻醉药物都会产生降低心肌收缩力、舒张血管等效应。②呼吸机正压通气造成了胸膜腔内压的升高，导致静脉回流减少，血容量不足所致。③考虑有无张力性气胸可能。④通气过度造成气体陷闭。

在上述原因中，因胸膜腔内压增高减少了静脉回流造成的低血容量以及麻醉药物诱导的低血压最常见，因此在低血压的纠正过程中先予扩容。倘若扩容疗效不佳，可将患者暂时脱机。经过以上两个措施后血压还不能回升者，应及时做胸片检查或进行诊断性胸穿以排除张力性气胸。气体陷闭造成的低血压在气体释放 10 ~ 30 秒以后可自行回升。

（七）人机对抗

有很多原因可造成人机对抗，临床上应当仔细辨别，找出内在原因，不能单纯地依靠镇静药物去解决。呼吸机本身参数的设置问题在诸多原因中容易受到忽视，譬如通气模式的选择、触发模式及其灵敏度、吸气与呼气之间的比例等，临床上需要加以考虑。从通气模式的特点上来看，支持模式（如PSV）在人机协调上比较有优势；从吸气、呼气比例来看，当吸呼比维持在1:2时，更贴近成人正常呼吸，与患者的契合度较高。

（八）血氧饱和度（SpO_2）突然降低

机械通气过程中，患者动脉血氧饱和度突然下降，在明确原因之前，首先要做的事情是：观察SpO_2波形及其心率是否与心电图上相同，迅速加大FiO_2至100%，与此同时注意患者胸廓动作。下一步再辨别问题的所在，主要分析患者自身及呼吸机方面的因素。

患者自身方面的问题主要包括一切能引起低氧呼吸衰竭的情况，常见的有气胸、气管插管滑入支气管、支气管痉挛、肺水肿以及肺塌陷等。另外，对于ICU的患者来讲，肺栓塞也是导致SpO_2急剧降低的常见原因。

在呼吸机方面可能的问题主要是呼吸机参数设置不合理以及呼吸机本身功能障碍。以患者胸廓起伏情况作为观察呼吸的参考依据，倘若用气囊代替呼吸机后按压变得轻松，胸廓却无起伏，可能由两种原因造成，一种是气管插管滑入别处，不在主气管的位置；另一种是呼吸机回路出现了漏气障碍。

五、临床应用

机械通气只是一种支持治疗的手段，并不能治疗疾病，在处理疾病的过程中，呼吸机能维持患者的生命体征为后续治疗争取时间，临床上在面对某些疾病时应当谨慎使用呼吸机，具体如下。

（一）急性呼吸窘迫综合征（ARDS）

当患者出现ARDS时，肺脏并不是全部受损的，CT显示肺脏一部分区域出现了肺泡的塌陷、肺实变等病理改变，称之为病变区；相对病变区而言，另一部分尚正常，称为非病变区。但是在胸片中ARDS的患者多表现为双肺病变均一的征象，这种表现对于临床上治疗方案的确定具有一定误导作用。在机械通气时，由于病变区的顺应性下降，故气体主要向非病变区分布，即使呼吸机潮气量的设定在正常范围，进入到肺相对正常区域的气体量偏多，造成肺泡膨胀超出范围，引发容积伤；并且肺脏总体的顺应性低于正常，在潮气量固定的情况下，气道压会升高，容易形成气压伤；病变区由于肺泡复张、塌陷动作循环往复，在此过程中易形成剪切伤；对于ARDS的患者来讲，他们处于缺氧状态，而FiO_2过高又有诱发氧中毒的可能。

因此，ARDS患者使用呼吸机时有其自身特点，设定较低水平的气道压、潮气量，PEEP值在合适范围，以降低肺泡的膨胀度，使肺泡长时间处于开放状态，减少氧气分流，增加氧气的摄取，并且有利于肺总体顺应性的改善，降低剪切伤的发生率，综合影响就是使呼吸更顺畅。ARDS患者提倡使用的潮气量水平应在$6\sim8mL/kg$，这种大小的潮气量本身就可以改善肺膨胀的程度。不过，小潮气量的使用有造成二氧化碳潴留、继发高碳酸血症的可能，可以通过加快呼吸频率来避免这种情况，呼吸频率的调整以不引起气体陷闭为宜。另外，对于PEEP也应控制在合理范围，其过低可能会进一步损伤ARDS患者的肺功能。气道平台压的设置应在$30cmH_2O$以下。

（二）单侧肺疾病

肺某一侧出现病变时，在使用呼吸机的策略上与ARDS有共通之处，因为它们的病理生理改变不是统一的，损伤不均衡。一味选用高容量、高气道压的通气模式会使得健侧肺膨胀过度，造成容积伤、气压伤，也会促进血液在健侧的分流，使氧合下降。

所以，在选择呼吸机模式时，单侧肺疾病的患者也应遵循潮气量小、平台压低的原则。适当延长吸气的时间能够促进气体的均匀分布。上述方式仍不能维持良好的氧合时，进一步变换体位，使患者采取健侧方向的侧卧位，以增加健侧肺的血流，并且能够降低其顺应性，使患侧与健侧的顺应性更趋均衡，此种手段应注意避免健侧肺发生感染。

（三）哮喘

哮喘的疾病特征是气道阻力过高，而阻力过高易造成气道压高、气体陷闭，但肺泡的顺应性尚属正常。

当呼吸机选用压力控制模式时，哮喘的高气道阻力会耗损大量压力，使得最终肺泡压较小，潮气量随之降低，通气不能满足需求。如果选用容量控制模式，由于哮喘患者的肺泡顺应性相对正常，则肺泡压大小基本稳定。哮喘的高气道阻力虽然会增加气道压，但是肺泡压并未上升，所以发生气压伤的可能性不会增加，因为肺泡压对于气压伤的影响最大。不过在此种情况下当监控气道平台压。

另一方面，可以通过减少吸气的时间，使呼气时间相对延长，以降低哮喘患者发生气体陷闭的可能性。尽管在选用容量控制模式时，如果减少了吸气时间，会使得气流流速加快，气道压升高，但是由于肺泡压并未明显增加，所以此时的高气道压影响不大。因为呼气时间是一个被动的概念，不能直接测量，指的是一个呼吸周期减去吸气的时间后，剩余的时间即是呼气时间，所以可以通过减慢呼吸频率来缩减吸气时间，进而达到延长呼气时间的目的。

评估气体陷闭的程度可以通过监控内源性 PEEP 及平台压来实现，因为当发生气体陷闭时，内源性 PEEP 及肺泡容积会渐渐升高。目标值是内源性 PEEP（PEEPi）<10cmH$_2$O，平台压 <20cmH$_2$O。在特殊情况下可以适当升高 PaCO$_2$，以不发生明显呼吸性酸中毒为宜，使内源性 PEEP 及平台压达到安全范围。

（四）COPD

在 COPD 的长期病程中，肺脏的特征性病理改变导致呼吸肌疲劳，失去其功能，因此采取呼吸机支持治疗，因此在呼吸机的使用上它与哮喘类似。

第二节　主动脉内球囊反搏

一、概述

自 20 世纪 50 年代起，医学界开始人工循环支持的研究。1952 年，Kantrowitz 试验证明，血液从股动脉吸出，舒张期回注入动脉可增加冠状动脉血流量，并于 1978 年首次在临床应用主动脉内球囊反搏取得成功。1981 年，Bregmen 改进了球囊结构及采用了经皮穿刺置入动脉的方法，使球囊反搏技术广泛运用于临床，主动脉内球囊反搏（IABP）成为目前应用最为广泛的左心室辅助装置。

IABP 的原理是，通过置入一根尾端带球囊的导管到降主动脉胸段，在心脏舒张期，球囊充气（即反搏），阻断主动脉的血流下行，将血液挤向冠状动脉，增加了舒张期主动脉根部的压力和冠状动脉的灌注；在心脏收缩前、主动脉瓣即将开启瞬间球囊迅速排气，使得主动脉内压力降低，减少了心脏后负荷。

二、IABP 机械构成

（一）气囊

制作球囊的材料必须具有高物理机械性能，良好的生物相容性和血液相容性。目前，球囊的制作材料一般选用医用聚醚型聚氨酯材料，有单囊、双囊之分。

1. 单囊

单囊目前最常用。根据球囊充气量有 4 ~ 50mL 不同容积。球囊充气时应可堵住主动脉腔 90% ~ 95%，球囊容积大于心脏每搏输出量的 50% 才能达到理想效果。球囊过小，反搏效果欠佳，球囊过大，增加了球囊破裂和主动脉损伤的机会。球囊的选择按身高：152 ~ 163cm 者选 30 ~ 34mL，163 ~ 183cm 者选 40mL，183cm 以上者选 50mL。

2. 双囊

双囊球囊的小球囊在主球囊的末端，由两根独立的供气管分别控制两个囊充排气。在进行反搏时，小囊在主气囊排气时开始充气，而排气较主囊晚，以防止末梢侧血液逆流，降低中枢侧舒张期动脉压，从而达到进一步使心脏的后负荷减轻的目的。

球囊里理想的气体应当有较高安全性（气体在血液中的溶解度）和较好的充排气切换响应速度。CO_2 在血液中溶解性高，即使球囊破裂，泄漏的 CO_2 也能迅速地溶解于血液，不至于产生严重气体栓塞事件，具有较高的安全性；但是 CO_2 分子较大，气体密度较大，在其反复充排气时切换响应速度低，从而影响充排气与心动周期的同步性，实验证明在心率大于 120 次/分时，会影响反搏时气囊的充排气。

（二）控制驱动系统

为控制驱动球囊在主动脉内正常安全的工作，需要完善的控制驱动系统，其由监测部分、反搏驱动部分、控制系统部分组成。

1. 监测部分

要使 IABP 系统达到最满意的血流动力学效果，需要充分利用监测数据，分析后对球囊工作状态进行调整。监测心电图、动脉压和球囊充排气时间、时间间隔、充气容积，还有球囊、氦气等检测系统。

2. 反搏驱动部分

驱动气源以高压气的形式储存于气瓶中。经过 2 次减压后，经缓冲气缸后，再经供气阀供给球囊。

3. 控制系统部分

（1）反搏比例：大多型号控制系统均设 1∶1、1∶2、1∶3。目前，也有的系统配备有更多的可选反搏比例，如 1∶4、1∶8、1∶16 及 1∶32 等。

（2）球囊容积调节：球囊的充气容积通常是按照实际使用球囊的容积值预调的，一般不进行调整。也有在脱离 IABP 前逐步减少球囊的充盈容积，直至患者完全脱离 IABP 系统的辅助。

（3）控制驱动的触发信号方式：即充排气时间点的调控，可供选择的方式有 4 种，即心电信号、动脉血压信号、起搏模式和固有频率，其中以心电信号触发的方式最好。

1）心电信号触发：以心电图（ECG）的 R 波为触发信号，QRS 振幅应 > 0.5mV，若低于此标准应改变触发方式，调节时应结合心电信号及压力曲线以达最佳血流动力学效果。

2）动脉血压信号触发：控制驱动时以收缩压的上升波为触发信号，通常需要有 15mmHg 以上的压力斜率。

3）起搏信号触发：安置了起搏器的患者可由系统检测起搏器起搏信号后，由起搏信号触发进行有效的反搏。

4）固有频率触发：为非同步的主动脉球囊反搏装置，采用这种方式一般是在心肺复苏时。另外，系统维修自检或检查球囊时需在固定频率（80 次/分）下进行。

当心房颤动时，由机器按其控制计算原理自动调节充排气的时间，在下一个 R 波到来之前，延长排气时间。目前控制计算原理有二，一是恒定变量控制，充气与排气在前数个 R-R 间期平均值的基础上，预测出下一个 R-R 间期，因此，R 波与充气间的时间随着心率的改变而变化；二是固定时间控制，在预先设定的 R 波后一定的时间内进行充气。其中第二种方法效果较好。

突发性的心动过速时，每当 R 波过早出现，系统就处于排气状态，并在以新的心率连续搏动 3 次后，系统开始按新的心率给球囊充排气。在不能检测到心电信号的情况下，自动切换成血压信号触发，系统仍可以进行有效的反搏。

早期 IABP 的充排气时相由医师根据监测系统的参数分析后手控调节。目前智能化较高的设备和操作系统可以在心率和心律变化中自动校正时相，以应对心律失常时充气持续时间的调整，防止出现排气空缺。还可以在心电信号难以辨认时自动切换成压力信号触发。

4. 抗干扰

最常用的触发方式是 ECG，而许多仪器设备的电磁能干扰影响 ECG 信号，影响 IABP 控制驱动系统的正常工作，如高频电刀、吸引器或呼吸机。因此，控制系统装有电器干扰抑制电路，以保障整个系统的正常运行。

三、生理效应

IABP 最初发明目的是增加心脏氧供，减少心肌氧耗，随着临床的应用和研究，发现还有其他效应。

1. 减轻左心室负荷

在 IABP 正常发挥其效果时，主动脉峰压即左心室收缩压可降低 10% ~ 20%，左心室平均射血阻抗下降 20% 左右。

2. 增加心脏、脑、肾等重要器官的灌注

舒张期血液涌向冠状动脉的同时大脑灌注亦明显得到增强。球囊将血液向下推，增加了肾的血流灌注，保护了肾的灌注。另外，舒张期的反搏使得主动脉弓的压力增高，影响了主动脉弓的压力感受器，改变了交感神经的兴奋状态，降低肾血管阻力，使肾小球滤过率明显增加。

3. 改善右侧心力衰竭

虽然 IABP 主要用于左侧心力衰竭，但亦可以治疗右侧心力衰竭。尤其在右心室梗死时可增加冠状动脉的灌注，防止冠状动脉再闭塞，从而改善右心室功能。当左右心室均出现衰竭时，左心室直接获益于 IABP，左心室壁张力下降，导致肺毛细血管嵌顿压及肺动脉压下降，使右心室后负荷亦有所下降。

四、适应证

目前适应证尚无全面共识，部分共识分散于各个心血管指南中，《2014 中国心力衰竭诊断和治疗指南》列举 IABP 适应证（Ⅰ类，B 级）：①急性心肌梗死（AMI）或严重心肌缺血并发心源性休克，且不能由药物纠正。②伴血流动力学障碍的严重冠心病（如 AMI 伴机械并发症）。③心肌缺血或急性重症心肌炎伴顽固性肺水肿。④作为左心室辅助装置（LVAD）或心脏移植前的过渡治疗。ACC/AHA 关于 IABP 使用建议的汇总如表 2-1 所示。

表 2-1　美国心脏病学会/美国心脏协会（ACC/AHA）关于 IABP 使用建议的汇总

临床情况	建议等级	证据级别
1. 不稳定型心绞痛，积极治疗无效或仍反复发作，或作为患者 PCI 术前的支持	Ⅱa	C
2. 反复心肌缺血或梗死，并血流动力学不稳定，左心室功能障碍或大面积心肌受累	Ⅰ	C
3. 心源性休克，且不能由药物治疗迅速改善	Ⅰ	B
4. 充血性心力衰竭时用于治疗顽固性肺水肿	Ⅱb	C
5. 与心肌缺血有关的多形性室性心动过速，尤其是药物无效时	Ⅱb	B

五、禁忌证

1. 绝对禁忌证

较重的主动脉瓣关闭不全，主动脉瘤，主动脉内膜剥脱。

2. 相对禁忌证

人工主动脉瓣，外周动脉血管疾病，心脏畸形矫正不满意，严重凝血功能障碍。

六、球囊置入及拔出操作

股动脉切开置入法已基本不用，经皮穿刺导管置入法最常用，经胸升主动脉置入法适用于经股动脉不能置入球囊或心脏手术过程中。

经股动脉穿刺置入时先用 Seldinger 穿刺法，穿刺针刺股动脉，按说明书取出球囊导管，并用肝素盐水冲管，沿导丝送入球囊导管，导管置入长度可以胸骨角拉至脐水平，再由脐拉至穿刺点的长度为准。置管后应行床边 X 线检查，以确认球囊的位置，球囊尖端不透光标志位于主支气管分叉处，而后才行反搏治疗。结束 IABP 治疗后，拔出反搏球囊时需要让少许动脉血喷出，以防远端肢体栓塞，然后压迫止血 20 ~ 30 分钟，接着加压包扎。

七、操作过程管理

良好的 IABP 治疗效果，有赖于良好的管理。管理内容有以下几个方面。

（一）反搏效果的判断

首先要了解反搏的正常的主动脉压力波形及其意义（图 2-1）。开始为收缩压迅速上升和收缩峰压的形成，这是左心室收缩射血的结果；紧接着是收缩压的下降，此时压力波形下降，左心室等容舒张开始，主动脉关闭，此时出现重搏波切迹，冠状动脉的灌注主要在此期。

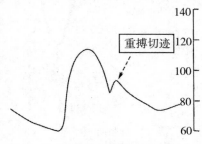

图 2-1　正常波形

1. 正确反搏时点

充气点应在主动脉压力曲线的重搏切迹处，排气点在血压曲线的升支前。理想效果时的动脉压力曲线：①辅助的收缩压较无辅助的收缩压下降 5 ~ 10mmHg。②辅助的舒张压较无辅助的舒张末压下降 10 ~ 15mmHg。③在重搏切迹处有一较高的反搏波。④动脉压力下降支和反搏波呈 "V" 形。

2. 过早充气

IABP 充气时间在主动脉瓣关闭前。如图 2-2 所示，充气在重搏波前，舒张期反搏压波形与收缩压波形融合。不良影响：①诱发主动脉关闭过早。②增加左心室氧耗和左心室射血压力或肺动脉嵌顿压。③动脉反流。

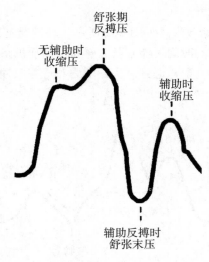

图 2-2　充气过早

3. 充气过晚

IABP 充气时间明显晚于主动脉瓣关闭时间。如图 2-3 所示，IABP 充气时间晚于重搏波，缺乏明显的 V 形波。不良影响：舒张反搏压不够理想，辅助冠状动脉灌注不够理想。

4. 排气过早

在等容收缩期前，过早排气。如图 2-4 所示，反搏压下降支急速下降，舒张反搏压不够理想，反搏时的主动脉舒张末压可能等于或略低于未反搏时的主动脉舒张末压，反搏收缩压可能有所提高。不良影响：①反搏压不够理想。②有冠状动脉和颈动脉血液回流的危险，由于冠状动脉血液的回流可能会引起心绞痛。③后负荷的减低效果不明显。④增加氧耗。

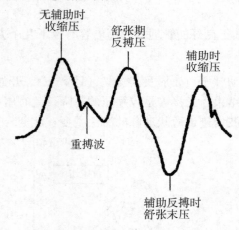

图 2-3 充气过晚

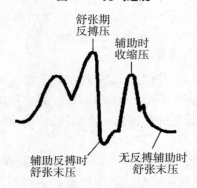

图 2-4 排气过早

5. 排气过晚

在主动脉瓣打开时 IABP 才开始放气。如图 2-5 所示，辅助反搏时的主动脉舒张末压可能等于未反搏时的主动脉舒张末压，心脏收缩的时间可能延长，舒张反搏压波形可能加宽。不良影响：①没有本质上的减轻后负荷的效果。②当左心室射血遇到巨大的阻力和等容收缩期过长而增加氧耗。

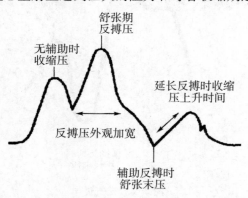

图 2-5 排气过晚

另外，反搏效果还可以体现在治疗中，效果好时血流动力学应当趋于好转，临床上表现为：①冷、湿皮肤转暖，心绞痛缓解。②血压稳定，平均动脉压在 65～80mmHg，尿量正常。③监测方面，动脉重搏波升高，心排血量增加，肺毛细血管嵌顿压降低。④血管活性药物使用剂量减少。

（二）监测患者心电信号掌握触发方式

多数情况下心电图触发，当注意防止心电信号不佳而影响反搏效果，亦可根据具体情况选择控制驱动的触发信号。

（三）抗凝

行抗凝治疗，多使用普通肝素，因为其可控制性好，即使有出血并发症时可用鱼精蛋白对抗，用量 0.5mg/kg，每 6~8 小时一次，监测：活化凝血时间（ACT）>30% 术前值或 ACT 170~200 秒，并观察出血情况。但有研究认为，IABP 本身造成血小板数量减少和纤溶亢进，特别是 AMI 患者使用抗血小板药物进一步使血小板失去功能，若溶栓治疗更会进一步使机体处于纤溶亢进，所以不需要常规抗凝。

（四）撤机

1. 撤机指征

肺动脉楔压（PCWP）<18mmHg，心脏指数（CI）>2.0L/（min·m²），平均肺动脉压（MPAP）> 70mmHg，多巴胺 <5μg/（kg·min），末梢循环好。

2. 撤机操作

逐渐将反搏比降至 3:1，即可拔除。另外一种脱机方法是逐渐减少球囊容积，至 20mL 时即可拔除球囊。

如果同时有呼吸机辅助通气者，应先撤除呼吸机，后再撤机，这是因为拔除气管插管时，常出现剧烈反应，易造成血流动力学的波动。

八、临床应用

目前没有任何一种药物既能增加心脏和全身氧供，又能减少心肌氧耗，而 IABP 能做到这一点，所以 IABP 在临床得到了广泛的应用。

（一）心脏外科

1. 冠状动脉旁路移植术（CABG）围术期的应用

CABG 是治疗严重冠状动脉粥样硬化性心脏病（简称冠心病）的有效方法之一，研究发现术前预防性应用 IABP 能够降低术后的低心排血量发生率，减少住院时间。同时有研究证实，应用 IABP 可以降低 CABG 患者 30 天的死亡率，降低远期的死亡率。

2. 心脏外科围术期的应用

随着心脏手术技术的发展，危重患者及术后的重症患者在临床所占的比例越来越大，术前心功能较差者，往往术后初期心脏尚不能负担正常的循环功能，表现为术后严重的低心排，造成术后病死率极高。国内外相关研究一致认为及时使用 IABP 可明显降低心脏手术围术期病死率，提高手术效果。

（二）心脏内科

主要用于心源性休克，《2014 中国心力衰竭诊断和治疗指南》中指出 IABP 可有效改善心肌灌注，降低心肌耗氧量和增加心排血量。

1. 重症心肌炎中的应用

2000 年 SHOCK 报道了经主动脉内球囊反搏支持治疗重症暴发性心肌炎并发心源性休克患者的临床效果，表明此辅助治疗可以有效降低病患致死率 20% 左右。

2. IABP 在不稳定型心绞痛中的应用

一部分难治性不稳定型心绞痛患者应用药物无法控制病情，这类患者死亡率高，因而需要积极地采取介入性治疗。IABP 辅助可以减少缺血的发生，有利于介入治疗的平稳进行。2011 年美国冠心病指南推荐在不稳定型心绞痛患者如果在强化药物治疗仍持续缺血或缺血频发及冠状动脉造影前后血流动力不稳定的患者建议应用 IABP。

3. IABP 在高危冠心病介入治疗的应用

高危冠心病患者的手术风险高，IABP 可以使 95% 以上的高危患者成功进行经皮冠状动脉介入治疗（PCI）。

冠状动脉再血管化介入治疗后，出现慢血流或者无复流会造成明显的暂时性心功能下降和血流动力学的损害。对经药物处理血流动力学仍不稳定的无再流患者，指南推荐应常规使用 IABP。

4. IABP 在冠心病急性心肌梗死中的应用

IABP 在 AMI 中的应用的指南推荐：①心源性休克药物治疗难以恢复时，作为冠状动脉造影和急诊血运重建术前的一项稳定措施。②AMI 并发机械性并发症，如乳头肌断裂、室间隔穿孔时，作为冠状动脉造影和修补手术及血运重建术前的一项稳定性治疗手段。③顽固性室性心动过速反复发作伴血流动力学不稳定。④AMI 后顽固性心绞痛在冠状动脉造影和血运重建术前的一种治疗措施。

（三）非心脏性疾病治疗

左心室功能严重受损、难治的多支冠状动脉病变（包括介入及冠状动脉旁路移植均难以处理）患者行非心脏手术，围术期不良心脏事件风险及病死率均较一般患者显著增加，Samad 等认为术前行 IABP 支持可使心功能最优化，利于此类患者安全接受非心脏手术。Georgeson 等研究指出预防性应用 IABP 可使需要大型手术的心脏病患者，降低围术期并发症发生率。国内外均对此类情况进行了有益的探索，在心脏功能受损患者合并普外科、骨科、神经外科情况时，在 IABP 支持下顺利完成手术，取得良好效果。还有小样本研究探讨了 IABP 在感染性休克患者救治中的研究，取得了良好效果。

九、并发症

1. 下肢缺血

周围血管病、女性和高龄是导致肢体血管并发症的主要危险因素。下肢缺血主要与周围动脉病变、IABP 导管直径以及留置主动脉内的时间长短有关。IABP 导管的直径大小是决定远端肢体缺血发生的主要因素。随着 IABP 导管制造工艺的进步，导管多在 7~8F，所以肢体缺血发生率已减少。临床表现为缺血肢体疼痛、皮肤苍白并变凉、足背动脉搏动消失，预防措施包括适当抗凝、选择合适的气囊导管、持续反搏，同时注意下肢动脉搏动（也可用超声多普勒监测）、温度、颜色的变化，及时处理异常情况。

2. 感染

由于球囊留置血管腔内时间较长，置管时应严格无菌操作，并注意日常护理，合理使用抗生素，必要时可以进行血培养指导治疗。

3. 血小板减少

此并发症较多见，球囊的机械刺激能引起细胞成分的破坏，减少血小板。尤其多发生在体外循环术后及反搏治疗前 24 小时。多数血小板可降至（50~100）×10^9/L，而后不经治疗能回升，绝大部分不需要补充血小板。

4. 出血

一方面因 IABP 机械刺激使血小板减少；另一方面因使用肝素并且拮抗血小板是急性冠脉综合征治疗的重要组成部分，使患者凝血功能受抑制。近年来出血性并发症有上升趋势，但其严重性有下降趋势。局部出血可给予缝合及沙袋压迫，全身性出血应调节抗凝药，严重者停止使用 IABP。

5. 球囊破裂

导管囊内见到血液即可肯定，一旦发生，应尽快抽出球囊内气体，并迅速拔除导管，以防气栓形成。

第三节　体外膜肺氧合技术应用

体外膜肺氧合的英文简称为 ECMO，它是一种生命支持技术，常用于各种危及生命疾病的支持过渡治疗。ECMO 技术的发展和应用突破了人们常规对生命、死亡的理解，因为它切实有效而又价格昂贵，所以有专家称它就是"花钱向上帝买时间，用心向死神要生命"。因为它面对的都是九死一生的危重患者，属于非常规治疗手段，且涉及医疗的各个方面，技术难度大风险程度高，所以它可以代表一个医院，甚至一个地区、一个国家的急危重症救治技术的水平。

一、概述

1953 年 Giboon 为心脏手术实施的体外循环具有划时代的意义。这不但使心脏外科迅猛发展，同时也将为危重急救专科谱写新的篇章。在心脏手术期间，体外循环可以临时完全替代心肺，实施心内直视手术。而同时在心脏手术室心脏骤停快速建立的体外循环抢救成功率非常高。学者们立即有了将此技术转化为一门生命支持抢救技术的想法。但实施起来并不乐观，一系列问题难以解决。其中主要的问题是，肝素抗凝与出血的矛盾、溶血、生物材料组织相容性差、肝脑肾损坏问题等。探索的路是漫长的，ECMO 的构想从第一例体外循环就产生，但始终突破不了维持数小时的时间限制。直到 1972 年才有了 Hill 报道 3 天的体外循环成功抢救外伤患者。于是掀起了一段时间 ECMO 技术热，一些医院相继开展 ECMO，但很快因为成功率极低而告一段落。20 世纪 80 年代一些医院将 ECMO 用于新生儿呼吸衰竭取得成功。1993 年 Zwischenberrger 等对 5 000 例 ECMO 治疗的呼吸衰竭患儿调查表明，其 5 年生存率能达到 82%，而常规治疗死亡率为 80%。这又激发了人们的研究热情，并于 1994 年做出阶段性的总结，ECMO 对新生儿的疗效优于成人，对呼吸功能衰竭疗效优于心脏功能衰竭。随着医疗技术、人工材料技术、机械技术的不断发展，ECMO 的支持时间不断延长，成人的疗效不断提高，从而被更广泛地用于临床急危重症的抢救。

二、ECMO 原理

ECMO 其原理是将体内的静脉血引出体外，经过特殊材质人工心肺旁路氧合后注入患者动脉或静脉系统，起到部分心肺替代作用，维持人体重要脏器组织氧合血供，支持保护生命。

1. ECMO 的基本结构

血管内插管、连接管、动力泵（人工心脏）、氧合器（人工肺）、供氧管、监测系统。临床上常将可抛弃部分组成套包，不可抛弃部分绑定存放并设计为可移动，提高应急能力。

（1）氧合器（人工体外膜肺）：其功能是将非氧合血变成氧合血，又叫人工肺。ECMO 氧合器有硅胶膜型与中空纤维型两种。硅胶膜型膜肺相容性好，少有血浆渗漏，血液成分破坏小，适合长时间辅助。例如支持心肺功能等待移植、感染所致呼吸功能衰竭等，其缺点是阻力大排气困难，价格昂贵。中空纤维型膜肺具有易排气的优点，但 2 ~ 3 天即可出现血浆渗漏，血液成分破坏相对大，由于安装简便仍首选为急救套包。如需要，病情稳定后可于 1 ~ 2 天更换合适的氧合器。

（2）动力泵（人工心脏）：作用是形成动力驱使血液向管道的一方流动，类似心脏的功能。临床上主要有两种类型的动力泵：滚轴泵和离心泵。由于滚轴泵不易移动，管理困难，有爆管危险。在 ECMO 中首选离心泵作为动力泵。其优势是安装移动便捷，管理方便，血液破坏小；在合理的负压范围内有抽吸作用，可解决某些原因造成的引流不够问题；新一代的离心泵对小儿低流量也易操控。

2. 肝素涂抹表面（HCS）技术

在 ECMO 管路内壁表面人工螯合肝素链，肝素保留抗凝活性，同时也形成一个更接近生理的人工膜，增加了组织相容性，这就是肝素涂抹表面（HCS）技术。目前常用的有 Carmeda 涂抹。HCS 技术的成功对 ECMO 技术有强大的促进作用。使用 HCS 技术使血液在 ACT 低水平也不在管路产生血栓；HCS 技术可减少肝素用量、减少炎症反应、保护血小板及凝血因子。因此，HCS 可减少 ECMO 并发症延长支持时间。

3. ECMO 与传统的体外循环的区别

ECMO 有别于传统的体外循环在于以下几点：①ECMO 是密闭性管路，无体外循环过程中的储血瓶装置，体外循环则有储血瓶作为排气装置，与环境相通，是开放式管路。②ECMO 管内是由肝素涂层材质构成，体外循环管路是普通塑料管道。③ECMO 全血激活凝血时间（ACT）120 ~ 180 秒，体外循环则要求 ACT > 480 秒。④ECMO 维持时间 1 ~ 2 周，有超过 100 天的报道，体外循环一般不超过 8 小时。⑤体外循环一般要开胸手术，技术要求高，需要时间长。ECMO 多数无须开胸手术，相对操作简便快速。

以上特点使 ECMO 可以走出心脏手术室成为床旁、路边生命支持技术。低的 ACT 水平（120～180 秒）大大地减少了出血的并发症，尤其对有出血倾向的患者有重要意义。例如，肺挫伤导致的呼吸功能衰竭，高的 ACT 水平可加重原发病甚至导致严重的肺出血，较低的 ACT 水平可在不加重原发病的基础上支持肺功能，等待肺功能恢复的时机。长时间的生命支持，为受损器官提供了足够的恢复时间，提高治愈率。简便快速的操作方法，可在简陋的条件下也能以极快的速度建立 ECMO 循环，熟练的团队可将时间缩短到 10 分钟以内，这使 ECMO 可广泛应用于临床危急重症的抢救。

三、ECMO 方式

ECMO 主要分为两种方式，V-V 转流与 V-A 转流。

1. V-V 转流

V-V 转流是经静脉将静脉血引出经氧合器氧合并排除二氧化碳后泵入另一静脉。通常选择股静脉引出，颈内静脉泵入，也可根据患者情况选择双侧股静脉。原理是将静脉血在流经肺之前已进行部分气体交换，弥补肺功能的不足。V-V 转流适合单纯肺功能受损，无循环衰竭危险的病例，可在其支持下降低呼吸机参数至氧浓度 <60%、气道压 <20cmH_2O，从而减少呼吸机对肺的压力性损伤。需要强调 V-V 转流只是部分代替肺功能，因为只有一部分血液被提前氧合而非全部，且由于管道都在静脉系统内，存在重复循环现象。重复循环现象是指部分血液经过 ECMO 管路泵入静脉后又被吸入 ECMO 管路，重复氧合见图 2-6。

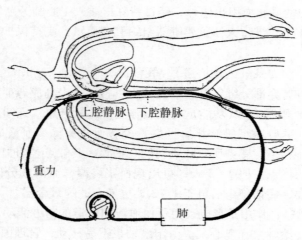

上腔静脉　下腔静脉

重力

肺

图 2-6　V-V 转流

2. V-A 转流

V-A 转流是经静脉将静脉血引出经氧合器氧合并排除二氧化碳后再泵入动脉。成人通常选择股动静脉，新生儿及幼儿由于股动静脉偏细选择颈动静脉，也可开胸手术行动静脉置管。V-A 转流是可同时支持心肺功能的方式。V-A 转流适合心力衰竭、肺功能严重衰竭并有心脏停搏可能的病例。由于 V-A 转流 ECMO 管路是与心肺并联的管路，转流过程会增加心脏后负荷，同时流经肺的血量减少。长时间运行可出现肺水肿。这也许就是 ECMO 技术早期对心脏支持效果不如肺支持效果的原因。当心脏完全停止跳动，V-A 模式下心肺血液滞留，容易产生血栓而导致不可逆损害。如果超声诊断下心脏完全停止跳动 >3 小时，则应立即开胸手术置管转换成 A-A-A 模式。两条插管分别从左、右心房引出经氧合器氧和并排除二氧化碳后泵入动脉。这样可防止心肺内血栓形成，并防止肺水肿发生（图 2-7）。

ECMO 方式的选择要参照病因、病情，灵活选择。总体来说 V-V 转流方法为肺替代的方式，V-A 转流方法为心肺联合替代的方式。心力衰竭及心、肺衰竭病例选 V-A 转流方法；肺功能衰竭选用 V-V 转流方法；长时间心搏停止选 A-A-A 模式。而在病情的变化过程中还可能不断更改转流方式。例如，在心肺功能衰竭急救过程中选择了 V-A 转流方法，经过治疗心功能恢复而肺还需要时间恢复。为了肺功能的快速恢复，转为 V-V 模式。不合理的模式选择则可能使原发病进展，降低成功率；正确的模式选择可对原发病的痊愈起积极作用，提高成功率。

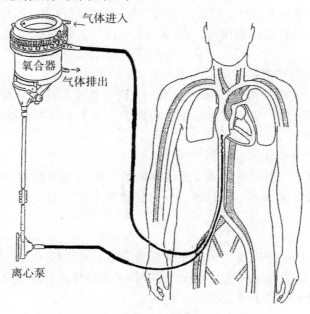

图 2-7 V-A 转流

四、适应证

ECMO 适应证因其强大的心肺替代功能且操作简单而应用非常广泛。由于 ECMO 的出现使许多危重症的抢救成功率明显上升，如 ARDS 的治疗。更令人振奋的是使许多令医师束手无策的难题有了新的有效解决方法，如呼吸心搏骤停的抢救。

1. 急性严重心力衰竭

严重的心力衰竭不但会减少组织器官血供，更严重的是随时会有心搏骤停的可能。ECMO 可改善其他器官及心脏本身的氧合血供，减少了心搏骤停的风险。常见于重症暴发性心肌炎、心脏外科手术后、急性心肌梗死等。在 ECMO 实施同时可实施主动脉内球囊反搏可减轻心脏后负荷，改善冠状动脉循环，改善微循环，减轻肺水肿，促进心功能恢复，同时主动脉内球囊反搏可作为脱离 ECMO 系统的过渡措施。在支持期间要密切关注心脏活动情况，超声诊断下心脏完全停止搏动 >3 小时，则应立即开胸手术置管转换成 A-A-A 模式。如若治疗无效果可考虑心脏移植。这类病例多数无其他脏器损害，器官移植的效果也很好。

2. 急性严重呼吸功能衰竭

呼吸功能衰竭是实施 ECMO 支持最早成功率很高的病种。常见有感染、火灾气体吸入、刺激性气体吸入、肺挫伤。大多数严重呼吸功能衰竭病例随时有心搏骤停的可能，因此，治疗原则上还是应尽快建立稳定的生命支持，缩短器官缺氧时间。呼吸功能衰竭需要支持时间长，如循环稳定一般选择 V-V 转流，氧合器首选硅胶膜式氧合器。但对于肺挫伤或心功能低下的患者首选 V-A 转流方法，可减少肺血流，应对可能发生的肺出血，且保护循环的稳定。呼吸机治疗的参数可在 ECMO 支持下，调至氧浓度 <60%、气道压 <20cmH$_2$O 的安全范围内。有学者提出用低气道压将肺膨胀供氧，排除二氧化碳由人工膜肺完成。

3. 各种原因引起的心搏呼吸骤停

在有条件开展 ECMO 的医院，心搏呼吸骤停的抢救，首选传统 PCR 急救同时实施 V-A ECMO。此方案的优点：①最短的时间支持呼吸循环，保护重要脏器。②防止反复出现心搏呼吸骤停。③在安全的状态下寻找并治疗原发病。经过训练的团队可以将 ECMO 的启动时间控制在 8 ~ 15 分钟。在有效的心肺复苏支持下，团队密切合作尽快启动循环，能够保证重要脏器不发生不可逆损害。在实施 ECMO 后一般心搏会很快恢复，若长时间未恢复则可转 A-A-A 模式。无原发病的患者可在去除刺激因素后迅速恢复而脱离 ECMO，例如电击、高血钾等导致的呼吸心搏骤停。某些原发病，经过支持可以恢复，治愈原发病后可脱离 ECMO，例如重症暴发性心肌炎。若有严重的原发病且非自限性，如不治疗心功能难以恢复，应积极进一步治疗，例如急性心肌梗死，在 ECMO 支持下，尽快实施冠状动脉旁路移植术或冠状动脉内支架置入术。

4. 各种严重威胁呼吸循环功能的疾病

酸碱电解质重度失衡、重症哮喘、溺水、冻伤、外伤、感染，这些是常见的 ECMO 治疗适应证。有的虽然心肺功能尚好，但心肺功能随时可受原发病影响，出于保障可预见性地实施 ECMO 支持或准备随时实施，一般选用 V-A 转流，保命为主。

5. 为器官移植受体或供体提供缓冲时间

对于一些心肺功能没有恢复可能的病例，通过移植技术来达到脱离 ECMO 而康复。这就使一些被认为是禁忌证的疾病仍可延伸使用 ECMO 技术，并与移植技术结合形成一个理想的救治过程，甚至能促进移植技术的发展。

6. 预防性使用 ECMO

各种严重威胁呼吸循环功能的疾病，在治疗原发病基础上可积极 ECMO 介入以保证生命。在这里 ECMO 是用于预防性保障，因为原发病随时可威胁呼吸循环功能导致严重后果，例如严重气管受压的患者需要麻醉手术，心脏冠状动脉左主干支架置入术。

五、ECMO 建立指征

ECMO 的成功与否同实施时机有着密切的关系。过早介入会导致不必要的浪费，增加疾病的风险，介入过迟会使脏器不可逆性损害，成功率降低。因此，设立一个科学的指标来指导实施 ECMO 是非常必要的。由于 ECMO 是一门新兴技术，不同医疗中心设备、人员甚至对 ECMO 的认识不同导致有许多标准被报道。笔者参照了几个大的 ECMO 样本所属的医疗中心的标准，结合医疗实践得出以下标准。指征因适应证的不同而分为几个方面。

1. 急性严重心力衰竭建立 ECMO 指征

（1）容量充足左心室射血分数（LVEF）<30%。

（2）多巴胺 >20μg/（min·kg）或肾上腺素 >0.2μg/（min·kg）。

（3）收缩血压 <80mmHg；CI <2.1L/（min·mm）；血乳酸 >5mmol/L，时间 >3 小时。

2. 急性严重呼吸功能衰竭建立 ECMO 指征

（1）PEEP >10cmH$_2$O，氧合指数（PaO$_2$/FiO$_2$）<150mmHg。

（2）肺顺应性 <30mL/cmH$_2$O。

（3）右向左分流 >30%。

（4）吸入气中的氧浓度分数（FiO$_2$）1.0；PEEP >5cmH$_2$O，持续 >2 小时，PaO$_2$ <50mmHg。

3. 各种原因引起的呼吸心搏骤停建立 ECMO 指征

（1）除外自然死亡。

（2）除外晚期癌症。

（3）除外脑功能不可逆损害。

六、禁忌证

（1）头部外伤并颅内出血 72 小时内。出血是 ECMO 最常见的并发症，ECMO 过程中，有部分抗凝及凝血功能损害，颅内有活动出血，则会加重出血。

（2）年龄大于 70 岁；胎龄小于 32 周；体重 <2kg。

（3）恶性肿瘤晚期。

（4）缺氧致脑部受损患者。

（5）成人 ARDS 并发慢性阻塞性肺疾病。

七、操作要点

置管部位如 V-V 转流方法选一侧股静脉与最好同侧颈内静脉,新生儿则选颈动静脉,其 V-A 转流方法选用股动静脉,必要时可用开胸动静脉插管。插管大小直视下根据患者血管粗细选管,一般成人动脉管选 15~17F,静脉管选 19~21F;新生儿动脉管 8~10F,静脉管 10~12F。置管方式可分为切开置管及经皮穿刺置管,如脉搏难触及则应果断切开置管。置管后应正确判断插管位置,确认动静脉,并借助胸部 X 线片确认插管位置。

启动转流初期要逐渐调整流量至平稳。流量 30~70mL/kg,可参考动力泵前后压力,观察管道有无抖动,结合生命体征缓慢调整。尽量避免高流量长时间转流,过高的流量血液破坏严重且易导致中空纤维膜肺发生血浆渗漏。过低的流量又不能很好地起到辅助支持作用。一般流量成人维持 2~3L/min,V-V 方式流量增加 30%。流量稳定后,应避免多次调整,对机体提供一个稳定的辅助支持。

流量稳定之后,要积极介入原发症的治疗。观察相应的监测指标,预防并发症的发生:①ACT 维持 140~200 秒,用肝素调整 ACT 理想范围。②血细胞比容(Hct)30%。③温度维持 37~37.5℃。④血气及 ACT 每 4 小时测一次。⑤肝肾功能、电解质每天测 1 次。

八、并发症

ECMO 是一个复杂的工程,每一个并发症的出现会使耗费成倍增加,甚至直接导致患者死亡,前功尽弃。因此,并发症的预防是关系到 ECMO 技术成败的关键。

(一)出血

出血是 ECMO 最常见的并发症。原因有:部分肝素化可使出凝血时间延长、凝血功能在 ECMO 过程中受损、插管的部位止血不彻底。应对措施包括:①使用肝素涂抹表面(HCS)技术可使激活全血凝固时间(ACT)维持 120~180 秒,管路不形成血栓,减少肝素用量保护凝血因子。②插管部位要彻底止血。③在运转过程中应及时监测并补充凝血因子。

(二)血栓

血栓包括管路内血栓及体内血栓。管路内血栓多由抗凝不充分、管路血流量不足、存在不流动无效腔、连接口粗糙引起。引起体内血栓有以下因素:心脏停搏、心肺血流量少血流缓慢、插管过粗影响远端血流。解决方案是:①合理抗凝。②避免有不流动的血液在管路系统,尽量减少回路和连接口。③选择合适的插管。

(三)感染

由于 ECMO 创伤较大并长时间体外运流,感染很难避免。预防用广谱抗生素,减少有创操作,做好无菌操作可适当控制感染;尽量缩短 ECMO 时间可以避免一些严重致命的感染。

(四)远端肢体缺血坏死

肢体坏死多由于插管过粗影响远端肢体血供,导致缺血坏死。合理选管,在肢体远端建立旁路血供。观察双侧下肢皮肤温度、颜色,检查有无脉搏可及时发现并及时纠正远端肢体缺血情况。

(五)血液破坏

红细胞、血小板在 ECMO 转流中遭到破坏,出现贫血、凝血时间异常、纤维蛋白原降低甚至导致弥散性血管内凝血(DIC),要及时监测血常规变化,补充足够的血液制品。

(六)全身炎症反应综合征

预防为主,目前尚无可靠的办法处理。一般认为皮质激素、免疫球蛋白会对机体有预防性保护作用,有报道认为连续性血液超滤有治疗作用。

第四节 体外二氧化碳清除

一、概述

体外二氧化碳清除（$ECCO_2R$）是将血液引流至人工膜肺实现气体交换达到部分清除二氧化碳（CO_2）后，再注入静脉系统，实现部分二氧化碳清除。$ECCO_2R$ 几乎与 ECMO 同时出现，近年随着技术的进步，$ECCO_2R$ 操作越来越简单，其应用逐渐得到推广。

$ECCO_2R$ 的概念是应对 ECMO 的早期研究提出的，由于后者不良反应及机械并发症的高发生率，使得其治疗仅限于危重患者的最后一搏。ECMO 高昂的费用及操作的复杂性，又使得其使用仅限于少数医学中心。随着对呼吸衰竭患者生命支持（包括机械通气及 ECMO）的发展，人们认识到气体交换的有效部分可通过患者肺使用损伤较小的通气策略来达到。很多情况下，部分体外 CO_2 气体交换较氧合更需要。

1977 年，Kolobow 和 Gattinoni 分别提出部分支持（仅清除 CO_2，对氧合无或仅轻度影响）这一理念。他们建议只需要少的呼吸机呼吸次数、小潮气量及低吸气峰压，可以避免对肺的损伤。为降低体外肺支持的复杂性、费用及不良反应，Pesenti 等改良了用于肾替代疗法的体外回路，在回路中增加了氧合器，并提出只是部分清除产生的 CO_2 这一概念，这样允许肺损伤低的呼吸机设置。

二、$ECCO_2R$ 的原理

与提供有效氧合的装置 ECMO 不同，$ECCO_2R$ 是清除 CO_2 的装置。$ECCO_2R$ 最简单的构成是一个输出管、一个泵、一个膜肺和一个输入管。含 CO_2 的血液被泵出至膜肺中，CO_2 通过弥散作用被清除。膜肺的膜只能使气体通过而不能使液体通过。膜肺的另一侧为含有少量或没有 CO_2 的氧气流，以保证 CO_2 的弥散梯度。

与 ECMO 的氧合需要很高的血流量不同，$ECCO_2R$ 在较低的血流速度即可有效清除 CO_2。这与 CO_2 和 O_2 的溶解度及解离曲线相关。

影响气体交换的因素：①气体交换面积（膜面积）。②交换膜的完整性。③血红蛋白的携氧能力。④气体的溶解度。⑤气体弥散系数。⑥膜两侧气体压差。

O_2 少部分溶解于血浆，0.3mL/100mL 血，大部分 O_2 通过血红蛋白携带。当所有血红蛋白都结合氧时，氧饱和度为 100%，血氧分压在 95~100mmHg，此时，即使肺泡氧分压再提高也不能增加血流的携氧量。要提高携氧能力，只能增加膜的面积及血流速度。因此，ECMO 要达到有效的氧合，需要较大的膜面积及较高的血流量。

CO_2 可溶性很强，其溶解度是 O_2 的 24 倍。CO_2 有 5%~10% 溶解于血中，大部分以碳酸氢盐形式存在。从 CO_2 解离曲线（图 2-8）可见，血液中 CO_2 含量随 CO_2 分压上升而增加，几乎呈线性关系，而不似氧解离曲线"S"形，也没有饱和点，当 CO_2 分压不断上升，CO_2 含量也增加。所以其纵坐标不用饱和度而用浓度来表示。氧分压的增加对 CO_2 释放有利，在 CO_2 解离曲线上有两条差不多的平行曲线。上一曲线为静脉血中 CO_2 容积百分比，下一曲线为动脉血中 CO_2 容积百分比，在同样 CO_2 分压下，动脉血中 CO_2 容积百分比较小，即在氧合血红蛋白影响下，CO_2 容易从碳酸氢根释放出来。

使用含 100% 氧流，隔开血与气的膜两侧的 O_2、CO_2 分压阶差明显大于活体肺毛细血管与肺泡的压力阶差，这样有利于克服膜的弥散阻力。另外，CO_2 解离曲线的陡直部分正好在其生理范围（40~45mmHg）。加之大部分的 CO_2 是以碳酸氢盐的形式溶于血液中，且呈直线的解离曲线而无饱和现象。1L 血液中可溶解的 CO_2 多于 O_2，250mL 的 CO_2 可以从小于 1L 的血液中清除；另外，CO_2 因有更好的溶解性而比氧气更容易通过膜肺弥散出来。因此，与 ECMO 的氧合比较，$ECCO_2R$ 使用较低的血流速度及较小的膜面积即可达到有临床意义的 CO_2 部分清除（一般为基础量的 50%）。

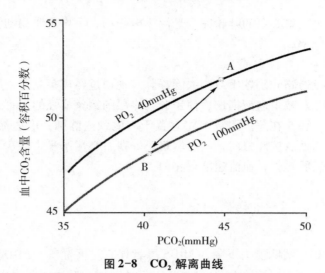

图 2-8　CO_2 解离曲线

A 为静脉血；B 为动脉血 （1mmHg = 0.133kPa）

三、$ECCO_2R$ 的构成

1. 膜肺

膜肺使得长时间体外气体交换成为可能。在膜肺出现之前，体外循环通路使血液在旋转的桶或碟上形成薄层血膜来达到气血交换。然而，气血直接交互作用可使蛋白变性，活化凝血及炎症通路，损伤循环细胞。因此，基于气血直接交互的设备，使用不要超过数小时，否则会出现严重并发症。

在血与气之间设置隔膜的概念，始于在血液透析机观察到通过赛璐酚（一种玻璃纸）管道存在气体交换。由此催生了膜肺的发展，它由蒙在尼龙网格上允许气体通透的硅橡胶组成。尼龙网格提供支撑力并减少了在薄硅橡胶膜的制作中产生的针孔样气孔所致的血浆渗漏。3 个决定气体通过膜的因素：弥散梯度、膜—血接触时间、膜的弥散特性。

决定 CO_2 弥散梯度的因素有血及气流中 CO_2 的含量以及气流速度。膜血接触时间由膜的几何形态来决定。在早期膜肺研究中，Theodore Kolobow 将膜排列成螺旋状，并应用表面不规则的织物，这样增加膜面积。现今中空纤维膜已取代螺旋状硅橡胶膜。早期的纤维采用多微孔的聚丙烯纤维。微孔可发生显微镜下才能看到的气血交流，促进有效的气体交换，但也会引起血浆渗漏。最近无微孔的聚-4-甲基-1-戊烯（PMP）得到应用，它可以提供更有效的气体交换，更好的生物相容性，且不容易出现血浆渗漏。通过共价结合将肝素添加到膜表面，增进了生物相容性。将中空纤维排列成复杂的垫状，血流在纤维外流动接触膜，促进了气血交换。这种排列允许血流垂直流经纤维，与平行于纤维的血流相比，缩短了弥散路径的长度，促进转运。现代膜肺用 $1 \sim 3m^2$ 的表面积即可达到适宜的气体交换。

2. 泵

血液流经 $ECCO_2R$ 回路通过以下两种方式达到。对于有一定动脉压的患者，可采用无泵回路，血借助高的动脉压从动脉通路引出，流经膜肺后再通过静脉通路回到体内，常称为动静脉 CO_2 清除（AV-CO_2R）。无泵系统对血液损伤小，但需要大口径动脉通路及合适的心排血量。

另一种方式是使用机械泵。早期设备使用的机械泵为滚轴或蠕动泵。尽管便宜且可靠，这类泵易损伤血液，如由于挤压及受热导致的溶血。当血流速度较低时血液损伤可能问题不大，如用于血液透析的泵。旋转泵的引入导致简单高效系统的出现。用于 $ECCO_2R$ 的旋转泵主要有两种，离心泵及对角线式血流泵。

离心泵采用径向旋转叶轮，形成抽吸涡流将血流引向泵的中心，并向外侧旋转，形成离心动能，转换为驱动压。

对角线式血流泵，其叶轮设计成径向和轴向的复合几何形结构。离心泵倾向于产生高压及低流速，而对角线式血流泵产生高流速兼高压。

叶轮连接驱动轴，需要轴承来支撑旋转运动。血液暴露于轴承促进血液凝固，导致凝血块的沉积，阻碍轴承运动。目前最先进的离心泵的叶轮完全悬浮于电磁场，不再需要驱动轴或轴承，减少产热，减轻血液损伤，降低机械故障率。

3. 血管通路

早期研究的引流及回流通路分别置于双侧大隐静脉。现通过经皮穿刺置于股静脉—股静脉或股静脉—颈静脉通路。为维持血流及减少血液损伤，使用肝素涂层的钢丝增强的导管通路。最近出现了一种高流量、金属丝增强的双腔导管。在超声引导下将它置于右侧颈内静脉，引血端口（位于导管尖端）向前置于下腔静脉近肝内静脉处。按此方向，回血端口正好在右心房水平，减少了再循环。新的 $ECCO_2R$ 仪使用类似于血液透析的双腔导管，血流速度也相似。

四、临床应用

（一）ARDS

因氧合障碍同时伴有 CO_2 清除能力下降，ARDS 患者伴有过度通气。ARDS 事实上也是一种微血管病，导致肺动脉压力升高，进而出现右侧心力衰竭。同时增加的肺泡无效腔与 ARDS 临床表现相关性强，是预后不佳的可靠指标。为达到允许的 CO_2 水平，患者常需要高分钟通气量机械通气，这意味着更高的呼吸机相关性肺损伤发生的风险。尽管潮气量从 12mL/kg 下降至 6mL/kg 可降低肺损伤的发生，但有研究发现 6mL/kg 的潮气量仍然会造成重度肺过度膨胀。超保护性肺通气策略可以减少呼吸机损伤的发生，但我们需要应用 $ECCO_2R$ 应对极低潮气量导致的 CO_2 上升。机体气体交换中，氧合与肺血流量成比例而 CO_2 清除与潮气量相关，此生理机制可应用于体外气体交换。因此，缺氧可通过提高交换血流量来改善（如 ECMO 中），而单纯高碳酸血症可以经较小血流量即可达到 CO_2 清除。低血流量即意味着更小的血管通路导管、更小的创伤。

$ECCO_2R$ 装置可看作是肾替代治疗回路的改良，以静脉—静脉旁路为特征，体外血流速度仅为 0.3 ~ 0.5L/min，血管通路口径较小或如肾滤过一样的双腔同轴导管，肝素抗凝药量小或无须抗凝，膜肺预充量小。

（二）急性加重期慢性阻塞性肺疾病（AECOPD）

COPD 的急性加重是其病情恶化及死亡的主要原因。AECOPD 表现为基础症状的突然改变。AECOPD 的严重度及发生的频度与原有 COPD 的轻重程度是相关的。一般轻到中度 AECOPD 通过药物及氧疗来治疗；严重及非常严重的 AECOPD 常伴有急性高碳酸血症性呼吸衰竭，需住院及呼吸支持治疗。

对于需要呼吸治疗的 AECOPD 患者行无创机械通气，最近研究其住院死亡率仍高达 25% ~ 39%。且须行有创通气的 AECOPD 患者与其他原因所致急性高碳酸血症性呼吸衰竭相比，延长脱机和脱机失败的风险明显增加。

尽管无创通气技术的持续改进，仍有 15% ~ 26% AECOPD 患者无创通气失败而须转为有创机械通气。无创通气失败需要有创通气患者的死亡率高于起始即行有创通气的患者。患者就诊时的 pH 对无创通气的预后很重要。而且，如果无创通气 2 小时后 pH < 7.25 则无创通气失败的可能性增加；另外很多研究，将 pH < 7.20 作为气管插管的指征。无创通气失败的主要指征为高碳酸血症、严重酸中毒、呼吸困难、呼吸频率及呼吸功的增加，即不能有效呼出 CO_2 的指征。

人体正常情况下，CO_2 的产生及排除精细地平衡着，通过呼吸潮气量及频率的改变来维持动态平衡。正常静息状态下 CO_2 的产生量约为 200mL/min。AECOPD 时，由于呼吸功的增加及代谢的增加，CO_2 的产量较静息状态增加 23%。另外，AECOPD 时由于肺泡无效腔及肺内分流的增加，导致通气/血流的不匹配加重。这样 AECOPD 出现混合性通气和低氧血症性呼吸衰竭。低氧血症通过氧疗来处理，但可导致通气性呼吸衰竭的加重。15% ~ 26% 的 AECOPD 患者需要呼吸支持，主要是协助增加 CO_2 的通气和排除。

对于无创通气支持失败的 AECOPD 患者，使用有创通气时需要高的呼吸频率通过受限的气道到达受损的肺组织，很易导致肺损伤及伴发的并发症。降低呼吸机潮气量或压力来预防上述并发症必然导致

CO_2 潴留及酸中毒，导致呼吸困难加重及呼吸功增加，常导致困难脱机。因此，严重 AECOPD 患者在无创通气支持及有创通气脱机过程中避免长时间的脱机或脱机失败，需要额外的 CO_2 清除。

1986 年开始有关于 $ECCO_2R$ 用于 AECOPD 的个案报道，直到 2009 年，才有关于 $ECCO_2R$ 用于 AECOPD 的研究发表，到 2016 年初尚无随机对照试验（RCT）来评价 $ECCO_2R$ 用于 AECOPD 的安全性和有效性。

第三章

呼吸系统急危重症

第一节　急性肺栓塞

一、概述

肺栓塞（PE）是以各种栓子阻塞肺动脉系统为其发病原因的一组疾病或临床综合征的总称，包括肺血栓栓塞症（PTE）、脂肪栓塞、羊水栓塞、空气栓塞、肿瘤栓塞及细菌栓塞等。

PTE为来自静脉系统或有心的血栓阻塞肺动脉或其分支所致的疾病，以肺循环障碍和呼吸功能障碍为其主要特征。PTE是最常见的PE类型，通常所称的PE即指PTE。PE所致病情的严重程度取决于栓子的大小和数量、多个栓子的递次栓塞间隔时间、是否同时存在其他心肺疾病、个体反应的差异及血栓溶解的快慢。肺动脉发生栓塞后，若其支配区的肺组织因血流受阻或中断而发生坏死，称为肺梗死（PI）。

引起PTE的血栓主要来源于深静脉血栓形成（DVT）。PTE常为DVT的并发症。PTE与DVT共属于静脉血栓栓塞症（VTE），为VTE的两种类别。

急性PE是指深静脉血栓等栓子突然脱落进入肺循环，造成肺动脉较广泛阻塞，可引起肺动脉高压，至一定程度可导致右心失代偿，右心扩大，出现急性肺源性心脏病。临床上常表现为呼吸困难、胸痛、咯血，严重者可以导致猝死。

PTE和DVT近数十年已经超过感染性疾病和肿瘤，成为全球性的重要医疗保健问题，其发病率较高，病死率也高。西方国家DVT和PTE的年发病率分别约为0.1%和0.05%。在美国，VTE的年新发病例数约为20万，其中1/3为PE，成为美国的第3位死亡原因，未经治疗的PTE的病死率为25%～30%。由于PTE发病和临床表现的隐匿性和复杂性，对PTE的漏诊率和误诊率普遍较高。近年来随着PE指南及各种专家共识发表和普及，PE不再是少见病，普遍受到临床医师尤其是骨外科、神经内科等科室医务人员的重视。随着国人出行增多，临床也出现了所谓的经济舱综合征和旅行者血栓形成等新型PE名称。

二、常见病因

任何可以导致静脉血液淤滞、静脉系统血管内皮损伤和血液高凝状态的因素都可以导致DVT，而DVT是急性PE的主要原因。DVT危险因素包括原发性和继发性两类。

1. 原发性危险因素

由遗传变异引起，可导致抗凝蛋白缺乏和凝血因子活性异常增强，包括抗凝血酶缺乏、先天性异常纤维蛋白原血症、血栓调节因子异常、高同型半胱氨酸血症、抗心磷脂抗体综合征、纤溶酶原激活物抑制因子过量、XII因子缺乏、V因子Leiden突变、纤溶酶原缺乏、纤溶酶原不良血症、蛋白S缺乏、蛋白C缺乏等，常以反复静脉血栓形成和PE为主要临床表现。

2. 继发性危险因素

继发性危险因素是指后天获得的易发生 DVT 和 PTE 的多种病理和病理生理改变,包括血小板异常、克罗恩病、脊髓损伤、充血性心力衰竭、外科手术后、急性心肌梗死、恶性肿瘤、肿瘤静脉内化疗、肥胖、脑卒中、因各种原因的制动/长期卧床、肾病综合征、长途航空或乘车旅行、中心静脉插管、口服避孕药、慢性静脉功能不全、真性红细胞增多症、吸烟、高龄、巨球蛋白血症、妊娠/产褥期、植入人工假体、静脉注射毒品等。

三、发病机制

各种栓塞物如静脉血栓等,通过血液循环进入肺循环,阻塞肺动脉主干或其分支,产生机械梗阻,并通过神经体液因素产生一系列继发病理生理学变化。

1. 血流动力学异常

①栓子阻塞肺动脉及其分支达一定程度后,通过机械阻塞作用,加之神经体液因素和低氧所引起的肺动脉收缩,导致肺循环阻力增加、肺动脉高压。②右心室后负荷增高和右心室壁张力增高引起急性肺源性心脏病、右心室扩大,可出现右心功能不全、回心血量减少、静脉系统淤血。③右心扩大致室间隔左移,使左心室功能受损,导致心排出量下降。④外周 DVT 后脱落,随静脉血流移行至肺动脉内,形成肺动脉内血栓栓塞,体循环低血压或休克。⑤主动脉内低血压和右心房压升高,使冠状动脉灌注压下降、心肌血流减少,特别是右心室内膜下心肌处于低灌注状态,加之 PTE 时心肌耗氧增加,可致心肌缺血,诱发心绞痛。

若急性 PTE 后肺动脉内血栓未完全溶解或反复发生 PTE,则可能形成慢性血栓栓塞性肺动脉高压,继而出现慢性肺源性心脏病、右心代偿性肥厚和右心衰竭。

2. 呼吸功能异常

①栓塞部位的肺血流减少,肺泡无效腔量增大。②肺内血流重新分布,通气/血流比例失调。③右心房压升高,可引起功能性闭合的卵圆孔开放,产生心内右向左分流。④神经体液因素可引起支气管痉挛。⑤栓塞部位肺泡表面活性物质分泌减少。⑥毛细血管通透性增高,间质和肺泡内液体增多或出血。⑦肺泡萎陷,呼吸面积减小。⑧肺顺应性下降,肺体积缩小,可出现肺不张,如累及胸膜,则可出现胸腔积液。以上因素导致呼吸功能不全,出现低氧血症、代偿性过度通气(低碳酸血症)或相对性低肺泡通气。

3. 肺梗死

当肺动脉阻塞时,被阻塞远端肺动脉压力降低,富含氧的肺静脉血可逆行滋养肺组织,同时由于肺组织接受肺动脉、支气管动脉和肺泡内气体弥散等多重氧供,故 PTE 时较少出现肺梗死。如存在基础心肺疾病或病情严重,影响到肺组织的多重氧供,则可能导致肺梗死。

四、临床特征

急性 PE 临床表现多种多样,临床表现主要取决于栓子的大小、数量、栓塞的部位及患者是否存在心、肺等器官的基础疾病。较小栓子可能无任何临床症状,较大栓子可引起呼吸困难、发绀、昏厥、猝死等。有时昏厥可能是急性 PE 的唯一或首发症状,不同病例常有不同的症状组合,但均缺乏特异性。各病例所表现症状的严重程度亦有很大差别,可以从无症状到血流动力学不稳定,甚至发生猝死。PE 三联征(胸痛、呼吸困难、咯血)临床发生率仅 20%~30%,过分强调这些症状容易引起漏诊和误诊。

1. 症状

(1)呼吸困难:呼吸困难是最常见的症状,尤以活动后明显,80%~90% 的患者可以有不同程度的胸闷、气短。

(2)胸痛:胸膜炎性胸痛,占 40%~70%;心绞痛样疼痛,占 4%~12%。部分患者可以没有胸痛表现。

（3）咯血：常为小量咯血，大咯血少见。

（4）昏厥：可为 PTE 的唯一或首发症状，11%～20% 的患者可有昏厥。

（5）其他：烦躁不安、惊恐甚至濒死感（55%）；咳嗽（20%～37%）；心悸（10%～18%）。

2. 体征

①呼吸急促，呼吸频率 > 20 次/分，是最常见的体征。②心动过速，血压变化，严重时可出现血压下降甚至休克。③发绀。④发热，多为低热，少数患者可有中度以上的发热。⑤颈静脉充盈或搏动。⑥肺部可闻及哮鸣音（5%）和/或细湿啰音（18%～51%），偶可闻及血管杂音。⑦出现胸腔积液时可有相应体征。⑧肺动脉瓣区第二音亢进或分裂，$P_2 > A_2$，三尖瓣区可闻及收缩期杂音。

3. 深静脉血栓的症状与体征

当注意 PTE 的相关症状和体征，并考虑 PTE 诊断时，要注意是否存在 DVT，特别是下肢 DVT。下肢 DVT 主要表现为患肢肿胀、周径增粗、疼痛或压痛、浅静脉扩张、皮肤色素沉着、行走后患肢易疲劳或肿胀加重，约半数或以上的下肢深静脉血栓患者无自觉临床症状和明显体征，应测量双侧下肢的周径来评价其差别。大、小腿周径的测量点分别为髌骨上缘以上 15cm 处，髌骨下缘以下 10cm 处，双侧相差 > 1cm 即考虑有临床意义。

五、辅助检查

1. 动脉血气分析

动脉血气分析是诊断急性 PE 的初筛指标，常表现为低氧血症、低碳酸血症、肺泡—动脉血氧分压差 $[P(A-a)O_2]$ 增大。部分患者的结果可以正常，部分患者由于过度通气可能出现呼吸性碱中毒。

2. 心电图

大多数病例表现有非特异性的心电图异常，较为多见的表现包括 $V_1～V_4$ 的 T 波改变和 ST 段异常；部分病例可出现 $S_1Q_{III}T_{III}$ 征，即 I 导 S 波加深，III 导出现 Q 波及 T 波倒置；其他心电图改变包括完全或不完全右束支传导阻滞、肺型 P 波、电轴右偏或顺时针转位等。心电图改变多在发病后即刻开始出现，以后随病程的发展演变而呈动态变化。观察到心电图的动态改变较之静态异常对于提示 PTE 具有更大意义。

3. 胸部 X 线检查

急性 PE 患者胸部 X 线检查多有异常表现，但缺乏特异性。可表现为：①区域性肺血管纹理变细、稀疏或消失，肺野透亮度增加。②肺野局部浸润性阴影。③尖端指向肺门的楔形阴影。④肺不张或膨胀不全。⑤右下肺动脉干增宽或伴截断征。⑥肺动脉段膨隆及右心室扩大征。⑦患侧横膈抬高。⑧少量至中量胸腔积液征等。仅凭 X 线胸片不能确诊或排除 PTE，但在提供疑似 PTE 线索和除外其他疾病方面，X 线胸片具有重要作用。

4. 超声心动图

超声心动图在提示诊断和除外其他心血管疾患方面有重要价值。对于严重的 PTE 病例，超声心动图检查可以发现：①右室壁局部运动幅度降低。②右心室和/或右心房扩大。③室间隔左移和运动异常。④近端肺动脉扩张。⑤三尖瓣反流速度增快。⑥下腔静脉扩张，吸气时不萎陷。这些征象说明肺动脉高压、右室高负荷和肺源性心脏病，提示或高度怀疑 PTE，但尚不能作为 PTE 的确定诊断标准。超声心动图为划分次大面积 PTE 的依据。检查时应同时注意右心室壁的厚度，如果增厚，提示慢性肺源性心脏病，对于明确该病例存在慢性栓塞过程有重要意义。若在右房或右室发现血栓，同时患者临床表现符合 PTE，可以做出诊断，超声检查偶可因发现肺动脉近端的血栓而确定诊断。

5. 血浆 D-二聚体

D-二聚体是交联纤维蛋白在纤溶系统作用下产生的可溶性降解产物，为一个特异性的纤溶过程标记物。在血栓栓塞时，因血栓纤维蛋白溶解致其血中浓度升高。D-二聚体对急性 PTE 诊断的敏感性达 92%～100%，但其特异性较低，仅为 40%～43%。手术、肿瘤、炎症、感染、组织坏死等情况均可使 D-二聚体升高。在临床应用中 D-二聚体对急性 PTE 有较大的排除诊断价值，若其含量低于 500μg/L，可基本除外急性 PTE，酶联免疫吸附法（ELISA）是较为可靠的检测方法，建议采用。

6. 核素肺通气/灌注扫描

肺通气/灌注扫描检查是 PTE 重要的诊断方法。典型征象是：呈肺段分布的肺灌注缺损，并与通气显像不匹配。但是由于许多疾病可以同时影响患者的肺通气和血流状况，致使通气/灌注扫描在结果判定上较为复杂，需密切结合临床进行判读。一般可将扫描结果分为三类。

（1）高度可能：其征象为至少一个叶、段的局部灌注缺损，而该部位通气良好或 X 线胸片无异常。

（2）正常或接近正常。

（3）非诊断性异常：其征象介于高度可能与正常之间。

7. CT 肺动脉造影（CTPA）

CTPA 能够发现段以上肺动脉内的栓子，是 PTE 的确诊手段之一。PTE 的直接征象：肺动脉内的低密度充盈缺损，部分或完全包围在不透光的血流之间（轨道征）或者呈完全充盈缺损，远端血管不显影（敏感性为 53%～89%，特异性为 78%～100%）。间接征象包括：肺野楔形密度增高影，条带状的高密度区或盘状肺不张，中心肺动脉扩张及远端血管分支减少或消失等。CT 扫描可以同时显示肺及肺外的其他胸部疾患，对亚段 PTE 的诊断价值有限。电子束 CT 扫描速度更快，可在很大程度上避免因心跳和呼吸的影响而产生的伪影。

8. 核磁共振成像（MRI）

MRI 对段以上肺动脉内栓子诊断的敏感性和特异性均较高，避免了注射碘造影剂的缺点，与肺血管造影相比，患者更易于接受。适用于碘造影剂过敏的患者。MRI 具有潜在的识别新旧血栓的能力，有可能为将来确定溶栓方案提供依据。

9. 肺动脉造影

为诊断 PTE 的经典与参比方法。直接征象有：肺动脉内造影剂充盈缺损，伴或不伴轨道征的血流阻断。间接征象有：肺动脉造影剂流动缓慢，局部低灌注，静脉回流延迟等。肺动脉造影是一种有创性检查技术，有发生致命性或严重并发症的可能性，故应严格掌握其适应证，CTPA 广泛应用以来肺动脉造影已经很少。

10. 下肢深静脉检查

由于 PTE 和 DVT 关系密切，且下肢静脉超声操作简便易行，因此下肢静脉超声在急性 PE 诊断中的价值应引起临床医师重视，对怀疑 PE 的患者应检测有无下肢 DVT。除常规下肢静脉多普勒超声检查外，对可疑患者推荐行加压静脉多普勒超声成像诊断下肢 DVT，静脉不能被压陷或静脉腔内无多普勒超声信号是 DVT 特征性超声征象。

六、诊断思路

PTE 的临床表现多样，具有胸痛、咯血、呼吸困难三联征者仅约 20%。早期准确诊断 PTE 的关键是对有疑似表现、特别是高危人群中出现疑似表现者及时安排相应检查。诊断程序一般包括疑诊、确诊、求因 3 个步骤，同时注意与相关疾病鉴别诊断。

（一）诊断

存在危险因素的患者出现不明原因的呼吸困难、胸痛、晕厥、休克或伴有单侧或双侧不对称性下肢肿胀、疼痛等，应进行血 D-二聚体、血气分析、心电图、胸部 X 线检查、超声心动图及下肢深静脉血管超声检查。疑诊病例可安排 CT 肺动脉造影（CTPA）、核素肺通气—血流灌注扫描、磁共振扫描或磁共振肺动脉造影（MRPA）进一步检查以明确 PTE 的诊断（确诊）。经典的肺动脉造影临床应用日渐减少，需注意严格掌握适应证。对某一病例只要疑诊 PTE，无论其是否有 DVT 症状，均应进行体检，并行静脉超声、放射性核素或 X 线静脉造影、CT 静脉造影（CTV）、MRI 静脉造影（MRV）、肢体阻抗容积图（IPG）等检查，以帮助明确是否存在 DVT 及栓子的来源。

（二）临床分型

1. 大面积 PTE

临床上以休克和低血压为主要表现，即体循环动脉收缩压 < 90mmHg 或较基础值下降幅度 ≥ 40mmHg，持续 15 分钟以上。须排除新发生的心律失常、低血容量或感染中毒症所致的血压下降。

2. 非大面积 PTE

不符合以上大面积 PTE 的标准，即未出现休克和低血压的 PTE。非大面积 PTE 中一部分病例临床出现右心功能不全或超声心动图表现有右心室运动功能减弱（有心室前壁运动幅度 < 5mm），归为次大面积 PTE 亚型。

（三）鉴别诊断

1. 冠状动脉粥样硬化性心脏病（冠心病）

一部分 PTE 患者因血流动力学变化，可出现冠状动脉供血不足、心肌缺氧，表现为胸闷、心绞痛样胸痛，心电图检查有心肌缺血样改变，易误诊为冠心病所致心绞痛或心肌梗死。冠心病有其自身发病特点，冠脉造影可见冠状动脉粥样硬化、管腔阻塞证据，心肌梗死时心电图和心肌酶水平有相应的特征性动态变化。而急性 PE 患者心电图典型改变为 $S_I Q_{III} T_{III}$ 征，很少出现动态演变。

2. 主动脉夹层

PTE 可表现胸痛，部分患者可出现休克，需与主动脉夹层相鉴别。后者多有高血压，疼痛较剧烈。胸片常显示纵隔增宽，心血管超声和胸部 CT 造影检查可见主动脉夹层征象。

3. 其他原因所致的胸腔积液

PTE 患者可出现胸膜炎样胸痛，并发胸腔积液，需与结核、肺炎、肿瘤、心功能衰竭等其他原因所致的胸腔积液相鉴别。其他疾病有其各自临床特点，胸腔积液检查常有助于做出鉴别。

4. 其他原因所致的晕厥

PTE 所致晕厥时，需与迷走反射性晕厥、脑血管性晕厥及心律失常等其他原因所致的晕厥相鉴别。

5. 其他原因所致的休克

PTE 所致的休克，需与心源性休克、低血容量性休克、过敏性休克、血容量重新分布性休克等相鉴别。此外尚需与肺血管炎、原发性肺动脉肿瘤、先天性肺动脉发育异常等少见疾病鉴别。

七、救治方法

早诊断，早治疗。根据危险度分层决定不同治疗策略和治疗手段。急性 PE 危险度分层见表 3-1。

表 3-1　急性肺栓塞危险度分层

APTE 死亡危险	休克或低血压	心肌损伤	右心功能不全	推荐治疗
高危（>15%）	+	+	+	溶栓或肺动脉血栓摘除术
	−	+	+	
中危（3%~15%）	−	−	+	住院加强治疗
	−	+	−	
低危（<3%）	−	−	−	早期出院或门诊治疗

1. 一般治疗

①对高度疑诊或确诊 PTE 的患者，应该严密监测患者神志、呼吸、心率、血压、血氧饱和度、静脉压、心电图及血气的变化。②绝对卧床，保持大便通畅，避免用力。③可适当使用镇静、止痛、镇咳等相应的对症治疗。④低氧血症可采用经鼻导管或面罩吸氧纠正。⑤对于出现右心功能不全，但血压正常者，可使用多巴酚丁胺和多巴胺。⑥若出现血压下降，可增大剂量或使用其他血管加压药物，如去甲肾上腺素等。⑦对于液体负荷疗法须持审慎态度，一般所给负荷量限于 500~1 000mL。⑧出现呼吸衰竭者可以行无创或者有创机械通气治疗。

2. 溶栓治疗

适应证为大面积 PTE 病例。对于次大面积 PTE，若无禁忌证可考虑溶栓，但存在争议。溶栓治疗时间窗一般定为 14 天以内。

溶栓治疗主要是通过溶栓药物促进纤溶酶原转化为纤溶酶，以降解血栓中的纤维蛋白原，从而溶解肺动脉内血栓，使肺动脉再通。其主要并发症为出血，最严重的是颅内出血，发生率 1% ~ 2%，近半数死亡。用药前应充分评估出血的危险性，必要时应配血，做好输血准备。溶栓前应留置外周静脉套管针，以方便溶栓中取血监测，避免反复穿刺血管。

溶栓治疗的绝对禁忌证有活动性内出血、近期自发性颅内出血。相对禁忌证有：①10 天内的胃肠道出血。②2 周内的大手术、分娩、器官活检或不能以压迫止血部位的血管穿刺。③15 天内的严重创伤。④1 个月内的神经外科或眼科手术。⑤2 个月内的缺血性脑卒中。⑥难于控制的重度高血压（收缩压 >180mmHg，舒张压 >110mmHg）。⑦近期曾行心肺复苏。⑧血小板计数 <100 × 10^9/L。⑨妊娠。⑩细菌性心内膜炎。⑪严重肝、肾功能不全。⑫糖尿病出血性视网膜病变等。对于致命性大面积 PTE，上述绝对禁忌证应被视为相对禁忌证。

常用的溶栓药物有尿激酶（UK）、链激酶（SK）和重组组织型纤溶酶原激活剂（rt-PA）。溶栓方案与剂量：①2 小时溶栓方案。尿激酶按 20 000IU/kg 剂量，持续静脉滴注 2 小时。②链激酶，负荷量 250 000IU，静脉注射 30 分钟，随后以 100 000IU/h 持续静脉滴注 24 小时。链激酶具有抗原性，故用药前需肌内注射苯海拉明或地塞米松，以防止过敏反应。链激酶 6 个月内不宜再次使用。③rt-PA，50 ~ 100mg 持续静脉滴注 2 小时。

溶栓治疗结束后，应每 2 ~ 4 小时测定一次凝血因子时间（PT）或活化部分凝血活酶时间（APTT），当其水平降至正常值的 2 倍时，即应开始规范的肝素抗凝治疗。

3. 抗凝治疗

临床疑诊 PTE 时，即可使用肝素或低分子肝素进行有效的抗凝治疗。抗凝的禁忌证：活动性出血、凝血功能障碍、未予控制的严重高血压等。对于确诊的 PTE 病例，大部分禁忌证属相对禁忌证。

（1）普通肝素：予 3 000 ~ 5 000IU 或按 80IU/kg 静脉注射，继之以 18IU/（kg·h）持续静脉滴注。在开始治疗后的最初 24 小时内每 4 ~ 6 小时测定 APTT 一次，根据 APTT 调整剂量，尽快使 APTT 达到并维持于正常值的 1.5 ~ 2.5 倍。达稳定治疗水平后，改每天测定 APTT 一次。肝素亦可用皮下注射方式给药。一般先予静脉注射负荷量 3 000 ~ 5 000IU，然后按 250IU/kg 剂量每 12 小时皮下注射一次。调节注射剂量，使注射后 6 ~ 8 小时的 APTT 达到治疗水平。根据 APTT 调整普通肝素剂量，剂量一览表见表 3-2。

因肝素可能会引起肝素诱导的血小板减少症（HIT），在使用肝素的第 3 ~ 5 天必须复查血小板计数。若较长时间使用肝素，尚应在第 7 ~ 10 天和 14 天复查。若出现血小板迅速或持续降低达 30% 以上或血小板计数 <100 × 10^{12}/L 应停用肝素。

表 3-2 根据 APTT 调整普通肝素剂量一览表

APTT	普通肝素调整剂量
<35 秒（<1.2 倍正常对照值）	静脉注射 80IU/kg，然后静脉滴注剂量增加 4IU/（kg·h）
35 ~ 45 秒（1.2 ~ 1.5 倍正常对照值）	静脉注射 40IU/kg，然后静脉滴注剂量增加 2IU/（kg·h）
46 ~ 70 秒（1.5 ~ 2.3 倍正常对照值）	无须调整剂量
71 ~ 90 秒（2.3 ~ 3.0 倍正常对照值）	静脉滴注剂量减少 2IU/（kg·h）
>90 秒（>3 倍正常对照值）	停药 1 小时，然后静脉滴注剂量减少 3IU/（kg·h）

（2）低分子肝素：根据体重给药，建议每次 100IU/kg，皮下注射每日 1 ~ 2 次。使用该药的优点是无须监测 APTT，但对肾功能不全的患者需谨慎使用低分子量肝素，并应根据抗 Xa 因子活性来调整剂量。对于有严重肾功能不全的患者在初始抗凝时，使用普通肝素是更好的选择（肌酐清除率 <30mL/min），因为普通肝素不经肾脏代谢。对于有严重出血倾向的患者，也应使用普通肝素进行初始抗凝，因为其抗

凝作用可被很快逆转。此外对过度肥胖患者或孕妇应监测血浆抗Ⅹa因子活性，并据以调整剂量。而对于其他 APTE 患者，都可使用皮下注射低分子量肝素进行抗凝。低分子量肝素的分子量较小，HIT 发生率较普通肝素低，可在疗程大于 7 天时每隔 2~3 天检查血小板计数。

（3）华法林：在肝素开始应用后的第 1~3 天加用口服抗凝剂华法林，初始剂量为 3.0~5.0mg/d，由于华法林需要数天才能发挥全部作用，因此与肝素重叠应用至少需 4~5 天，当连续两天测定的国际标准化比率（INR）达到 2.5（2.0~3.0）时或 PT 延长至正常值的 1.5~2.5 倍时，方可停止使用肝素，单独口服华法林治疗，华法林的剂量应根据 INR 或 PT 调节。

抗凝治疗的持续时间因人而异。一般口服华法林的疗程至少为 3~6 个月。部分病例的危险因素短期可以消除，例如服雌激素或临时制动，疗程可能为 3 个月即可；对于栓子来源不明的首发病例，需至少给予 6 个月的抗凝；对复发性 VTE、并发肺心病或危险因素长期存在者，抗凝治疗的时间应更为延长，达 12 个月或以上，甚至终生抗凝。

妊娠的前 3 个月和最后 6 周禁用华法林，可用肝素或低分子肝素治疗。产后和哺乳期妇女可以服用华法林，育龄妇女服用华法林者需注意避孕。

华法林的主要并发症是出血。华法林所致出血可以用 K 族维生素拮抗。华法林有可能引起血管性紫癜，导致皮肤坏死，多发生于治疗的前几周。

（4）新型抗凝药物：选择性Ⅹa因子抑制剂磺达肝癸钠起效快，不经肝脏代谢，不与非特异蛋白结合，生物利用度高达 100%，而且因药物半衰期为 15~20 小时，药代动力学稳定，可根据体重固定剂量每天皮下注射 1 次，无须监测凝血指标，但对肾功能不全患者应减量或慎用。使用剂量为 5mg（体重＜50kg）、7.5mg（体重 50~100kg）或 10mg（体重＞100kg）。此外，直接凝血酶抑制剂阿加曲班、直接Ⅹa因子抑制剂利伐沙班等均可应用。

4. 肺动脉血栓摘除术

本手术风险大，死亡率高，需要较高的技术条件，仅适用于经积极的内科治疗无效的紧急情况，如致命性肺动脉主干或主要分支堵塞的大面积 PTE 或有溶栓禁忌证者。

5. 肺动脉导管碎解和抽吸血栓

用导管碎解和抽吸肺动脉内巨大血栓，同时还可进行局部小剂量溶栓。适应证为肺动脉主干或主要分支的大面积 PTE，并存在以下情况者：溶栓和抗凝治疗禁忌；经溶栓或积极的内科治疗无效；缺乏手术条件。

6. 腔静脉滤器放置

为防止下肢深静脉大块血栓再次脱落阻塞肺动脉，可考虑放置下腔静脉滤器。对于上肢 DVT 病例，还可应用上腔静脉滤器。置入滤器后如无禁忌证，应长期口服华法林抗凝，定期复查有无滤器上血栓形成。

第二节　急性肺水肿

一、概述

急性肺水肿是由不同病因引起肺组织血管外液体异常增多，液体由间质进入肺泡，甚至出现呼吸道泡沫状分泌物的病理状态。临床表现为突然出现严重的呼吸困难，端坐呼吸伴咳嗽，常咳出粉红色泡沫样痰，患者烦躁不安，口唇发绀，大汗淋漓，心率增快，两肺满布湿啰音及哮鸣音，严重者可引起晕厥及心脏骤停。

根据临床病因分类可将急性肺水肿分为心源性肺水肿和非心源性肺水肿。根据水肿发展的过程又可分为肺间质性肺水肿和肺泡性肺水肿。第一阶段是肺间质水肿：肺血管外液体增加，最初积聚于肺泡毛细血管膜的间隙中，然后流向肺泡管以上疏松的肺间质间隙，包括肺小血管、小气道周围及肺小叶间隙，此阶段称为"间质性肺水肿"；第二阶段是肺泡水肿：若间质内积液过多，张力增高，则可将毛细血管内皮和肺泡上皮从基底膜剥离开来，导致更多的液体渗出，并使液体进入肺泡内，形成肺泡性肺水肿。

由于急性心源性肺水肿和非心源性肺水肿的产生原因和发病机制不同，所以处理原则也不一样。肺水肿如果抢救不力，病情可迅速恶化，甚至死亡；若发现及时，抢救治疗及时有效，则预后良好。以下主要讨论急性心源性肺水肿。

二、常见病因

1. 诱发因素

有基础心脏病的患者，急性心源性肺水肿的发生常常由一些增加心脏负荷的因素所诱发。如急性感染、用力大便、情绪激动、过度劳累、急性心律失常、静脉输血、输液过多过快、水电解质紊乱等。

2. 常见病因

（1）心肌急性弥漫性损害导致心肌收缩力减弱：如急性广泛性心肌梗死、急性心肌炎等。

（2）急性机械性阻塞致心脏压力负荷过重及排血受阻：如严重高血压、主动脉瓣狭窄或二尖瓣狭窄等。

（3）急性心脏容量负荷过重：如急性心肌梗死或感染性心内膜炎、心脏外伤等引起心瓣膜损害、腱索断裂、乳头肌功能不全、室间隔穿孔等，此外静脉输血、输液过多过快时也可导致急性肺水肿发生。

（4）急性心室舒张受限：如急性大量心包积液所致的急性心脏压塞导致心排血量减小和体循环淤血等。

（5）组织代谢增加和循环加速：如甲状腺功能亢进、严重贫血等。

三、发病机制

正常情况下，心腔两侧的排血量相当恒定。若右心排血量一时性超过左心室时，其所增加的血量滞留在肺血管内，使肺扩张压力、肺静脉压和左心房充盈压均呈一时性增高，直至左心排血量作出相应的调节，使两侧心腔的排血量又处于平衡状态。如果左心的调节能力不能做出相应的反应，势必导致肺毛细血管静水压增高。当心肌严重受损和/或左心负荷过重，若左室舒张末压 >12mmHg，毛细血管平均压 >35mmHg，肺静脉平均压 >30mmHg 时，而引起心排血量降低和肺淤血，肺毛细血管静水压超过血管内胶体渗透压及肺间质静水压，过多的液体从肺泡毛细血管进入肺间质甚至肺泡内，从而产生急性心源性肺水肿。

四、临床特征

1. 先兆症状

恐惧、面色苍白、心动过速、血压升高、出冷汗。

2. 间质性肺水肿

呼吸急促、端坐呼吸、咳嗽、胸闷、颈静脉怒张、喘鸣。听诊双肺可闻及干啰音或少量湿啰音。

3. 肺泡性肺水肿

更严重的呼吸困难，口唇、甲床发绀，咳出大量的粉红色泡沫痰；听诊双肺满布大、小水泡音及哮鸣音，心尖区可闻及奔马律、收缩期杂音；心界向左下扩大，可有心律失常和交替脉。晚期出现休克、神志模糊。

五、辅助检查

1. X 线胸片

（1）肺水肿早期：X 线胸片主要特点是肺上部，特别是肺尖部血管扩张和淤血，有显著的肺纹理增加。

（2）间质性肺水肿：主要特点表现在 X 线片上肺血管、支气管、淋巴管的肺纹理增多、增粗和边缘模糊不清，可见到 Kerley 线，据其发病过程和程度不同又分成 A、B、C 线。A 线多见于肺上、中部，是参差不齐走向肺门的不分叉约长 4cm 的线性阴影。B 线为短而轮廓清晰、水平走向的线状阴影，多见于肺下部的肋膈角。C 线为细而交错的线状阴影，可见于肺野的任何部位，但最常见于肺中央与基底部。A、C 线常见于急性发作的病例，而 B 线则常见于发病慢的病例。因间质内积液，故肺野密度普遍增高。

（3）肺泡性肺水肿：主要是肺泡状增密阴影，相互融合呈不规则片状模糊影，弥漫分布或局限于一侧或一叶或见于肺门两侧，由内向外逐渐变淡，形成所谓"蝴蝶状"典型表现。

2. 动脉血气分析

（1）肺间质水肿：$PaCO_2$ 下降，pH 增高，表现为呼吸性碱中毒。

（2）肺泡性肺水肿：$PaCO_2$ 升高和/或 PaO_2 下降，pH 下降，表现为低氧血症和呼吸性酸中毒。

3. 心电图

窦性心动过速或各种心律失常，心肌损害，左房、左室肥大等。

4. 心力衰竭标志物

B 型利钠肽（BNP）及其 N 末端 B 型利钠肽原（NT-proBNP），其临床意义如下：

（1）心力衰竭的诊断和鉴别诊断：如 BNP < 100ng/L 或 NT-proBNP < 400ng/L，心力衰竭可能性很小，其阴性预测值为 90%；如 BNP > 400ng/L 或 NT-proBNP > 1 500ng/L，心力衰竭可能性很大，其阳性预测值为 90%。如 BNP/NT-proBNP 水平正常或偏低，几乎可以除外急性心力衰竭的可能性。

（2）心力衰竭的危险分层：有心力衰竭临床表现，BNP/NT-proBNP 水平显著增高者，属高危人群。

（3）评估心力衰竭的预后：临床过程中这一标志物持续走高，提示预后不良。

5. 血流动力学监测

漂浮导管主要表现为左室舒张末压和肺毛细血管楔压（PCWP）增高，PCWP≥18mmHg。当 PCWP 在 18～20mmHg 时为轻度肺淤血；当 PCWP 在 20～25mmHg 时为中度肺淤血；当 PCWP 在 26～30mmHg 时为严重肺淤血；当 PCWP 超过 30mmHg 时出现肺水肿。

6. 超声心动图

左室射血分数降低，左室舒张末容积升高，室壁运动减弱等。

六、诊断思路

（一）急性心源性肺水肿的诊断

1. 病史

有引起急性心源性肺水肿的病因。

2. 症状和体征

①发病急骤，突然出现严重呼吸困难，频繁咳嗽，咳粉红色泡沫样痰，伴烦躁不安、口唇青紫、大汗淋漓。②双肺布满湿性啰音，伴有哮鸣音。③心率增快，有奔马律、交替脉。

3. 辅助检查

①胸片提示肺间质水肿，肺门阴影呈蝴蝶状。②BNP/NT-proBNP 升高明显。③心脏超声提示收缩或舒张功能不全。④血流动力学提示左室舒张末压增高等。

（二）鉴别诊断

1. 急性心源性肺水肿与非心源性肺水肿的鉴别

非心源性与心源性肺水肿的鉴别见表 3-3。

表3-3　非心源性与心源性肺水肿的鉴别

鉴别项目	非心源性水肿	心源性肺水肿
病史	起病初期极少有心脏病发作 常有其他基础疾病	急性心脏病发作
体征	常平卧，并不要求坐起	半卧位，或端坐呼吸
	往往呈高流量状态（肢体末端温暖）	往往呈低流量状态（肢体末端冰冷）
	无奔马律	有舒张早期奔马律
	无颈静脉怒张	有颈静脉怒张
	肺部有干性啰音	肺部有湿性啰音，心脏扩大
心电图	往往正常	可有心肌缺血、心肌梗死或心肌肥大改变
X线	肺水肿呈肺周边分布	肺水肿呈肺门周围分布
心肌酶学改变	往往正常	可有心肌受损的酶学改变
PCWP	<18mmHg	>18mmHg
BNP	<100pg/mL	>100pg/mL

2. 急性呼吸窘迫综合征（ARDS）

有严重创伤、休克、感染等病史，表现为突发性、进行性呼吸窘迫，发绀，常伴有烦躁、焦虑表情、出汗等，其呼吸的窘迫特点不能用通常的氧疗法使之改善。早期体征可无异常或仅闻及双肺干啰音、哮鸣音，后期可闻及水泡音或管状呼吸音。胸片早期无异常，晚期可有大片浸润阴影，大片阴影中可见支气管充气征。

七、救治方法

1. 监测

①无创监测：床边监护仪持续监测心率、呼吸频率、血压、心电图和血氧饱和度等。②血流动力学监测：适用于血流动力学状态不稳定、病情严重且效果不理想的患者，如床边漂浮导管、有创动脉压力监测等。

2. 纠正缺氧

缺氧使毛细血管通透性增加引起肺水肿，而肺水肿形成后更加重了肺毛细血管缺氧，形成恶性循环，故纠正缺氧是治疗肺水肿的首要措施。可将氧气先通过70%酒精湿化后吸入，也可用1%硅酮溶液代替酒精，降低泡沫的表面张力减少泡沫破裂，改善肺通气功能。轻度缺氧患者可用鼻导管或面罩给氧，每分钟6~8L；重度低氧血症患者，采用无创或气管插管呼吸机辅助通气治疗，同时保证呼吸道通畅。

3. 改善静脉回流

患者应取半卧位或坐位，两腿下垂，以减少静脉回流，减轻心脏负荷，缓解呼吸困难。也可用止血带轮流缚扎四肢（1次/15分钟），减轻肺水肿，有效地减少静脉回心血量，待症状缓解后逐步解除止血带，但此法禁用于休克及贫血患者。

4. 治疗原发病

消除诱因，如高血压采取降压措施；选择有效抗生素控制感染；积极治疗各种影响血流动力学的快速性或缓慢性心律失常；应用硝酸酯类药物改善心肌缺血；糖尿病伴血糖升高者应有效控制血糖水平，又要防止出现低血糖；对血红蛋白低于70g/L的贫血患者，可输注浓缩红细胞悬液。

5. 急性心源性肺水肿的药物治疗

（1）正性肌力药物：应用适当的正性肌力药物使左心室能在较低的充盈压下维持或增加心排血量，表现为剂量相关性的心肌收缩力增强，同时可以降低房颤时的心率，延长舒张期充盈时间，使肺毛细血管平均压下降。此类药物适用于低心排血量综合征。对伴有症状性低血压或心排血量降低伴有循环淤血的患者，可缓解组织低灌注所致的症状，保证重要脏器的血供。血压较低、对血管扩张药物及利尿剂不耐受或反应不佳的患者尤其有效。

药物种类和用法如下：①洋地黄类，此类药物能轻度增加心排血量和降低左心室充盈压；对急性心源性肺水肿患者的治疗有一定帮助。一般应用毛花苷 C 0.2~0.4mg 缓慢静脉注射，2~4 小时后可以再用 0.2mg，伴快速心室率的房颤患者可酌情适当增加剂量。②多巴胺，250~500μg/min 静脉滴注。剂量个体差异较大，一般从小剂量开始，逐渐增加剂量，短期应用。③多巴酚丁胺，该药短期应用可以缓解症状，但并无临床证据表明对降低病死率有益。用法：100~250μg/min 静脉滴注。使用时注意监测血压，常见不良反应有心律失常、心动过速，偶尔可因加重心肌缺血而出现胸痛。正在应用 β-受体阻滞剂的患者不推荐应用多巴酚丁胺和多巴胺。④磷酸二酯酶抑制剂（米力农）首剂 25~50μg/kg 静脉注射（5~10 分钟缓慢静脉注射），继以 0.25~0.50μg/（kg·min）静脉滴注。此类药物可使心肌细胞内 cAMP 水平和 Ca^{2+} 增加，可使血管平滑肌细胞内 Ca^{2+} 减少，所以既可以增加心肌收缩力，同时还可以扩张动、静脉。常见不良反应有低血压和心律失常。剧烈咳嗽或伴胸痛时可予可待因 15~30mg 口服。烦躁不安、谵妄者可服安定 5mg 或水合氯醛 1~1.5mg，不应用抑制呼吸的镇静剂。

（2）血管扩张剂：急性心源性肺水肿患者应用血管扩张药，可降低外周血管阻力和主动脉阻抗，提高左心室排血的效应，减低左心室充盈压，从而降低心脏前后负荷。收缩压 >110mmHg 的急性心源性肺水肿患者通常可以安全使用；收缩压在 90~110mmHg 的患者应谨慎使用；收缩压 <90mmHg 的患者禁忌使用。此类药在缓解肺淤血和肺水肿的同时不会影响心排血量，也不会增加心肌耗氧量。下列情况禁用血管扩张药物：①收缩压 <90mmHg 或持续低血压并伴症状，尤其有肾功能不全的患者，以避免重要脏器灌注减少。②严重阻塞性心瓣膜疾病患者，例如主动脉瓣狭窄，有可能出现显著的低血压。二尖瓣狭窄患者也不宜应用，有可能造成心排血量明显降低。③梗阻性肥厚型心肌病。常用药物种类和用法如下：①硝酸酯类药物，此类药在减少每搏心排血量和不增加心肌氧耗情况下能减轻肺淤血，特别适用于急性冠状动脉综合征伴肺水肿的患者。静脉应用需经常测量血压，防止血压过度下降。硝酸甘油静脉滴注起始剂量 5~10μg/min，每 5~10 分钟递增 5~10μg/min，最大剂量 100~200μg/min；或舌下含服每次 0.3~0.6mg。硝酸异山梨酯静脉滴注剂量 5~10mg/h，亦可舌下含服每次 2.5mg。②硝普钠，适用于严重肺水肿、原有后负荷增加患者。临时应用从小剂量 10μg/min 开始，可酌情逐渐增加剂量至 50~250μg/min，静脉滴注，疗程不要超过 72 小时。由于其强效降压作用，应用过程中要密切监测血压，根据血压调整合适的维持剂量。停药应逐渐减量并加用口服血管扩张剂，以避免反跳现象。③重组人脑利钠肽（rhBNP），为了缓解因急性失代偿性心力衰竭而入院患者的呼吸困难，如果不存在症状性低血压，作为利尿剂治疗的一种辅助，可以考虑静脉内使用奈西立肽，其主要药理作用是扩张静脉和动脉（包括冠状动脉），从而减低前、后负荷，在无直接正性肌力作用情况下增加心排血量。该药并非单纯的血管扩张剂，还可以促进钠的排泄，有一定的利尿作用；还可抑制 RAAS 和较高神经系统，阻滞急性心力衰竭演变中的恶性循环。应用方法：先给予负荷剂量 1.5μg/kg，静脉缓慢推注，继以 0.007~0.015μg/（kg·min）静脉滴注；也可不用负荷剂量而直接静脉滴注。疗程一般 3 天，不超过 7 天。

（3）利尿剂：急性心源性肺水肿应用利尿药的治疗目的有两种：①使心脏前负荷减轻，缓解体循环和肺循环充血症状。②纠正由代偿机制造成的水钠潴留。首选呋塞米，先静脉注射 20~40mg，继以静脉滴注 5~40mg/h，其总剂量在起初 6 小时不超过 80mg，起初 24 小时不超过 200mg。可加用噻嗪类和/或醛固酮受体拮抗剂：氢氯噻嗪 25~50mg，每日 2 次。应注意低血压、低血容量、低血钾、低血钠等情况，并根据尿量和症状的改善状况调整剂量。

（4）镇静剂：主要应用吗啡。吗啡可消除患者的焦急情绪，又可反射性地扩张周围血管，减少回心血量，从而降低肺毛细血管静水压。用法为 2.5~5.0mg 静脉缓慢注射，亦可皮下或肌内注射。伴二氧化碳潴留者则不宜应用，因可产生呼吸抑制而加重二氧化碳潴留，应密切观察疗效和呼吸抑制的不良反应。伴明显和持续低血压、休克、意识障碍、COPD 等患者禁忌使用。老年患者慎用或减量。亦可应用哌替啶 50~100mg 肌内注射。

（5）支气管解痉剂：一般应用氨茶碱 0.125~0.250g，以葡萄糖水稀释后静脉推注（10 分钟），

4~6小时后可重复一次；或者以 0.25~0.5mg/（kg·min）静脉滴注。亦可应用二羟丙茶碱 0.25~0.50g 静脉滴注，速度为 25~50mg/h。此类药物不宜用于冠心病如急性心肌梗死或不稳定性心绞痛所致的急性二氧化碳患者，不可用于伴有心动过速或心律失常的患者。

6. 急性心源性肺水肿的非药物治疗

（1）主动脉内球囊反搏（IABP）：是机械性辅助循环方法之一，适用于严重二氧化碳出现急性心源性肺水肿，甚至心源性休克的患者，可增加冠脉血流灌注，减少心肌做功，减轻心脏负荷，减少心肌氧耗，从而改善心功能。

（2）机械通气：急性心源性肺水肿患者行机械通气的指征：①出现心跳呼吸骤停，进行心肺复苏时。②并发Ⅰ型或Ⅱ型呼吸衰竭。机械通气的方式有无创呼吸机辅助通气、气管插管机械通气。

（3）血液净化治疗：急性心源性肺水肿出现高容量负荷，如严重的外周组织水肿，且对祥利尿剂和噻嗪类利尿剂抵抗；或伴有肾功能进行性减退，血肌酐 >500μmol/L 者，可行血液净化治疗。

（4）心室机械辅助装置：急性心源性肺水肿经常规药物治疗无明显改善时，有条件的可应用此种技术。此类装置有：体外模式人工肺氧合器（ECMO）、心室辅助泵（如可置入式电动左心辅助泵、全人工心脏）。

7. 急性心源性肺水肿的基础疾病治疗

（1）缺血性心脏病所致的急性心源性肺水肿：①抗血小板治疗。对于并发急性心肌梗死和不稳定心绞痛的患者，要给予阿司匹林和氯吡格雷等强化抗血小板治疗；而对于无急性心肌梗死和不稳定性心绞痛的患者，口服阿司匹林即可。②抗凝治疗。对于急性心肌梗死和不稳定性心绞痛等患者，可根据相应指南给予低分子肝素或普通肝素等抗凝治疗。③改善心肌供血和减少心肌耗氧的治疗，应口服和静脉给予硝酸酯类药物。④他汀类药物治疗。⑤对于因心肌缺血发作而诱发和加重的急性心源性肺水肿（主要表现有胸痛、胸闷等症状，心电图有动态的缺血性 ST-T 改变），如果患者血压偏高、心率增快，可在积极控制心力衰竭的基础治疗上慎重应用口服甚至静脉注射 β-受体阻滞剂，以利于减慢心率和降低血压，从而减少心肌耗氧量，改善心肌缺血和心功能。⑥对于 ST 段抬高急性心肌梗死，若在溶栓和急诊介入治疗时间窗内就诊并有溶栓和介入治疗指征，且在评价病情和治疗风险后，可予急诊介入治疗或静脉溶栓治疗。但此时介入治疗风险较大，必要时在应用 IABP 支持下行介入治疗更安全。⑦并发低血压和休克者，如有条件可积极给予 IABP 或 ECMO 等机械辅助支持治疗，有助于提高抢救成功率。⑧除急诊介入治疗外，冠状动脉造影和血运重建治疗应在急性心肺水肿得到有效缓解后进行。

（2）高血压所致的急性心源性肺水肿：患者应在 1 小时内将平均动脉压较治疗前降低 25%，2~6 小时降至 160/（100~110）mmHg，24~48 小时使血压逐渐降至正常。优先考虑静脉给予硝酸甘油，亦可应用硝普钠。呋塞米等祥利尿剂静脉给予能起辅助降压之效。乌拉地尔适用于基础心率很快、应用硝酸甘油或硝普钠后心率迅速增加而不能耐受的患者。

（3）心瓣膜病所致的急性心源性肺水肿：任何内科治疗和药物均不可能消除或缓解心瓣膜病变及其造成的器质性损害。此种损害可促发心肌重构，最终导致心力衰竭。在疾病逐渐进展过程中，一些因素尤其伴快速心室率的房颤、感染、体力负荷加重等均可诱发心力衰竭的失代偿或发生急性心力衰竭。因此，对于此类患者早期采用介入或外科手术矫治是预防心力衰竭的唯一途径，部分无症状的心瓣膜病患者亦应积极考虑采用，以从根本上改善其预后。风湿性二尖瓣狭窄所致的急性肺水肿常由快速心室率的房颤诱发，有效地控制房颤的心室率对成功治疗急性心源性肺水肿极其重要。可应用毛花苷 C 0.4~0.6mg 缓慢静脉注射，必要时 1~2 小时后重复一次，剂量减半。效果不理想者，可加用静脉 β-受体阻滞剂，宜从小剂量开始（普通剂量之半），酌情增加剂量，直至心室率得到有效控制。此外，还可静脉使用胺碘酮。药物无效者可考虑电复律。一旦急性心力衰竭得到控制，病情缓解，应尽早考虑介入术或外科手术，以解除瓣膜狭窄。

（4）急性重症心肌炎所致的急性心源性肺水肿：①积极治疗急性肺水肿。血氧饱和度过低患者予以氧气疗法和人工辅助呼吸。伴严重肺水肿和心源性休克者应在血流动力学监测下应用血管活性药物。②药物应用。糖皮质激素适用于伴有严重心律失常（主要为高度或三度房室传导阻滞）、心源性休克、心脏扩大的患者，可短期应用。α干扰素和黄芪注射液用作抗病毒治疗。维生素 C 静脉滴注以保护心肌免受自由基和脂质过氧化损伤。由于细菌感染是病毒性心肌炎的条件因子，治疗初期可使用青霉素静脉滴注。但药物治疗的疗效因缺少临床证据而难以评估。③非药物治疗。严重的缓慢性心律失常伴血流动力学改变者应安置临时起搏器；伴严重泵衰竭患者可采用心室辅助装置；血液净化疗法有助于清除血液中大量的炎症因子、细胞毒性产物及急性肝肾功能损害后产生的代谢产物，避免心肌继续损伤。

第三节　急性肺损伤和急性呼吸窘迫综合征

一、概述

急性肺损伤（ALI）和急性呼吸窘迫综合征（ARDS）是由多种疾病引起的临床综合征，是急性呼吸衰竭的特殊类型。表现为呼吸窘迫、顽固性低氧血症和双侧肺部浸润性病变的 X 线征。ALI 和 ARDS 不是一个独立的疾病，它是连续的病理过程，其早期阶段为 ALI，重度的 ALI 即为 ARDS。ARDS 晚期多诱发或并发多器官功能障碍综合征（MODS），病情凶险，病死率为50%～70%。

二、常见病因

ALI 和 ARDS 的病因复杂多样，可涉及临床各科，大致可分为两大类，肺内因素与肺外因素，以肺外因素为多见。

1. 肺外因素

如脓毒症、急性重症胰腺炎、大量输血、休克、创伤（如多发性骨折、胸腹部外伤、烧伤）、心源性心肌梗死、心肺复苏后、体外循环。其他有羊水栓塞、一氧化碳中毒、肠梗阻、酮症酸中毒、中枢神经系统出血等。

2. 肺内因素

如重症肺炎、卡氏肺孢子虫肺炎、有害气体吸入、胃内容物误吸、肺挫伤等。

三、发病机制

各种病因作用于肺，导致肺的病理解剖和生理方面的改变，其确切发病机制尚未完全阐明。ALI 和 ARDS 是全身炎症反应综合征（SIRS）的一部分，故将 ALI 和 ARDS 视为 SIRS 在肺部的表现。另外，有害气体的吸入、胃内容物误吸等可直接损伤肺泡—毛细血管膜（ACM），造成肺毛细血管通透性增加，使水分甚至蛋白质聚积于肺间质和肺泡内，引起肺顺应性降低，功能残气量减少，通气/血流（V/Q）比例失调，肺内分流量增加和严重低氧血症等一系列病理生理改变，导致 ALI 和 ARDS。ALI 和 ARDS 病理改变的特征为非特异性、弥漫性肺泡损伤，病变最终导致肺间质和支气管周围纤维化。

四、临床特征

早期主要是原发病症状，并无典型的呼吸窘迫和明显的缺氧表现，易被忽视。一般在创伤、休克或大手术后 1～3 天，突然呼吸窘迫，呼吸频率常达每分钟 30～50 次，严重时患者烦躁不安，口唇和指甲发绀，呼吸困难进行性加重，吸氧不能得到改善。咯血、水样痰是 ALI 和 ARDS 的重要特征。病情后期可有发热、畏寒等肺部感染症状及嗜睡、谵妄、昏迷等，肺部听诊可闻及干、湿啰音。

1. 损伤期

损伤后 4～6 小时以原发病表现为主，呼吸增快，呼吸频率每分钟大于 25 次，出现过度通气，但无呼吸窘迫。X 线胸片无阳性发现，PaO_2 尚属正常或正常低值。此期容易恢复。

2. 相对稳定期

损伤后 6～48 小时，逐渐出现呼吸困难、频率加快、低氧血症、过度通气、$PaCO_2$ 降低、肺部体征不明显。X 线胸片可见肺纹理增多、模糊和网状浸润影，提示肺血管周围液体积聚增多和间质性水肿。

3. 呼吸衰竭期

损伤后 48 小时，呼吸困难、窘迫，出现发绀，常规氧疗无效，也不能用其他原发心肺疾病来解释。呼吸频率可达每分钟 35~50 次，胸部听诊可闻及湿啰音。X 线胸片两肺有散在的片状阴影或磨玻璃样改变。血气分析 PaO_2 和 $PaCO_2$ 均降低，低氧血症更加明显，常呈代谢性酸中毒并发呼吸性碱中毒。

4. 终末期

极度呼吸困难和严重发绀，出现神经精神症状如嗜睡、谵妄、昏迷等。X 线胸片示：融合成大片状浸润阴影。血气分析严重低氧血症、二氧化碳潴留，常有混合性酸碱失衡，最终可发生循环功能衰竭。

五、辅助检查

1. 动脉血气分析

早期低氧血症是其特点，氧合指数（PaO_2/FiO_2）是诊断 ALI 和 ARDS 与判断预后的重要指标。早期 $PaO_2 < 60mmHg$ 或吸入氧气浓度（FiO_2）$> 50\%$ 时，PaO_2 仍 $< 50mmHg$，$PaO_2/FiO_2 \leqslant 300mmHg$，为 ALI；$PaO_2/FiO_2 \leqslant 200mmHg$，为 ARDS。早期 $PaCO_2$ 正常或偏低，后期则出现增高。肺泡—动脉氧分压（$PA-aDO_2$）可增加至 100mmHg，甚至 300mmHg（正常值 $< 60mmHg$）。吸纯氧 15 分钟后，$PA-aDO_2$ 仍 $> 200mmHg$ 有诊断意义。因为 ARDS 主要是换气功能障碍，$PA-aDO_2$ 虽是计算值，但其是判断换气功能障碍的重要指标之一，并能较准确的换算，故应予以采用。

2. X 线检查

发病 1 天后，即可见两肺散布大小不等、边缘模糊的浓密斑片状阴影。可融合成大片磨玻璃样影。发病 5 天后磨玻璃样影密度增加，心影边缘不清，呈"白肺"样改变（磨砂玻璃状）。值得注意的是，ARDS 的 X 线改变常较临床症状迟 4~24 小时。另外 X 线改变受治疗干预的影响很大。

3. 肺 CT 检查

CT 可见肺渗出性改变和肺实变。CT 显示的病变范围大小常能较准确地反映气体交换的异常和肺顺应性的改变。

4. 血流动力学监测

ARDS 的血流动力学常表现为 PAWP 正常或降低，心排血量增高。通过 PAWP 监测，有助于 ARDS 与心源性肺水肿的鉴别诊断。也可直接指导 ARDS 的液体治疗，避免输液过多，也可防止容量不足。

六、诊断思路

（一）诊断标准

国内外曾多次修订诊断标准但未统一。如果具有前述常见病因，且在短期内（多为 1~2 天）发生：①不能解释的呼吸困难。②不能解释的低氧血症。③肺水肿。应考虑 ALI 和 ARDS 的可能，此时需要密切观察病情，尤其是 PaO_2 的动态变化。中华医学会呼吸病学分会 1999 年 9 月（昆明）提出 ALI/ARDS 的诊断标准：①有发病的高危因素。②急性起病、呼吸频数和/或呼吸窘迫。③ALI：$PaO_2/FiO_2 \leqslant 300mmHg$；ARDS：$PaO_2/FiO_2 \leqslant 200mmHg$。④胸部 X 线检查两肺浸润阴影。⑤PCWP $\leqslant 18mmHg$ 或临床上能除外心源性肺水肿。凡符合以上 5 项可诊断为 ALI 或 ARDS。

2011 年在德国柏林，南欧洲危重症协会成立了一个全球性专家小组，主持修订了 ARDS 诊断标准（称 ARDS 柏林定义），随后又对其修订方法进行了解释，ARDS 柏林的诊断标准见表 3-4。

表 3-4 ARDS 柏林的诊断标准

指标	数值
起病时间	从已知临床损害以及新发或加重呼吸系统症状至符合诊断标准时间 ≤7 天
胸部影像学	双侧浸润影，不能用积液、肺不张或结节来完全解释
肺水肿原因	呼吸衰竭不能用心力衰竭或液体过度负荷来完全解释；如无相关危险因素，需行客观检查（如超声心动图）以排除静水压增高型肺水肿

续表

指标	数值
氧合情况	轻度：PEEP 或 CPAP≥5cmH₂O 时，200mmHg＜PaO₂/FiO₂≤300mmHg
	中度：PEEP≥5cmH₂O 时，100mmHg＜PaO₂/FiO₂≤200mmHg
	重度：PEEP＞5cmH₂O 时，PaO₂/FiO₂≤100mmHg

（二）鉴别诊断

1. 充血性心力衰竭

与 ARDS 相比，充血性心力衰竭较少伴有发热和白细胞升高，较易并发胸腔积液。鉴别有困难时，应进行血流动力学测定。ARDS 时左房压正常，PAWP≤12mmHg，出现充血性心力衰竭时 PAWP＞18mmHg。虽然 PAWP≤18mmHg 可排除心源性肺水肿，但 PAWP＞18mmHg 却不能只诊断为心源性肺水肿而除外 ARDS，因为两者也可同时存在，如此时只诊断心源性肺水肿，势必造成 ARDS 漏诊。鉴别特点见表3-5。

表3-5　ARDS 与充血性心力衰竭的鉴别

特点	ARDS	充血性心力衰竭
双肺浸润性阴影	+	+
发热	+	可能
白细胞增多	+	可能
胸腔积液	-	+
PAWP	正常	高

2. 急性肺栓塞

①常有血栓性静脉炎、心脏病、肿瘤、羊水栓塞等病史。②除呼吸困难外，尚有胸痛、咯血、晕厥等临床表现，听诊肺动脉第二音亢进、胸膜摩擦音。③肺部阴影多见于下叶，可呈楔形改变。④心电图有右心受累的表现。⑤肺动脉造影有血管腔内充盈和肺动脉截断现象。即可明确诊断。

3. 特发性肺纤维化

该病以进行性呼吸困难和持续性低氧血症为临床特征，但多属慢性过程，少数呈亚急性；X 线胸片可见双肺弥漫性、网状、条索状和斑点状阴影，晚期有蜂窝状改变；肺功能检查呈限制性通气功能障碍和弥散功能减退；吸氧可改善低氧血症。

七、救治方法

1. 纠正低氧血症

（1）氧疗：必须尽早给氧，最初时可经面罩以30%～50%的氧浓度给氧，维持 PaO₂ 在80mmHg 左右。体位采取间断仰卧位和俯卧位，有助于 ALI 和 ARDS 患者的氧合和肺内分流。若无效，呼吸困难加重，PaO₂ 继续下降，则可酌情选用无创机械通气；如病情严重，PaO₂ 仍继续降低至60mmHg 以下，则需气管插管或气管切开机械通气。

（2）机械通气：机械通气是目前治疗 ALI 和 ARDS 最重要且无可替代的手段之一。研究发现，ARDS 时肺泡损伤的分布并不是均匀的，即部分区域肺泡闭陷，部分区域肺泡保持开放和正常通气，通常受重力影响存下肺区存在广泛的肺水肿和肺不张，而在上肺区存在通气较好的肺泡。肺 CT 扫描证实了不同体位下存在重力依赖性肺液体积聚现象，ARDS 时参与气体交换的肺容量减至正常肺容量35%～50%，严重 ARDS 甚至减至20%。当使用常规潮气量时，会导致通气肺泡的过度扩张，产生肺泡外气体、系统性气体栓塞和弥漫性肺损伤等所谓气压伤。基于以上认识，故提出保护性通气策略，主要目的是防止呼吸机相关性肺损伤。保护性通气策略：①低潮气量。其平台压不应超过肺静态压力—容量曲线（PV 曲线）的上拐点（潮气量4～8mg/kg，平台压＜30～35cmH₂O），防止肺泡过度膨胀。②允许性高碳酸血症。为符合低潮气量，故允许 $PaCO_2$ 升高。③高 PEEP。PEEP 水平高于 PV 曲线的下拐点，可维持在 $5\sim15cmH_2O$。保护性通气策略已经临床实践证实，并成为标准通气模式，可明显降低死亡率。

（3）糖皮质激素：ALI 和 ARDS 使用糖皮质激素，至今仍无一致看法。大多数专家认为有积极作用，可保护肺毛细血管内皮细胞，维护肺泡Ⅱ型细胞分泌表面物质功能，保持肺泡稳定性；可抗炎和促使肺水肿吸收；可缓解支气管痉挛，抑制病程后期肺组织纤维化，维护肺功能。

2. 治疗肺水肿

（1）严格掌握补液：一般应适当控制补液量，以最低有效血容量来维持有效循环功能，使肺处于相对"干"的状态，必要时可用利尿剂。入量以静脉输液为主，出量以尿量为主，一般每日入量限于 2 000mL 以内，亦可以每日静脉入量与尿量相当为原则，甚至出量稍大于入量，这对于肺水肿的控制十分有利，以免加重肺水肿。在疾病的早期，血清蛋白无明显减少时，补液应以晶体为主。如低蛋白血症者，静脉输入血浆白蛋白，以求提高胶体渗透压，使肺内水肿液回到血管内，继而应用利尿剂排出体外，当然这最好在血流动力学比较稳定的情况下进行。

（2）强心药与血管扩张剂：当 ALI 和 ARDS 低氧血症时必然造成心肌缺氧、心功能不全，继而引起肺淤血、肺动脉高压、肺水肿等加重 ALI 和 ARDS。强心药可改善心功能，增加心排血量。血管扩张剂不仅减轻心脏前、后负荷，改善微循环，更重要的是降低肺动脉高压、减少肺循环短路开放、解除支气管痉挛，有利于通气改善和纠正低氧血症。

3. 营养支持

ARDS 时机体因三大物质的分解代谢增强而出现负氮平衡及热量供给不足，影响损伤的肺组织修复，严重者导致机体免疫和防御功能下降，出现感染等并发症。应尽早进行肠内或肠外营养，以增强机体的抗病能力。一般中度危重患者每日需要热量 $125.7\sim160.8kJ/kg$，危重患者则需要 $160.8\sim209.5kJ/kg$。还应补充水溶性维生素和微量元素等。

第四章

循环系统急危重症

第一节　高血压及急症

一、概述

高血压是临床常见症状之一，我国成人高血压患病率为 18.8%，全国有高血压患者约有 1.6 亿；美国有 0.65 亿人有不同程度的高血压，约占全国人口的 1/3；加拿大 35～64 岁的成人中，约有 27% 的人口患有高血压。高血压仍然是全球心血管病最常见的可逆性危险因素。高血压患病率一般随年龄而增加，女性更年期前患病率低于男性，更年期后高于男性。

高血压是指在未用抗高血压药的情况下，收缩压 ≥140mmHg 和/或舒张压 ≥90mmHg。收缩压 ≥140mmHg 及舒张压 <90mmHg 单列为单纯性收缩期高血压。既往有高血压史，目前正在用抗高血压药，虽然血压 <140/90mmHg，亦应诊断为高血压。

表 4-1 为高血压的具体定义和分类表。

表 4-1　血压水平的定义和分类

高血压类别	收缩压（mmHg）		舒张压（mmHg）
理想血压	<120	和	<80
正常血压	120～129	和/或	80～84
正常高值	130～139	和/或	85～89
1 级高血压	140～159	和/或	90～99
2 级高血压	160～179	和/或	100～109
3 级高血压	≥180	和/或	≥110
单纯收缩期高血压	≥140	和	<90

注：若患者的收缩压与舒张压分属不同的级别时，则以较高的分级为准。单纯收缩期高血压也可按照收缩压水平分为 1 级、2 级、3 级。

二、常见病因

超重、中度以上饮酒，高钠盐摄入是高血压的危险因素，而血压升高是冠心病、心力衰竭、肾脏疾病的危险因素，也是我国人群脑卒中发病的最重要危险因素。

三、临床特征

高血压临床表现差异较大，大多数高血压患者无明显症状，只是在体检时发现血压升高，而出现症状可能与三类原因相关：血压升高、高血压性血管病变、其他基础病引起继发性高血压。常见表现为头痛、头晕、头胀，头痛以晨起为多见，位于前额、枕部或颞部，血压下降后可缓解或减轻；头晕多为暂时性，也可是持续性，少数患者伴有眩晕，部分患者出现乏力、失眠、工作能力下降等。如果合并心脑肾血管等并发症，可出现相关疾病表现。

高血压急症可表现为头痛、呕吐、呼吸困难、烦躁不安、嗜睡、意识模糊、失明、血尿、少尿、抽搐甚至昏迷等症状。体格检查可发现视盘水肿、渗出、出血，血压明显升高，血尿、蛋白尿等。

体格检查应全身性认真地进行，特别注意测量四肢血压，测量计算体重指数（BMI）、腰围及臀围。检查眼底，注意有无 Cushing 面容、神经纤维瘤性皮肤斑、甲状腺功能亢进性突眼征、下肢水肿，听诊颈动脉、胸主动脉、腹部动脉及股动脉有无杂音。全面的心肺检查，检查腹部有无血管杂音，肾脏扩大、肿块等。全面仔细的体格检查有助于发现并鉴别继发性高血压的线索及靶器官损害情况或其他并发症。

1. 提示继发性高血压和器官损害的征象

Cushing 综合征表现；多发性神经纤维瘤（嗜铬细胞瘤）皮肤损害；触诊肾增大（多囊肾）；听诊腹部血管杂音（肾血管性高血压）；听诊心前区或胸部杂音（主动脉缩窄或主动脉疾病）；股动脉搏动减弱或延迟，股动脉血压减低（主动脉缩窄、主动脉疾病）。

2. 提示器官损害的征象

（1）脑：颈动脉杂音，运动或感觉功能障碍。

（2）视网膜：眼底镜检查发现异常。

（3）心脏：注意心脏有无扩大、心律异常、心室奔马律、肺部啰音、周围性水肿等情况。

（4）周围动脉：脉搏无、减弱或不对称，肢端变冷，缺血性皮损。

（5）颈动脉：收缩期杂音。

3. 内脏性肥胖的证据

（1）体重增加。

（2）立位腰围增加：男性腰围 >85cm，女性腰围 >80cm。

（3）体重指数 BMI 升高：超重者 BMI≥24kg/m²，肥胖者 BMI≥28kg/m²。

4. 亚临床器官损害证据

（1）心脏：ECG 发现左心室肥厚或劳损、缺血、心律失常；超声心动图进一步诊断左心室肥厚；多普勒超声心动图可评估心脏舒张功能异常。

（2）血管：颈动脉超声扫描可评估动脉壁肥厚或不对称性动脉硬化；脉搏波速率可检测大动脉僵硬度（导致老年单纯收缩期高血压）；踝—臂血压指数降低预示外周动脉疾病。

（3）肾：高血压相关性肾损害主要基于肾功能降低或尿白蛋白分泌增加；常规检查血清肌酐估算肾小球滤过率或肌酐清除率；所有高血压患者均应用浸渍法检查尿蛋白。

（4）眼底：只有严重高血压患者才检查眼底，年轻患者轻度视网膜变化多为非特异性，仅严重高血压者才发生出血、渗出和视盘水肿，这些变化与心血管病风险增加有相关性。

（5）脑：高血压患者合并静息性脑梗死、腔隙性脑梗死、微量出血和脑白质病变并非少见，这些可经 MRI 或 CT 检查发现；老年高血压者，认知功能检查有助于检查初始脑功能损害。

四、辅助检查

1. 常规检查

检测空腹血糖、血清总胆固醇、血清低密度脂蛋白、高密度脂蛋白胆固醇、三酰甘油、血钾、血尿酸、血肌酐，计算肌酐清除率或肾小球滤过率，进行尿液分析（包括常规和微量白蛋白），ECG 检查等。

2. 推荐检查

超声心动图、颈动脉超声、24 小时尿蛋白定量、踝—臂血压指数、眼底镜检查、糖耐量试验、家庭和 24 小时动态血压监测等。

3. 特殊检查

寻找脑、心、肾和血管损害证据，有并发症者应强制性检查；病史、体格检查或尿常规提示疑有继发性高血压者，应寻找继发性高血压的证据，包括：血浆和/或尿肾素、醛固酮、皮质激素、儿茶酚胺检测，动脉造影、肾和肾上腺超声、CT 和 MRI 等。

五、诊断思路

（一）危险分层和预后预测

1. 高血压的危险分层

根据其心血管病的危险性，可将高血压分为四组，即：低危组、中危组、高危组和极高危组。

2. 低危组

男性年龄 55 岁以下、女性年龄 65 岁以下，高血压 1 级，无其他危险因素者，属低危组。

3. 中危组

高血压 2 级或 1~2 级，同时有 1~2 个危险因素，患者应否给予药物治疗，开始药物治疗前应经多长时间的观察，医师需予十分缜密的判断。

4. 高危组

高血压水平属 1 级或 2 级，兼有 3 种或更多危险因素；或高血压水平属 3 级但无其他危险因素。

5. 极高危组

高血压 3 级，同时有 1 种以上危险因素或兼患糖尿病或靶器官损害；或高血压 1~3 级并有临床相关疾病。

（二）诊断与鉴别诊断

高血压诊断应结合病史和临床表现综合确定，包括家族史、临床症状和体格检查。家族史应着重询问患者的直系亲属中有无高血压、糖尿病、血脂异常、冠心病、脑卒中或肾脏病等。同时应注意发现血压升高的持续时间、自觉症状和既往疾病史，了解生活方式，如膳食中的脂肪、盐含量，酒摄入量，吸烟支数，体力活动量，体重增加情况，用药史，社会心理因素等。值得注意的是，焦虑或疼痛等应急时高血压诊断应极为慎重，特别是急诊就诊者。

表 4-2 为不同血压检查方式的高血压界定阈，超过此阈值者可诊为高血压。常见的继发性高血压包括肾实质性高血压、肾血管性高血压、嗜铬细胞瘤、原发性醛固酮增多症、库欣综合征、药物诱发的高血压。

表 4-2　不同检查方式血压临界高值

指标	办公室或诊所 BP	24 小时动态 BP	日间 BP	夜间 BP	家庭 BP
收缩压（mmHg）	140	125~130	130~135	120	130~135
舒张压（mmHg）	90	80	85	70	85

1. 白大衣高血压

15%~20% 的 Ⅰ 期高血压，血压仅在医务人员在场的情况下持续升高，在其他地方包括工作时，血压并不升高，这种未服降压药的高血压现象，称为白大衣高血压（WCH），又称诊所高血压。老年人和妇女多见。

2. 假性高血压

外周动脉较严重的硬化（通常是钙化）时，袖带需用更大的气压方可压迫血管并测出血压，这时测得的血压值比实际血压高，称为假性高血压。如果给予降压药，可能导致直立性低血压，但这些人中有 1/3 的确实是高血压患者。

（三）高血压并发症或靶器官损害

中风、短暂性脑缺血（TIA）、痴呆、颈动脉杂音；左室肥厚或左室劳损、心力衰竭、心肌梗死、心绞痛、冠状动脉狭窄；外周血管病；眼底出血或渗出、视神经盘水肿；蛋白尿、肾损害（血肌酐升高）。

六、救治方法

对高危和极高危患者，无论经济条件如何，必须立即开始对高血压及并存的危险因素和临床情况进行干预；对中危患者，先观察患者的血压及其他危险因素数周，进一步了解情况，然后决定是否开始药物治疗；对低危患者，观察患者相当一段时间，然后决定是否开始药物治疗。所有患者，包括需予药物治疗的患者均应改善生活方式。药物治疗目的在于降低血压，控制其他危险因素和临床情况。

（一）非药物治疗

高血压的非药物治疗包括提倡健康生活方式，消除不利于心理和身体健康的行为和习惯，达到减少高血压以及其他心血管病的发病危险，生活方式改变主要包括：控制体重、合理膳食、减少膳食饱和脂肪和总脂肪摄入量，补充适量优质蛋白质（动物蛋白质量依次为奶＞蛋＞鱼＞虾＞鸡肉＞鸭肉＞猪肉＞牛肉＞羊肉，植物蛋白豆类最好），注意补充钾和钙如绿叶菜、鲜奶、豆类制品等，素食为主、适当肉量最理想，禁烟限酒，适当体力活动，减少食盐摄入量，减轻精神压力和保持心理平衡。

（二）药物治疗

1. 治疗目标

主要治疗目标是最大限度降低长期心血管病的发生率和死亡率。

2. 选药原则

联合用药，量少、效高、不良反应少、防止靶器官损害、24小时平稳降压。

3. 治疗决策

①所有具有可逆性危险因素的高血压患者均需给予降压治疗，而且血压应控制在140/90mmHg以下，如能耐受应降至更低的水平。②糖尿病、高危或极高危组患者，有相关临床状况者如卒中、心肌梗死、肾功能不全、蛋白尿，其目标血压是＜130/80mmHg。③尽管联合治疗降低血压至＜140mmHg较为困难，而降至130mmHg以下更为困难，特别是老年人、糖尿病和有心血管损害者，为了更容易达到目标血压，在无明显心血管损害前便应开始抗高血压治疗。

4. 降压药使用原则

最好用长效制剂（作用24小时），每日一次给药，减少血压的波动、降低主要心血管事件的发生危险和防治靶器官损害，并提高用药的依从性。强调长期规律治疗，达到有效、平稳、长期控制。单药治疗者，低剂量开始，渐增用药，直至常规治疗量，如足量或换用低剂量的另一种药物仍不能使血压达标，则将后一种药物用至足量或改用联合药物治疗。联合用药者，开始即联合用药，小剂量开始，用量渐增或添加低剂量第三种药物。目的是增加协同作用，减少不良反应，提高依从性。

5. 常用降压药

常用降压药主要有五大类，即噻嗪类利尿剂、β-受体阻滞剂（BB）、血管紧张素转换酶抑制剂（ACEI）、血管紧张素Ⅱ受体阻滞剂（ARB）、钙拮抗剂（CCB）。

6. 减药原则

高血压患者多需终身治疗，在达到有效治疗目标后，可考虑采用缓慢、逐步减药的原则，严密监测血压，直至较小剂量维持用药，确保血压平衡地维持在目标水平。

七、特殊情况高血压

（一）高血压危象

高血压危象包括高血压急症和高血压亚急症。临床上高血压危象可表现为剧烈头痛、呕吐、烦躁不安、嗜睡、意识模糊、视力障碍或失明、失语、少尿、抽搐等症状，体检可发现视盘水肿、渗出、出血、脉搏缓慢有力，甚至发生偏瘫、昏迷等症状。高血压亚急症是指血压严重升高但不伴靶器官损害。

高血压急症是指血压升高（BP＞180/120mmHg）伴有急性靶器官损害，血压显著升高可加重靶器官损害。发生高血压急症时应迅速给予降压等治疗，直至血压达到安全水平。常见高血压急症包括：高血压脑病、高血压伴左心衰竭、高血压伴心肌梗死、高血压伴不稳定性心绞痛、高血压主动脉夹层、严重高血压与蛛网膜下腔出血或脑血管事件相关、嗜铬细胞瘤危象、围术期高血压、严重先兆子痫或子痫。

高血压危象患者均应严重监测生命体征变化，高血压急症患者应进入 ICU，持续监测血压和尽快给予合适的降压药。高血压急症一旦确立，应在数分钟至数小时内降低血压至合适水平，通常使平均动脉压下降20%～25%或舒张压降至 100～110mmHg，此时应静脉输注降压药，1 小时使平均动脉血压下降≤25%，在以后的 2～6 小时内血压降至约 160/110mmHg。血压降低过快可能加重靶器官损害，如引起肾、脑或冠脉缺血加重。如果此血压水平可耐受且临床情况稳定，在以后 24～48 小时逐步降低血压达到正常水平。下列情况应除外：急性缺血性卒中者没有明确临床试验证据要求立即抗高血压治疗。

高血压急症常用降压药有硝普钠（静脉）、尼卡地平、乌拉地尔、二氮嗪、肼苯达嗪、拉贝洛尔、艾司洛尔、酚妥拉明等。β-受体拮抗剂适于除嗜铬细胞瘤外的各种高血压危象患者，尤其适于合并主动脉夹层和心肌梗死患者，可以单用或与硝普钠合用。

静脉使用降压药者，需严密观察生命体征变化，尤其监测血压变化，以防骤降，及时发现新发的靶器官损害表现。

（二）难治性高血压

难治性高血压又称顽固性高血压，是指在应用改善生活方式和至少 3 种抗高血压药（包括利尿药）治疗持续 3 个月以上，血压仍≥140/90mmHg 或糖尿病或肾病者血压≥130/80mmHg，称为难治性高血压。对于单纯收缩性高血压者，难治性高血压是指上述规范用药后血压仍持续≥160mmHg。约34%～40%或更多患者不易达到治疗目标，60 岁以上老年人收缩压更难控制，真正难治性高血压仅占高血压的 2%～5%，但有靶器官损害者更高些。难治性高血压增加中风、心肌梗死、充血性心力衰竭和肾功能衰竭的风险。难治性高血压的评估应做 24 小时动态血压监测及家庭血压测量。

除前述的一般性治疗外，如患者已有 3 种抗高血压药（包括利尿药），应限钠，调整利尿药（血肌酐＜1.5mg/dL 者使用噻嗪类利尿药，血肌酐＞1.5mg/dL 者使用袢利尿药），如仍持续高血压，加用不同类的其他血管扩张药（ACEI、ARBs 和二氢吡啶类钙阻滞剂）、减慢心率药（β-受体阻滞剂和非二氢吡啶类钙拮抗剂），如仍持续高血压，应请高血压专科会诊治疗。其他治疗方案有：联合使用 α 受体和β 受体拮抗剂（地尔硫䓬、拉贝洛尔）；联用 2 种钙阻滞剂（地尔硫䓬或维拉帕米加二氢吡啶类药）；联用 ACEI 和 ARBs（治疗过程中注意血钾和肌酐）；加用中枢作用药，如可乐定；开始直接血管扩张药，如肼屈嗪或米诺地尔加 β-受体拮抗剂和袢利尿剂，以改善心率和液体滞留。

（三）老年人高血压

随机试验表明，60 岁以上老年人收缩—舒张性高血压或单纯收缩期高血压者，给予抗高血压治疗后，心血管事件发病率和死亡率明显降低。老年人更可能有白大衣高血压、纯收缩性高血压和假性高血压。每次就诊应测量血压至少 2 次，逐步降压，防治直立体位性低血压，最好联合用药。五大类主要降压药均有益，开始治疗药物可用噻嗪类利尿剂、钙阻滞剂、ARB、ACEI、β-受体阻滞剂任何一种或联合用药。单纯收缩期高血压使用噻嗪类和钙阻滞剂、ARB 均有益。治疗药物应从小剂量开始，逐渐缓慢增量，目标血压与年轻人相同，使血压控制在＜140/90mmHg，如可耐受，可降至更低水平。多数老年人需要两种或多种抗高血压药才能控制血压于 140mmHg 以下，但有时仍很困难。80 岁以上高龄老人血压控制益处仍不确定，但已用抗高血压治疗者应继续控制血压在可耐受水平，而舒张压＜70mmHg 可能不利。合并前列腺肥大者，优先使用 α-受体阻滞剂。降压治疗可使脑卒中事件下降33%，冠心病事件下降23%。为了提高老年人服药依从性，尽量选择长效降压药，每日 1 次，平稳降压。

第二节　严重心律失常

一、概述

心律失常临床极为常见，其临床意义依其发生原因、伴随临床情况、有无器质性心脏病和血流动力学障碍等因素而异。严重心律失常通常指可引起严重血流动力学障碍、短暂意识丧失或猝死等危急状态的心律失常。因此，如何早期识别和及时处理有十分重要的临床意义。

二、快速型心律失常

（一）阵发性室上性心动过速

阵发性室上性心动过速（PSVT）简称室上速，系指希氏束分叉以上的心脏组织参与和由不同机理引起的一组心动过速。通常包括窦房结折返性心动过速（SNRT）、房内折返性心动过速（IART）、房室结折返性心动过速（AVNRT）、房室折返性心动过速（AVRT），其中房室结折返性心动过速和房室折返性心动过速约占全部室上速的90%以上。自律性房性心动过速（AAT）、紊乱性房性心动过速（CAT）以及房内折返性心动过速。

1. 临床特征

器质性心脏病和全身性疾病均可发生室上速，但大多数患者无肯定的器质性心脏病。表现为心动过速突然发作、突然终止，持续时间长短不一，短则数秒钟，长则数小时，甚至数天。发作时患者有心悸、焦虑、恐惧、乏力、眩晕，甚至昏厥，并可诱发心绞痛、心功能不全或休克等。症状的轻重与发作时患者的心室率、持续时间和是否有器质性心脏病等有关。

2. 心电图特征

（1）连续3个以上快速QRS波，频率150~250次/分，节律规则。

（2）QRS波形态和时限正常，当伴室内差异性传导时，QRS波增宽。

（3）若可见P'波，P'波呈逆传型，可位于QRS波前，QRS波中或QRS波后，P'波与QRS波有恒定关系。AVNRT时R-P'间期<60~70毫秒，AVRT时R-P'间期>110~120毫秒。由于心室率极快，P'波常重叠于QRS-T波群中而不易被识别。

（4）ST-T有继发性改变。心电生理检查证实有房室结双径路或房室旁路，心房、心室程序刺激可诱发或终止心动过速。

3. 救治方法

（1）迷走神经刺激法适用于无明显血流动力学障碍的年轻患者，可作为室上速急诊治疗的第一步，常用的方法有颈动脉窦按摩（患者仰卧位，先按摩右侧，无效时再按摩左侧，切莫双侧同时按摩）、Valsalva动作（深吸气后屏息，再用力作呼气动作）、刺激咽喉部诱导恶心等，刺激过程中应监测心音或脉搏，一旦心动过速终止即停止刺激。

（2）药物治疗：减慢房室结和旁路传导和延长不应期的药物因能阻断折返激动通常都能终止室上速。其中洋地黄类、钙通道阻滞剂、β-受体阻滞剂和腺苷主要抑制房室结慢通道的前向传导，而IA和IC类药物可抑制快通道的逆向传导（表4-3）。

表4-3 减慢房室结及旁道的传导和延长其不应期的药物

影响部位	药物
旁道	IA 类（普鲁卡因胺）
	II 类（艾司洛尔，普萘洛尔）
	IV 类（维拉帕米，地尔硫草）
房室结	腺苷类
	洋地黄类
旁道和房室结	IC 类（普罗帕酮）
	III 类（胺碘酮）

1）维拉帕米：适用于无严重血流动力学障碍和无窦房结功能不全者，对正常QRS波型室上速效果较好。首剂5mg，稀释后缓慢静脉注射，15分钟后仍未转复者可重复5mg。静脉注射剂量过大或速度过快时可引起血压骤降、心搏骤停等严重后果。

2）三磷酸腺苷：为强迷走神经激动剂，对窦房结、房室结均有明显的抑制作用，起效快，半衰期短。首剂 10～20mg，在 3～5 秒内快速静脉注射，3～5 分钟后未能转复者可重复 20～30mg。注射时，患者一般都有一过性胸闷、脸红、头昏等反应，偶可有较长时间的窦性停搏、房室传导阻滞、室性心律失常等。故应在心电图监视下用药，并保留静脉通道。禁用于冠心病、病窦综合征、传导系统病变、支气管哮喘或老年患者。

3）普罗帕酮：可抑制房室结及房室旁道的传导，故对室上速有较好的转复作用。首剂 70mg，缓慢（5～10 分钟）静脉推注，如无效，30 分钟后再给 35～70mg。心功能不全和室内传导障碍者相对禁忌或慎用。

4）毛花苷 C：仅用于房室结折返性心动过速合并心功能不全者，首剂 0.4～0.8mg，稀释后静脉注射，无效者 2～4 小时可再给 0.2～0.4mg，24 小时总量可达 1.2～1.4mg。但起效慢，转复有效率仅 50% 左右。

逆向型房室折返性心动过速其折返环路经旁道顺传，经房室结逆传，故呈宽 QRS 波型心动过速，部分患者易演变为经旁道前传的房颤。洋地黄、维拉帕米因缩短房室旁道不应期、加快旁道前传而加快心室率，从而导致严重血流动力学障碍和诱发致命性心律失常，故应禁用。而宜选用延长旁道不应期的药物如普罗帕酮、普鲁卡因胺或胺碘酮等。

（3）电复律：药物治疗无效或有严重血流动力学障碍（合并心绞痛、低血压、心力衰竭）表现者应立即电复律治疗，能量 50～100J。由洋地黄中毒引起的室上速或已用洋地黄者，则不宜电复律治疗。可选用经食管心房调搏或体外无创起搏或经静脉心腔起搏。

（4）经导管射频消融：对反复发作或药物难以奏效或不能长期服药的房室结折返性心动过速或房室折返性心动过速宜作射频消融术，以期根治。

（二）房性心动过速

房性心动过速简称房速。按发生机制分为自律性房速、房内折返性心动过速和紊乱性房性心动过速 3 种。

1. 临床特征

常发生于有明显器质性心脏病的患者，如冠心病（伴或不伴心肌梗死）、心肌病、慢性阻塞性肺病、心脏瓣膜性病变、急性感染、饮酒过度、低血钾、低氧血症及洋地黄中毒。主要症状是心悸不适和相应的心脏病症状，可呈阵发性或持续性发作。无休止发作者可致心动过速性心肌病。

2. 心电图特征

（1）自律性房性心动过速：①P′波电轴和形态与窦性 P 波不同。②P′波频率 100～180 次/分，发作起始时 P′波频率逐渐加速（温醒现象）。③P′-R 间期受心动过速频率的影响，发生房室传导阻滞时不能终止发作。④心动过速不能被房性期前刺激诱发或终止。

（2）房内折返性心动过速：①P′波电轴和形态与窦性 P 波不同。②P′波频率 100～240 次/分，节律匀齐。③P′-R 间期受心动过速频率的影响，发生房室传导阻滞时不能终止发作。④心动过速能被房性期前刺激诱发或终止。

（3）紊乱性房性心动过速：①3 种或 3 种以上不同形态的 P 波，P′-P′间期和 P′-R 间期不规则。②P′波频率 100～130 次/分。③P′-P′之间有等电位线，大部分 P′波能下传心室，部分 P′波有下传受阻。

3. 救治方法

房性心动过速的治疗主要是针对基础疾病和诱发因素的治疗，短阵房速通常不引起严重血流动力学障碍，如患者有不能耐受的症状时则需治疗。正在接受洋地黄治疗的患者如发生房性心动过速，首先应排除洋地黄中毒。非洋地黄引起者，则可选用洋地黄、β-受体阻滞剂、维拉帕米、胺碘酮、普罗帕酮等治疗。

（三）心房扑动

心房扑动简称房扑，是一种快速而规则的心房电活动引起快而协调的心房收缩，并以不同比例传入心室。阵发性房扑可发生于无器质性心脏病者，持续性房扑几乎均发生于器质性心脏病者。

1. 临床特征

症状与患者的基础心脏病和心室率有关，心室率不快者可无症状，伴极快心室率时可有黑蒙、昏厥、低血压并可诱发心绞痛或充血性心力衰竭。体格检查时可见快速的颈静脉扑动，心尖冲动规则或不规则，第一心音强度随房室传导比例不同而改变。

2. 心电图特征

以房扑的房率和扑动波方向分为Ⅰ型和Ⅱ型。Ⅰ型较常见，约占95%。

（1）Ⅰ型房扑：①P波消失，代之以250～350次/分波形和振幅相同、间隔匀齐的锯齿样心房扑动波（F波），F波间无等电位线。②F波在Ⅱ、Ⅲ、aVF导联呈负向，V_1导联呈正向。③房室传导比例（2～4）:1，以2:1传导最常见，心室率150次/分左右。④QRS波形态与窦性相同，如发生室内差异性传导时，QRS波增宽。

（2）Ⅱ型房扑：①F波频率340～430次/分，F波间无等电位线。②Ⅱ、Ⅲ、aVF导联F波正向，V_1导联F波负向。③QRS波呈室上性。

3. 救治方法

心房扑动的急诊治疗包括减慢心室率和复律治疗，Ⅱ型房扑的治疗同心房纤颤。房扑伴血流动力学障碍者宜选择低电能（10～50J）同步电复律或快速心房起搏。药物治疗用于血流动力学尚稳定的患者。钙通道阻滞剂和β-受体阻滞剂能有效减慢心室率，快作用洋地黄制剂则用于心功能不全者，但房扑患者对洋地黄的耐量较大，可能需要较大剂量才能达到减慢心室率目的。

Ⅰ A类、Ⅰ C类和Ⅲ类抗心律失常药物有恢复窦性心律和预防复发的作用。但需在洋地黄、β-受体阻滞剂、钙通道阻滞剂减慢心室率的基础上应用。因Ⅰ类药物能减慢房扑波的频率，使房室传导加快，可造成扑动波1:1下传心室的严重后果。

（四）心房纤颤

心房纤颤简称房颤，是临床常见的心律失常。阵发性房颤可见于正常人，持续性房颤多见于器质性心脏病患者。

1. 临床特征

房颤的主要危害是：①引起心悸不适。②引起或加重心功能不全。③血栓栓塞。房颤初始，患者恐惧不安、心悸不适，心室率极快时可出现心绞痛、昏厥或心功能不全的表现。慢性持续性房颤的症状因心室率、有无器质性心脏病和血栓栓塞并发症而异，心音强弱不等，心律极不规则和脉搏短绌是房颤的主要体征。

2. 心电图特征

①P波消失，代之以形态、振幅、间距不规则的心房颤动波（f波），频率350～600次/分。②QRS波形态与窦性相同，R-R间期绝对不匀齐，心室率一般为100～160次/分。心房纤颤合并有房室旁道前传、束支阻滞、室内差异性传导时QRS波增宽，应与室性心动过速鉴别。

3. 救治方法

心房纤颤的急诊治疗包括治疗基础心脏病和纠正诱发因素、控制心室率、恢复窦性心律和预防血栓栓塞。各类房颤的治疗选择略有不同（表4-4）。

表4-4 心房纤颤的分类和治疗

类型	临床特点	治疗
阵发性房颤	持续通常<48小时（2～7天）能自行转回窦性心律>2～7天，不能自行转回	应用Ⅰ C类或Ⅲ类抗心律失常药转复和/或在发作期采用控制心室率的方法
持续性房颤	窦性心律，药物或其他复律术能转回窦性心律	抗心律失常药+电复律术+华法林
永久性房颤	不能转复为窦性心律	控制心室率+华法林或阿司匹林

阵发性房颤发作时常有心室率过快而致血流动力学不稳定，每需紧急处理，因房颤持续时间越长，

越容易导致心房电重构而致不易转复为窦性节律。如房颤伴快速心室率引起低血压、心功能不全、心绞痛或预激综合征经旁道前传的房颤，宜紧急施行电复律。

药物转复常用 I A、I C、Ⅲ类抗心律失常药，有器质性心脏病、心功能不全的患者首选胺碘酮，无器质性心脏病者可首选 I 类抗心律失常药。依布利特、多非利特及阿米利特终止持续性房颤也有一定效果，必要时可供选用。

控制房颤的心室率常用洋地黄、钙通道阻滞剂及 β-受体阻滞剂静脉注射。其中洋地黄主要用于慢性房颤。具有预激综合征的房颤患者则禁用洋地黄和钙通道阻滞剂。

慢性持续性房颤有较高的栓塞并发症，故超过 48 小时未自行复律的持续性房颤，应使用华法林等抗凝药物，并使凝血酶原时间国际标准化比值维持在 2.0～3.0。不适宜用华法林或属血栓栓塞事件的极低危人群如较为年轻，无高血压、糖尿病、脑血管疾病、瓣膜病或充血性心力衰竭病史者，则选用阿司匹林。

（五）室性心动过速

室性心动过速简称室速，是指发生于希氏束分叉以下的快速连续性室性异位激动。可由自律性异常、折返激动或触发活动等不同机制所引起。按心动过速持续时间分为持续性（＞30 秒）和非持续性（30 秒内自行终止）。按心电图表现分为单形性、多形性、双向性、并行心律性、分支阻滞性、自主性和尖端扭转性室速等，其中以单形性室速最为常见。

90% 以上室性心动过速患者有器质性心脏病或明确诱因。主要见于冠心病、心肌病，其他原因包括电解质紊乱、二尖瓣脱垂、药物中毒、Q-T 间期延长。少数室速无器质性心脏病证据，称为特发性室性心动过速。

1. 临床特征

室性心动过速因发作时心脏基础病变、心功能状态、室速的频率和持续时间不同，其临床表现和预后迥异。非持续性室速患者症状轻微，持续性室速者则常有血流动力学障碍的表现，常见的有心慌、胸闷、气促、眩晕和低血压等，严重者可出现昏厥、休克、急性左心衰竭或心室纤颤而猝死。

室性心动过速时由于房室分离，第一心音强弱不等，有时可闻及大炮音，颈静脉搏动强弱不一，间歇出现较强的颈静脉搏动波——a 波。

2. 心电图特征

（1）连续出现 3 个或 3 个以上宽大畸形 QRS 波，频率≥100 次/分，节律基本规则，T 波与 QRS 主波方向相反。

（2）P 波与宽大畸形的 QRS 波无固定关系，形成房室分离，房率小于室率。但因 P 波常融于畸形的 QRS 波中，故难以辨认。

（3）完全或部分心室夺获：室性心动过速时，有时窦性激动可下传完全夺获心脏，表现为窄 QRS 波，其前有 P 波，P-R 间期 >0.12 秒。窦性激动与异位激动同时兴奋心肌时表现为部分夺获，图形介于窦性和室性之间，称为室性融合波。

3. 救治方法

大多数室性心动过速发作时症状较重，持续性室性心动过速，特别是心室率极快的无脉性室速，临床表现凶险，常可转为心室纤颤而发生猝死，故必须及时有效地终止。室性心动过速的急诊治疗包括：立即中止室速发作、寻找并消除诱发因素、积极治疗原发病、预防室速复发和心脏性猝死。

直流电复律是终止室性心动过速安全和有效的治疗措施。持续性室速伴严重的血流动力学障碍而出现低血压、休克、心绞痛、心力衰竭、脑血流灌注不足等症状时，电复律可作为首选的治疗措施。复律电能 50～100J。洋地黄中毒引起的室性心动过速则不宜电复律。

室性心动过速如无显著血流动力学障碍或伴有昏厥的非持续性室性心动过速可选药物治疗。常用利多卡因、普罗帕酮、普鲁卡因胺，无效可选用胺碘酮。

利多卡因首剂 50～100mg，静脉注射，必要时 5～10 分钟后可重复静脉注射 50～100mg，但 1 小时总量不超过 300mg，有效后可用 1～3mg/min 静脉滴注维持。

普罗帕酮一般用 1.0～1.5mg/kg（多用 35～70mg），稀释后缓慢静脉注射，无效时可在 10～20 分钟后重复一次；必要时以 0.5～1.0mg/min 静脉滴注维持，总量不超过 280mg。

普鲁卡因胺稀释后静脉滴注，每 5 分钟静脉注射 100mg，直至有效或总量达 1 000mg。有效后继以 1～4mg/min 静脉维持。

胺碘酮负荷量 2.5～5mg/kg，常用 150mg 稀释于 5% 葡萄糖液 100mL 中缓慢静脉注射 10 分钟或以 15mg/min 由输液泵注入，有效后 0.5～1mg/min 静脉滴注维持 24 小时，总量不宜超过 1 000mg。

对各种抗心律失常治疗无效的持续性单形性室性心动过速，可采用导管射频消融治疗或植入心律复律除颤器（ICD）。

（六）心室扑动和心室纤颤

心室扑动和心室纤颤，简称室扑和室颤。室扑时，心室率极快但收缩无效；室颤时，心室律更快且不规则。因此，室扑、室颤时，心脏已丧失了射血功能，体内血液循环已中断。各种严重器质性心脏病及其他全身性疾病的晚期都可以出现室扑和室颤，也可见于心脏手术、麻醉、触电、雷击及药物中毒时。

1. 临床特征

室扑和室颤时，患者意识丧失、抽搐，呼吸缓慢不规则或停止，心音和大血管搏动消失，血压无法测出以及瞳孔散大、对光反射消失。如不及时抢救，迅即死亡。

2. 心电图特征

（1）心室扑动：P 波消失，出现连续宽大和比较规则的正弦波状的心室扑动波，QRS 波与 T 波难以分辨；心室扑动波频率 150～300 次/分，通常为 200 次/分。

（2）心室纤颤：P-QRS-T 波消失，代之以形态、振幅和间隔完全不规则的小波，波幅常 < 0.2mV；纤颤波频率 250～500 次/分。

3. 救治方法

室扑和室颤的诊断一旦确立，应立即按心肺脑复苏的原则建立有效呼吸和人工循环，并尽快非同步直流电除颤，必要时可连续 3 次，依次电能为 200J、300J、360J。无效者可在持续胸外按压和人工通气的同时静脉推注肾上腺素 1mg，每 3～5 分钟一次，每次给药后 30～60 秒内再次电除颤（360J），必要时辅以利多卡因、溴苄胺等。

三、缓慢型心律失常

缓慢型心律失常主要发生部位是窦房结、房室结和心室内。发生于窦房结的缓慢型心律失常包括窦性心动过缓、窦性停搏和窦房传导阻滞。发生于房室结者则为房室传导阻滞；室内传导阻滞包括右束支、左束支、左前分支和左后分支阻滞。

（一）窦性停搏

窦房结在一段时间内不发放冲动被称为窦性停搏，又称窦性静止。

1. 临床特征

窦性停搏可见于迷走神经张力突然升高，如按摩颈动脉窦、按压眼球、刺激咽喉引起呕吐时，但多数系由病态窦房结综合征、冠心病及抗心律失常药等引起。停搏时间较长者可致眩晕、黑矇或短暂意识丧失，严重者甚至抽搐。

2. 心电图特征

（1）在正常窦性心律，突然出现显著的长间歇。

（2）长间歇中无 P-QRS-T 波。

（3）长间歇与基本的 P-P 间期无倍数关系。

（4）长间歇中可见房室交界性或室性逸搏。

3. 救治方法

有症状的窦性停搏治疗主要针对病因，如纠正高钾血症、停用可能引起窦性停搏相关药物。症状明显者在病因治疗的同时可短时应用阿托品、异丙肾上腺素等药物治疗。有昏厥发作者，则应予心脏起搏治疗。

（二）房室传导阻滞

房室传导阻滞是指激动从心房传至心室过程中发生传导延迟或阻断。按阻滞程度，可分为一度、二度和三度房室传导阻滞。

1. 临床特征

房室传导阻滞多由器质性心脏病引起，如冠心病、心肌病、心肌炎、结缔组织病和原发性传导束纤维化或退行性变等，也可由风湿热、电解质紊乱和药物中毒引起。一度或二度Ⅰ型房室传导阻滞偶见于迷走神经张力增高的健康人。临床症状和严重度因房室传导阻滞的程度和原发病而异。一度房室传导阻滞常无症状；二度房室传导阻滞常有心悸、疲乏；二度Ⅱ型或三度房室传导阻滞心室率缓慢者则常有眩晕、黑矇、昏厥、心绞痛，甚至发生阿—斯综合征或猝死。第一心音减弱常是一度房室传导阻滞的体征；二度房室传导阻滞则有间歇性心搏脱漏；三度房室传导阻滞时，第一心音强弱不等，可闻及"大炮音"，并见颈静脉间歇性巨大搏动波。

2. 心电图特征

（1）一度房室传导阻滞：P-R 间期 > 0.20 秒，无 QRS 波脱落。

（2）二度Ⅰ型房室传导阻滞：又称莫氏Ⅰ型或文氏型。①P-R 间期逐渐延长，直至 P 波后脱落 QRS 波。②R-R 间期逐渐缩短，直至 P 波受阻。③包含受阻 P 波在内的长 R-R 间期小于正常窦性 P-P 间期的两倍。

（3）二度Ⅱ型房室传导阻滞：又称莫氏Ⅱ型房室阻滞。①P-R 间期恒定（可正常也可延长）。②间断或周期性出现 P 波后 QRS 波脱落，可呈 2：1、3：1 脱落。③含未下传 P 波的长 R-R 间期为短 R-R 间期的两倍。④发生在希氏束内的Ⅱ型阻滞 QRS 波大多正常，发生于希氏束远端和束支的Ⅱ型阻滞，则 ORS 波宽大、畸形，呈束支传导阻滞型。

（4）三度房室传导阻滞：又称完全性房室传导阻滞，即心房的激动完全不能下传至心室，心室由阻滞部位以下的起搏点控制。心电图表现为：①房室分离，P-P 间期和 R-R 间期有各自规律，P 波与 QRS 波无关。②P 波频率 > QRS 波频率。③QRS 波缓慢，若阻滞水平高，心室起搏点位于希氏束分叉以上，QRS 波不增宽，频率 40 ~ 60 次/分；若心室起搏点位于希氏束分叉以下，则 QRS 波宽大、频率 < 40 次/分。

3. 救治方法

（1）病因治疗：急性发生的房室传导阻滞，最常见于急性心肌梗死、心肌炎、药物（β-受体阻滞剂、钙通道阻滞剂、洋地黄和抗心律失常药中毒）毒性作用、电解质紊乱（高钾血症和高钙血症）等，应针对原发病作相应治疗。

（2）增快心室律，促进房室传导：一度房室传导阻滞和二度Ⅰ型房室传导阻滞心室率不太慢和无症状者，通常无需应用抗心律失常药物，必要时可选用阿托品口服或肌内注射。二度Ⅱ型以上房室传导阻滞心室率缓慢，可选用异丙肾上腺素 1 ~ 2mg 加入 5% 葡萄糖液 500mL 中缓慢静脉滴注，或 1 ~ 2μg/min 由输液泵注入，依治疗反应调整剂量，以使心室率提高至 50 ~ 60 次/分，剂量过大可诱发室性心动过速，甚至室颤。

阿托品适用于阻滞部位在房室结的房室传导阻滞，能增加高部位心室起搏点的自律性，从而增加心室传导阻滞的心室率，常用 0.5 ~ 2.0mg 静脉注射，若能终止传导阻滞或将心室率提高至 50 次/分，可继续给药，但不宜超过 48 小时，以免发生阿托品毒性反应。二度Ⅱ型房室传导阻滞伴 QRS 波增宽者，则不宜用阿托品。

肾上腺皮质激素通过减轻传导系统的炎症和水肿，常用于治疗手术、急性心肌炎和其他感染所引起的急性三度房室传导阻滞，临床常用氢化可的松 100 ~ 200mg 或地塞米松 10 ~ 20mg 加入葡萄糖液中短期静脉滴注。

（3）心脏起搏：三度房室传导阻滞或二度Ⅱ型房室传导阻滞药物治疗无效，或有血流动力障碍及晕厥者，应立即进行临时性或永久性心脏起搏治疗。

第三节　急性冠脉综合征

一、概述

急性冠脉综合征（ACS）是由于冠状动脉狭窄引起心肌缺血所致的一类缺血性心脏病，它是 ST 段抬高性心肌梗死（STEMI）、非 ST 段抬高性心肌梗死（NSTEMI）和不稳定性心绞痛（UA）的总称。其共同病理生理表现是动脉粥样斑块破裂或侵蚀。在美国，每年约 500 万缺血性胸痛者急诊，每年 ACS 者达 168 万左右，其中 65 万发展为心肌梗死，45 万人发生再次梗死，病死率达 30% 。

二、发病机制

缺血是由于灌注减少导致氧供不足，伴代谢产物清除不充分，缺血和低氧血症是相对性的名词，氧供和氧耗失衡即会导致缺血。氧供受血液和冠状动脉血流的氧输送影响，而血液的氧输送能力取决于血红蛋白数量和氧饱和度。冠状动脉血流量取决于心脏舒张松弛时间和周围血管阻力，体液、神经、代谢和血管外压迫以及局部自动调节机制共同决定冠状动脉血管阻力。

心肌缺血及后果通常是固定性粥样硬化病变所致，而 ACS 是冠状动脉痉挛、粥样斑块破裂，粥样硬化病变处血小板聚集或血栓形成导致心肌血流减少所致。非粥样硬化病因引起 ACS 少见。

血管壁的反复损伤导致粥样硬化斑块形成，巨噬细胞和平滑肌细胞是斑块发展的主要细胞成分，而脂质是细胞外基质的主要成分，斑块龟裂和破裂受粥样斑块的内在特性影响，如其组成和形状、局部因素如血流剪切力、冠状动脉张力、冠状动脉灌注压和心肌收缩时动脉的运动度，当斑块发生破裂时，暴露给循环血小板强大的血栓形成物质。

急性心肌梗死可抑制心肌收缩力，因此，影响中心和外周灌注，AMI 的基本变化是心肌功能丧失，当某一块心肌氧供不足时，功能进行性恶化并通过四种异常收缩模式表现出来：与邻近心肌收缩运动不协调、运动功能减退、运动不能、反常运动。心肌梗死范围扩大，左室泵功能降低，左室舒经末压和左室收缩末容量增加，心排血量、心搏出量和血压会降低。当左房和肺毛细血管压增加，可发生充血性心力衰竭和肺水肿。大脑和肾脏灌注差会产生意识改变和肾功能受损。由急性心肌梗死引起的心力衰竭称为泵衰竭，按 Killip 分级将泵衰竭分为四级，通过分级不仅可以判断病情严重程度，对预后也可作初步预测。详细分级及粗死亡率为：Ⅰ级：无充血性心力衰竭表现，死亡率约 5%；Ⅱ级：轻度充血性心力衰竭（两肺啰音和第三心音），死亡率约 15%~20%；Ⅲ级：明显的急性肺水肿，死亡率约 40%；Ⅳ级：心源性休克，死亡率约 80% 。

三、临床特征

1. 症状和病史

ACS 相关的最常见症状是胸部不适，但症状也包括上半身其他地方的不适，气短、出汗、恶心和头晕眼花。AMI 的症状是特征性的，比心绞痛更剧烈，持续时间多于 15 分钟。ACS 的不典型症状或异常表现更多见于老年人、女性和糖尿病患者。

急性冠脉综合征的最主要症状为缺血性胸痛（即心绞痛），可伴有胸闷、心悸、呼吸困难、出汗等表现，典型的缺血性胸痛与其他原因性胸痛性质明显不同，下面介绍缺血性胸痛的特点。

与心肌梗死高度相关的症状包括疼痛放射到上肢，特别是放射到左上肢，胸痛可伴有出汗或恶心和呕吐，此时应对患者进行详细问诊，以排除 AMI 早期表现。①发病情况：典型的缺血性疼痛表现为逐渐发作，其强度可轻可重。②诱因和缓解因素：疼痛常因活动诱发，缺血性胸痛不随呼吸或体位变化而变化，对硝酸甘油可能没有反应。③性质：常是比疼痛更具特征性的不适感，而且这种不适感可能很难描述清楚。患者可能描述为压榨性、紧缩感、压迫感、绞榨感、挤压感、抑制感、烧灼感、胸部膨胀感、束带感、胸部堵塞感、咽喉阻塞感、疼痛、胸部重压感等。患者可能会握拳紧压胸口，这种表现常称为 Levine 征。④放射部位：缺血性胸痛常常放射到身体的其他部位，如上腹部、肩膀、上肢（上臂或前臂）、手腕、手指、颈部和咽喉部、下颌和牙齿（不是上颌），背部也不少见（特别是肩胛间区）。疼痛放射到上肢者高度提示为缺血性胸痛。⑤胸痛部位：缺血性胸痛不局限在某一特定点上，更可能是弥漫性的，很难具体定位。患者往往提示是整个胸部或用手掌指定某一区域，而不是用一个手指确定某一特定点上。⑥持续时间：心绞痛常很短暂（2~5分钟），且可因休息或使用硝酸甘油缓解。相反，ACS 患者可能休息时也有胸痛，持续时间不一，大多持续超过30分钟，典型的心绞痛持续超过20分钟强烈提示是 ACS。⑦相关症状：缺血性胸痛往往伴有呼吸短促，表明可能有肺充血。其他症状可能包括嗳气、恶心、呕吐、消化不良、出汗或大汗、眩晕、头晕、皮肤湿冷、疲乏无力。老年妇女和糖尿病患者症状多不典型，很少出现典型的胸痛。⑧严重程度：根据加拿大心脏病学会心绞痛分级，将心绞痛分为四级。Ⅰ级：心绞痛仅在强烈、快速和长时间劳力后产生，一般体力活动不会引起心绞痛；Ⅱ级：普通活动轻度受限，心绞痛仅在快速登楼梯、爬山、餐后行走、冷或情绪应激时发生；Ⅲ级：日常活动明显受限，行走1~2个街区或正常步速登楼一层即会发生心绞痛；Ⅳ级：无法完成任何体力活动，静息时便会产生心绞痛症状。

部分缺血性胸痛患者可能表现不典型，与上述典型表现有所不同，可能表现为锐痛或刀割样痛或胸膜炎样疼痛，统计发现，约有22%的锐痛或刀割样痛、13%胸膜炎样疼痛最后诊断为急性心肌缺血。约有1/3的 ACS 患者不出现胸痛，而表现为其他不典型症状，最常见的症状包括仅有呼吸困难、恶心和/或呕吐、心悸、晕厥或心脏骤停，这些症状主要见于老年人、糖尿病者和妇女。应当注意，下列各种胸、腹部不适或疼痛，绝大多数不是缺血性胸痛的表现：①胸膜炎样痛、锐痛或刀割样痛，与呼吸运动或咳嗽相关。②主要或仅出现于中、下腹部的疼痛。③仅用一个手指可以确定某处的任何不适。④因运动或触诊而再出现的任何不适。⑤疼痛持续数天。⑥瞬间疼痛持续几秒钟或更短。⑦疼痛放射到下肢或上腭以上的部位。⑧如患者描述为尖锐疼痛、短暂痛、刀割样、刺穿样或发麻和针刺样等，往往也不是缺血胸痛。

既往有冠心病史（CHD）的患者，再发胸痛的风险显著增加，与有冠心病史相比，既往有其他血管性疾病者与心脏缺血性事件风险有相关性。冠心病的危险因素如特殊年龄、性别、糖尿病、高血压、高血脂和吸烟，以及最近吸食可卡因等，这些病史均增加了 ACS 的可能性，在收集病史时应注意询问。

2. 体格检查

（1）机体反应性、气道、呼吸和循环情况。

（2）有无全身低灌注的表现，如低血压、心动过速、认知障碍，有无皮肤发冷、变湿、苍白或皮肤发灰等表现。

（3）有无心律失常，因为围梗死期的持续性心律失常应立即处理，另外，由于其对心排血量的恶化性效应，可能加重心肌缺血，并可进展为室颤（VF），因此，及时发现心律失常，尤其是室性心律失常，为临床及时给予治疗奠定基础，也将为抢救生命赢得宝贵的时间。

（4）注意检查有无心力衰竭表现，如颈静脉怒张、肺底部湿啰音或哮鸣音、第三心音奔马律、低血压、心动过速等，心功能严重障碍可能出现端坐呼吸、气短、满肺哮鸣音，此即心源性哮喘的典型表现。

（5）除外心肺部的检查，还应做神经系统筛查，以评估有无局灶性损害或认知缺损，因为部分患者可能伴有房颤而继发脑梗死，也有助于确定和评估溶栓治疗的安全性。

四、辅助检查

1. 心脏标志物

急性心肌损害的系列血清标志物（或称心肌酶），如肌钙蛋白（CTn）T 或 I、肌酸激酶同工酶（CK-MB）、肌红蛋白等是确立心肌梗死诊断的必要因素。最常使用的是肌钙蛋白 T 或 I 和 CK-MB，这些检查可在床边快速监测。

所有 AMI 患者均有上述一种或多种标志物血清浓度的升高，但其敏感性相对较低，除非在症状发作的 4~6 小时以后，因此，这个时间段内的阴性结果并不排除心肌梗死，少部分患者心脏标志物在 12 小时内还未升高。但急性 STEMI 患者的再灌注治疗不应等待心脏标志物结果。没有确定性 ST 段抬高的患者，如果初始检测结果不确定，ECG 也不确定，但临床仍高度怀疑的患者，应在 4 小时或更长时间后再次检测系列心脏标志物，肌钙蛋白阴性者应在 6~12 小时后重新测定。

2. ECG 特点

ACS 的早期 ECG 可能是非特异性的，动态观察有助于及时确定诊断。典型的 STEMI 患者 ECG 的动态演变过程表现为：①起病数小时内，可无异常或出现异常高大的两肢不对称 T 波。②数小时后，ST 段明显抬高，弓背向上，与直立的 T 波连接形成单相曲线，数小时至 48 小时内出现病理性 Q 波，同时 R 波减低，此即急性期改变；Q 波在 3~4 天内维持稳定不变，以后仍有 70%~80% 永久存在。③在早期如不进行治疗干预，ST 段抬高持续数日至 2 周左右逐渐回到基线水平，T 波则变为平坦或倒置，此为亚急性期改变。④数周至数月后，T 波呈 V 形倒置，两肢对称，波谷尖锐，此为慢性期改变；T 波倒置可永久存在，也可在数月至数年内逐渐恢复。

（1）ST 段确定：①ST 抬高的确定，连续两个解剖部位导联 J 点处 ST 段有新出现的抬高，男性 $V_2 \sim V_3$ 导联抬高 ≥0.2mV 或女性 $V_2 \sim V_3$ 导联抬高 ≥0.15mV，其他导联 ≥0.1mV。②ST 段压低的确定，连续两个解剖部位导联新发的基线或 ST 段下斜形压低 ≥0.05mV；或连续两个以 R 波为主或 R/S>1 的导联出现 T 波倒置 ≥0.1mV（注：连续两个解剖部位导联是指胸前导联的 $V_1 \sim V_6$ 连续两个；下壁导联 Ⅱ、Ⅲ、aVF；侧壁或心尖导联 Ⅰ、aVL；V_3R 和 V_4R 反映右室游离壁变化）。

（2）缺血性 T 波的五大特点：无论直立或倒置，T 波有以下特点提示为缺血性 T 波：①T 波振幅增大。②两肢对称，基底部变窄。③波峰变尖。④T 波变化剧烈，几分钟内就可见观察到 T 波的显著变化。⑤T 波改变仅出现于心肌缺血区的导联上，能定位诊断。

胸痛患者出现 ST 段抬高应首先考虑存在缺血，而后才考虑是否有心包炎或左心室室壁瘤等。对可疑冠脉缺血的患者，建议做活动平板负荷试验。

（3）提示陈旧性心肌梗死的 ECG 变化：①V_2、V_3 导联 Q 波 ≥0.02 秒或为 QS 波。②Ⅰ、Ⅱ、aVL、aVF 导联或 $V_4 \sim V_6$ 导联，任何两个连续的解剖部位导联（Ⅰ、aVL、V_6、$V_4 \sim V_6$，Ⅱ、Ⅲ、aVF），其 Q 波时间 ≥0.3 秒、深度 ≥0.1mV 或呈 QS 波。③$V_1 \sim V_2$ 导联和 T 波直立且 R/S≥1 的无传导障碍导联，R 波时间 ≥0.04 秒。

再梗死 ECG 变化：连续两个解剖部位导联中，原先 ST 段抬高不足 0.1mV 的患者出现 ST 段抬高 ≥0.1mV 或新发特异性 Q 波，特别是有缺血症状持续 ≥20 分钟者；但 ST 段再次抬高也可见于致命性心脏破裂者，出现这种变化时应进一步检查。单纯性 ST 段压低或左束支传导阻滞（LBBB）不是心肌梗死的有效标准。

3. 心脏超声检查

心脏超声检查有助于发现心脏有无结构性病变，同时可明确或排除心包积液，更为关键的是，心脏超声检查可了解心脏泵血功能的各项指标，为临床治疗提供重要参考价值。

五、诊断思路

（一）诊断与定位

依据典型的临床表现，结合特征性的心电图改变和心肌酶学变化，ACS 能够得到及时诊断，但心电图的动态演变过程对急性心肌梗死的诊断更有意义。由于 ACS 包含 UA、STEMI 和 NSTEMI 三种疾病，且治疗不完全相同，有必要对其做出鉴别，以利临床治疗。不稳定心绞痛患者出现心肌标志物升高，应考虑为 NSTEMI，并应按 NSTEMI 做相应处理。

心肌梗死的血管定位诊断：①左冠状动脉前降支供应左心室前壁、心尖部、下侧壁、前间壁和二尖瓣前乳头肌，这些部位的心肌梗死考虑为左冠状动脉闭塞。②右冠状动脉供应左心室膈面（右冠优势时）、后间隔和右心室、窦房结和房室结，这些部位的心肌梗死考虑右冠状动脉闭塞。③左冠状动脉回旋支供应左心室高侧壁、膈面（左冠优势者）和左心房、房室结，这些部位发生心肌梗死，考虑左冠状动脉闭塞。④左冠状动脉主干发出的分支供应左心室，如果主干闭塞，会产生左心室广泛梗死，即发生左心室广泛梗死时考虑为左冠状动脉主干闭塞。

（二）危险分层

1. ACS 危险分层

根据临床表现、ECG 和血清心脏标志物确定 ACS 危险度，见表 4-5。

表 4-5　确定急性冠脉综合征（ACS）可能性的危险分层

评估	高度 ACS 可能	中度 ACS 可能	低度 ACS 可能
表现	具有以下任何一项即认为是 ACS 高度可能性的表现	缺乏高度可能性的表现	缺乏中或高度可能性的表现
病史	胸痛或左臂痛或有不适主诉；心绞痛再发；有冠心病史（包括 MI）	胸痛或左臂痛或有不适主诉；年龄 >50 岁	可能是缺血症状；最近吸食可卡因
体格检查	新发短暂性二尖瓣反流、低血压、出汗、肺水肿或啰音	心外血管病	心悸引起的胸部不适
ECG	新发或可能新发的暂时性 ST 段抬高（>0.05mV）或 T 波倒置（>0.2mV）伴有症状	固定性 Q 波；未证实新发的异常 ST 段或 T 波	正常 ECG
血清心脏标志物	肌钙蛋白 T 或 I 升高或 CK-MB 升高	正常	正常

2. STEMI 危险分层

心肌梗死溶栓试验研究者提出 7 个危险因素，作为预测其死亡、再梗死或起病 14 天内紧急血管成形术的工具。这个积分系统主要包括以下几个部分：①年龄 ≥65 岁（年龄是最有力的 AMI 死亡预测因子，老年人 AMI 易发生心脏并发症，特别是心力衰竭，4/5 的 AMI 死亡是年龄 ≥65 岁的老年人）。②3 个或 3 个以上心脏危险因素（包括高胆固醇血症、糖尿病、高血压、吸烟、冠心病阳性家庭史）。③最近 7 天使用阿司匹林。④最近 24 小时内至少出现 2 次心绞痛事件。⑤当前 ECG 发现 ST 段偏移。⑥CK-MB 或心特异性肌钙蛋白等心脏标志物升高。⑦已知有冠状动脉狭窄 ≥50%。

以上 7 项中每一项评为 1 分，以 ≤14 天的主要终点事件为界标，主要终点事件包括：死亡、新发或复发性心肌梗死或必须紧急血管成形术。如果患者具备 5 项或更多项 TIMI 危险积分（≥5 分），考虑此患者是高危患者；如评分为 3~4 分，提示为中危患者；如果危险积分 ≤2 分则是低危患者。

其他与发病 30 天死亡或再梗相关的因素有以下四大项：①心动过缓或心动过速。②低血压。③有心力衰竭征象（新发或渐增的肺部啰音，二尖瓣杂音，第三心音奔马律）。④持续室性心动过速。

（三）并发症

心肌梗死的常见并发症包括：乳头肌功能失调或断裂、心脏破裂、栓塞、心室壁瘤、心肌梗死后综合征。

六、救治方法

（一）监护与初始处理

在初始评估阶段，对有高度 ACS 危险的患者应做以下评估和处理。

1. 气道、呼吸和循环情况

任何危险抢救只有在气道通畅、呼吸功能良好和循环稳定的基础上，才可考虑进行其他处理，否则其他治疗无从谈起。

2. 初始 ECG 检查

对所有疑为冠状动脉缺血的患者均应做 12 导联 ECG，它是提供 ACS 初始诊断和治疗的基础。ACS 患者的初始 ECG 可能是非诊断性的，如果初始 ECG 是非确定性的，但患者症状持续并且临床上仍高度怀疑为心肌梗死时，应每 5~10 分钟复查 ECG 一次。

3. 复苏准备

准备好复苏相关装置如除颤仪和人工气道器械。

4. 心电监护

开始心电监护，并在床边备好紧急复苏装置。

5. 氧疗

应给所有具有肺淤血或动脉血氧饱和度＜90%的患者吸氧，前6小时内给所有ACS患者吸氧也是合理的（氧流量为2～3L/min），维持SpO_2在90%以上，因为氧疗限制了动物缺血性心肌的损伤，氧疗降低了STEMI患者ST段抬高程度。

6. 建立静脉通道

应建立1条通畅的静脉通道，必要时应有2条静脉通路，同时应留取血标本送做有关的检查如心脏标志物、血常规等。

7. 阿司匹林

对疑似ACS的所有患者均应早期给予162～325mg阿司匹林嚼服，除非患者有绝对禁忌证（如过敏史）或此前已服用过此药，其他形式的阿司匹林（可溶性制剂）与咀嚼片一样有效。对于具有严重恶心、呕吐或上消化道功能障碍的患者给予阿司匹林栓剂（300mg）是安全的。

8. 硝酸甘油

缺血性胸痛或胸部不适患者，应每3～5分钟舌下含服硝酸甘油0.4mg，直到胸痛缓解或低血压限制其使用，一般可连续给3次，而后考虑静脉使用硝酸甘油的必要性。服药前，男性患者均应常规询问有无使用"西地那非"（伟哥）、伐他那非等磷酸二酯酶抑制剂类血管扩张剂，如果最近24小时内用过这类药或36小时内用过他达那非，应禁用硝酸盐类或需在严密监护下使用，因为硝酸盐类的使用可能导致患者出现严重的低血压。对右心室梗死或下壁心肌梗死可能累及右心室者，也应慎重使用硝酸盐制剂，因为此类患者需要充足的右心室前负荷，否则也可能出现严重的低血压。低血压（SBP＜90mmHg或低于基线水平30mmHg）、严重心动过缓（＜50次/分）或心动过速（＞100次/分）患者禁用硝酸盐制剂。

9. 镇静止痛

ACS患者除外疼痛，可同时伴有紧张、焦虑等，及时给予镇静止痛可消除这类症状。吗啡是最常使用的镇静止痛药物之一，不仅可能止痛，同时可直接扩张血管，降低心脏前后负荷。用法：开始剂量一般为2～4mg，静脉注射，5～15分钟后，如症状不改善者可重复使用，并可适当增加剂量至2～8mg，直至胸痛或焦虑缓解或出现明显低血压，但应缓慢注射，否则可能继发低血压或呼吸抑制。

（二）STEMI的治疗

最近10年治疗心血管病的最重要进展可能是AMI的再灌注治疗，许多临床试验已经确立了症状发作12小时内、没有禁忌证的AMI患者，早期溶栓治疗作为标准治疗方法。再灌注降低了病死率，再灌注的时间越短，益处越大，如果症状发作后1小时内开始溶栓，患者的病死率会降低47%。

对有STEMI的患者均应考虑做再灌注治疗，常用的再灌注治疗方法是经皮冠状动脉介入和溶栓治疗。通常症状发作≤3小时者，可选择溶栓治疗，如能及时开展PCI，也可选择行PCI治疗，孰优孰劣难分伯仲。但下列情况优选溶栓治疗：①症状发作≤3小时并拟延迟有创操作者。②无法进行有创操作者，如导管室被占用、血管穿刺困难或没有熟练的PCI实施者。③延迟有创操作者，如需长途转运、入门（指进医院）到球囊时间与入门到穿刺给药时间差在1小时以上者、医生接手到球囊时间超过1小时者或入门到球囊时间超过1小时者。

1. 溶栓治疗

溶栓治疗是最常用的STEMI再灌注方法之一，但因溶栓药物的作用特点和可能产生的不良反应，溶栓治疗无法满足所有STEMI患者，它有其自身的适应证和禁忌证。

（1）适应证：①所有症状发作持续12小时之内的缺血性胸痛和ST段抬高（≥2个连续胸前解剖导联或相邻2个肢体导联ST段升高≥1mm或0.1mV），年龄＜75岁。②所有STEMI患者12小时内出现新发或可能为新发的左束支传导阻滞者。③如无禁忌证，给予缺血性胸痛症状发作12小时内的后壁STEMI者溶栓治疗。④如无禁忌证，给予缺血性胸痛症状持续12～24小时的STEMI患者溶栓。

（2）禁忌证：溶栓疗法的禁忌证包括绝对禁忌证和相对禁忌证。绝对禁忌证主要有：①卒中或其他脑血管异常（<1年）。②已知颅内肿瘤（原发或转移）或脑血管畸形（如动静脉瘤）。③最近2～4周创伤或3个月内严重头面部损伤。④已知凝血功能障碍或国际标准化比率（INR）>2～3。⑤疑有主动脉夹层。⑥活动性内出血或出血素质（排除月经）。

相对禁忌证包括：①最近6个月内有卒中或其他颅内疾病史。②华法林治疗（INR>1.5）。③妊娠。④非压缩性骨折（<15天）。⑤严重未控制的高血压（>180/100mmHg）。⑥最近3周创伤或延长性复苏（CPR>10分钟）或外科大手术史。⑦最近2～4周出血史。⑧最近视网膜激光治疗。⑨活动性消化性溃疡。⑩非压迫部位血管穿刺（如锁骨下静脉穿刺）。⑪链激酶/复合纤溶酶链激酶（阿尼普酶）过敏史或5天前使用过此药者。

（3）溶栓成功的指征：判断溶栓是否成功的最有效方法或"金标准"是冠状动脉造影，但由于造影的有创性，使用受到限制，临床上通过溶栓后表现、ECG演变和心肌酶的变化，间接判断溶栓是否成功。间接判断溶栓成功的指征包括：①ECG示抬高的ST段于2小时内回降50%以上。②胸痛于2小时内基本消失。③2小时内出现再灌注性心律失常，如短暂加速性室性自主心律、房室或束支传导阻滞突然消失，或下后壁心肌梗死的患者出现一过性窦性心动过缓、窦房传导阻滞或伴低血压状态。④血清CK-MB峰值提前出现在发病14小时内。同时具备2项或2项以上者应考虑已再通，但②+③项组合不支持再通。

（4）溶栓并发症：溶栓过程中或溶栓治疗后，特别是开始溶栓治疗24小时内，出现神经功能变化，应考虑脑出血，并停用溶栓、抗血小板和抗凝治疗，直至影像检查排出脑出血。如有脑出血临床表现者，应请神经科或血液科专家会诊。如为脑出血，应考虑给予输注冷沉淀物、新鲜冷冻血浆、鱼精蛋白和血小板等治疗。同时监测血压和血糖变化。

2. 经皮冠状动脉介入治疗（PCI）

虽然PCI是有效的再灌注方法之一，但由于其有创性，并受专业技术和设备限制，并非所有STEMI患者均能接受PCI，对有条件做PCI的医院，以下情况优选有创策略（PCI）：①如果有经验丰富的专家，并能确保入院到放置球囊的时间≤90分钟或进行溶栓治疗与用球囊扩张PCI时间差≤60分钟，这种情况下，对STEMI患者症状持续>3小时并≤12小时者，应首先考虑PCI治疗。②高危STEMI如心源性休克或Killip分级≥3者。③有溶栓禁忌者，包括出血风险高和脑出血者，对心肌梗死合并心源性休克或心力衰竭者也适用。④症状发作超过3小时者。⑤诊断STEMI有疑问者。

3. 抗血小板治疗

抗血小板治疗适合于所有ACS患者，不管他们是否接受再灌注治疗。除非有绝对禁忌证，一般均应考虑给予抗血小板治疗，常用抗血小板治疗包括：①阿司匹林是首选的抗血小板治疗药物，对任何STEMI患者，只要有可能就应给予162～325mg阿司匹林嚼服。STEMI者在首日使用阿司匹林162～325mg后，如无禁忌证，次日开始给予75～162mg，每天一次。②氯吡格雷可逆性抑制血小板腺苷二磷酸受体，通过不同于阿司匹林的机制，降低血小板凝集度。主要用于所有接受PCI和支架治疗的患者，这类患者应给予600mg的负荷剂量，并应在服药后的90分钟内进行PCI。对75岁以下接受溶栓治疗者，给予氯吡格雷+阿司匹林也已证实有益。对年龄超过75岁的患者通常给予75mg，因为此药有增加出血的风险。未接受再灌注治疗的STEMI患者，也应给予氯吡格雷（300mg负荷量，继之75mg/d），这是因为非ST段抬高ACS者未行血管成形术使用此药可使用患者受益。另外，少数阿司匹林禁忌者如过敏或严重胃肠道不适者，也可给予氯吡格雷。

4. 抗凝治疗

肝素是一种凝血酶的直接抑制剂，它被广泛地用作ACS溶栓治疗的辅助药物，在UA和NSTEMI患者治疗时，它与阿司匹林和其他血小板抑制剂联合作用。普通肝素（UFH）是不同肽链的硫酸黏多糖的异种混合物。其不足之处在于，对不同患者有不同的抗凝反应，需要静脉用药，需要反复监测部分凝血活酶时间（APTT）。肝素也能刺激血小板活化，导致血小板减少症。由于肝素的局限性，已研究出更新的制剂低分子肝素（LMWH）。LMWH 比 UFH 有更好的抗 Xa ：Ⅱa 比，活化血小板作用更小，抗凝作用更为稳定和可靠，无须做凝血功能监测，它还可降低溶栓后再堵塞和再梗死率，减少出血风险，依诺肝素（LMWH）还可减少 von Willebrand 因子的释放。未行再灌注治疗的 STEMI 且无抗凝禁忌证者，可静脉或皮下注射 UFH 或 LMWH 至少 48 小时，如患者临床必须卧床或限制活动，可持续使用 UFH 或 LMWH 直至患者可活动为止。对活动受限者可使用 UFH 或 LMWH 预防深静脉血栓。对急诊且年龄 75 岁以下溶栓患者的辅助治疗，如果没有明显肾功能损害（血肌酐：男性 > 2.5mg/dL，女性 > 2.0mg/dL），LMWH 可作为 UFH 的替代药物；对 75 岁以上的溶栓患者的辅助治疗，主张使用 UFH，UFH 也用于任何接受血管成形术的 STEMI 患者。在急诊，对未接受溶栓或血管成形术的 STEMI 患者，可选用 LMWH（特别是依诺肝素）作为 UFH 的替代药物。

5. β-受体阻滞剂

院内使用 β-受体阻滞剂降低了未溶栓患者的心肌梗死面积、心脏破裂发生率和病死率，也降低室性异位心律和室颤的发生率。对接受了溶栓治疗的患者，静脉注射 β-受体阻断剂降低梗死后缺血和非致命性心梗。梗死后不久加用 β-受体阻断剂的患者发现，其病死率和非致命性梗死有轻度降低，且差异显著。β-受体阻断剂静脉注射对 NSTEMI 的 ACS 患者也有益处。

对急诊的各种 ACS 患者均应加用口服 β-受体阻滞剂，除非有禁忌证，即便行 PCI 者也应使用。静脉使用 β-受体阻滞剂适于治疗快速型心律失常和高血压患者。没有禁忌证的所有 STEMI 患者应在 24 小时内开始给予 β-受体阻滞剂，并持续用药，如 24 小时内有禁忌证者，应在禁忌证消除后重新尽早评估给药。早期静脉给予心脏选择性的药物如美托洛尔或阿替洛尔。用法：①静脉给予美托洛尔，按 5mg 增量使用，缓慢静脉注射（5mg 超过 1~2 分钟），每 5 分钟可重复给药，起始时的总剂量为 15mg；能耐受此法的患者应在最后一次静脉给药后 15 分钟开始口服治疗，继之 100mg 每天 2 次维持。②静脉给予阿替洛尔 5mg，5 分钟后可重复 5mg；能够耐受此法的患者，应在最后一次静脉用药后的 1~2 小时后开始口服给药（50~100mg/d）。③如果需要超短效 β-受体阻滞剂，可给予艾司洛尔 50μg/（kg·min）逐步增加直至最大剂量 200~300μg/（kg·min）。禁忌证包括：中—重度的左心室功能衰竭和肺水肿、心动过缓（<60 次/分）、低血压（SBP <100mmHg）、周围循环灌注不良征象、Ⅱ度或Ⅲ度心脏传导阻滞或气道反应性疾病。有中度或重度心力衰竭的患者，可口服 β-受体阻滞剂，在患者稳定后应给予滴注小剂量 β-受体阻断剂。严重 COPD 和支气管哮喘者慎用或禁用。

6. 硝酸甘油

如果无禁忌证（如使用抗勃起功能障碍药物或右心室梗死），前 48 小时内持续缺血性疼痛、充血性心力衰竭或高血压的 STEMI 患者应给予硝酸甘油静脉治疗，但使用此药并不排除使用其他降低死亡率的药物，如 β-受体阻滞剂或 ACEI。48 小时后复发性心绞痛或持续充血性心力衰竭者，可静脉、口含或局部用药。静脉使用硝酸甘油适用于进行性缺血性胸痛或胸部不适者、高血压的治疗、肺淤血的治疗。24~48 小时后无持续或复发性心绞痛或充血性心力衰竭患者，使用硝酸盐仍有效。硝酸盐类不宜用于收缩压 ≤90mmHg 或收缩压比基础血压下降 ≥30mmHg 者，也不适于严重心动过缓（HR <50 次/分）或心动过速（HR >100 次/分）或右心室梗死者。硝酸甘油的治疗目标是使血压正常者的收缩压降低 10% 左右或使高血压者的血压下降约 30%。

7. 钙通道阻滞剂

钙通道阻滞剂可作为 β-受体阻滞剂有禁忌或 β-受体阻滞剂达最大剂量时的替代治疗药物或附加药物，但钙通道阻滞剂并未显示能够降低心肌梗死的病死率，有资料表明对某些有心血管病的患者尚存在害处。值得注意的是，这些药物对 AMI 患者使用仍过于频繁，β-受体阻滞剂用于无禁忌的心肌梗死患者是更为合理的选择。通常，钙通道阻滞剂仅用于有 β-受体阻滞剂禁忌或 β-受体阻滞剂达到最大临床剂量无效的患者。

8. 血管紧张素转换酶抑制剂（ACEI）或血管紧张素受体抑制剂（ARB）

ACEI 可改善 AMI 患者的存活率，特别是在早期开始治疗时。大量研究表明，无论 AMI 做或不做再灌注治疗，在医院给予口服 ACEI，能持续改善病死率，对前壁心肌梗死、肺淤血或左室（LV）射血分数（EF）<40% 者获益最大。但它并不适于有低血压的患者。对有肺淤血、LVEF<40%、无低血压的症状发作<24 小时的 STEMI 患者，主张使用口服 ACEI。口服 ACEI 也适用于其他所有 AMI 患者，无论是否做了早期再灌注治疗，但最初 24 小时禁止经静脉使用 ACEI，因为有低血压的风险。

所有诊断 STEMI 的患者 24 小时内启用口服 ACEI，并应持续使用，但双肾动脉狭窄，既往治疗出现血管性水肿者禁用。无法耐受 ACEI 但有心衰的临床或放射学表现或左心室射血分数（LVEF）<0.40 者可使用 ARB。能耐受 ACEI 者，也可使用 ARB 作为 ACEI 的替代药物，缬沙坦和坎地沙坦均有效。STEMI 后无明显肾功能障碍或高钾血症（血钾最好<5mmol/L）、已接受 ACEI、LVEF<0.40、有心衰症状或糖尿病者，应长期给予醛固酮阻断剂治疗。

9. 羟甲基戊二酸（HMG）还原酶抑制剂（他汀类）

大量研究表明，在 ACS 症状发作的几天内使用他汀类药，可持续降低炎症因子水平及并发症如再梗死、复发性心绞痛和心律失常。少有证据建议这类药物在急诊时开始使用，但对 ACS 或 AMI 患者早期（就诊 24 小时内）使用他汀类药是安全、可行的。如果患者原先就在用他汀类药物，应继续使用。

10. 维持水电解质平衡

在进行再灌注、抗凝、改善心功能等治疗的基础上，维持正常的水、电解质和酸碱平衡是 ACS 治疗的基本措施，美国心脏病学会特别推荐维持 STEMI 患者的血清钾最好不低于 4mmol/L 的较高水平，同时维持血清镁水平于 4mmol/L 以上。不过，最近的临床研究发现，葡萄糖—胰岛素—钾溶液（GIK 溶液）对 STEMI 患者没有任何益处。

11. 维持血流动力学平衡

与其他危重病一样，维持 STEMI 患者的血流动力学平衡是最重要的治疗方法之一。有创血压或血流动力学监测是维持血流动力学平衡的可靠保证。以下情况应考虑给予肺动脉导管监测：①进行性低血压，对液体复苏无反应或不宜进行液体复苏者。②疑为 STEMI 发生结构性并发症未行心脏超声者，如室间隔破裂、乳头肌断裂或游离壁破裂伴心包填塞者。③无肺淤血对液体复苏试验无反应的低血压者。④心源性休克者。⑤严重或进行性充血性心衰或肺水肿，对治疗无反应者。⑥无低血压或肺淤血但有持续低灌注征象者。⑦使用缩血管药或正性肌力药者。但无血流动力学不稳定或呼吸功能障碍者，不必做肺动脉导管监测。

以下情况应考虑给予有创动脉血压监测：①严重低血压（收缩压<80mmHg）者。②使用缩血管药或正性肌力药者。③心源性休克者。④静脉使用硝普钠或其他血管扩张剂者也可作有创动脉血压监测。但无肺淤血且组织灌注充分又未做循环支持措施者，不必行有创动脉血压监测。

（三）非 ST 段抬高 ACS（NSTE-ACS）的治疗

有冠脉缺血但 ECG 不表现为 ST 段抬高的患者，应考虑为 UA 或 NSTEMI。UA 和 NSTEMI 是 ACS 的组成部分。如果有以下三种中的任何一种情况，考虑为不稳定型心绞痛：①静息性心绞痛，持续超过 20 分钟。②新发心绞痛，体力活动有明显限制，2 个月内至少发作一次相当于加拿大心脏病学会心绞痛分级中的Ⅲ级心绞痛。③心绞痛发作频率越来越高，持续时间越来越长或用力比以前更容易引起心绞痛发作。

NSTEMI 与 UA 的不同之处在于它有血清标志物的升高。UA 和 NSTEMI 二者均没有 ST 段抬高和 Q 波。UA 与 NSTEMI 在发病初期常很难鉴别，因为在 MI 发病初期的 4～6 小时可能无法检测到血清标志物的升高，有时至少需要 12 小时才检测到其升高。

NSTEMI 分层及处理：①高危患者，如果连续两个或以上导联的 ST 段压低 [≥0.05mV（0.5mm）] 和/或 TIMI 危险评分≥5，这种高危患者有很高的 ACS 风险。要根据其症状持续情况和血流动力学变化情况而定，并应收入 ICU、CCU 或心脏监护单元。持续胸痛或血流动力学变化的患者应进行急诊冠脉造影和血管成形术。另外，对那些患者的症状和血流动力学不稳定的处理，经典的方法是早期进行选择性血管造影术和血管成形术。如果没有 ST 段抬高或压低或新的 LBBB，不管有无 Q 波。确定或可疑 ACS 的患者仍应收入监护单元做进一步评估。有高危表现的患者要么即刻，要么他们在急诊室时便应考虑行早期 PCI。②中危患者，如情况允许，没有 ECG 改变且是 ACS 中危的患者可收入胸痛观察单元，以做进一步评估，因为仍有小部分患者（2%～4%）是 ACS。③低危患者，没有 ECG 改变，TIMI 危险积分低于 3 分，也没有其他相关表现存在的患者，可考虑做早期激发试验或可考虑离院并门诊随访。极低危的没有明确客观证据的非缺血引起的胸痛患者，可离院做门诊随访。

再灌注治疗：UA 或 NSTEMI 患者无需溶栓治疗，除非后来的 ECG 监护资料发现 ST 段持续抬高。对 TIMI 危险积分≥5 分或有其他高危表现的患者，最适合做的积极再灌注措施是 PCI。

非 CS 段抬高 ACS 的治疗其他主要分为四大类，即：抗缺血治疗、抗凝治疗、抗血小板治疗和冠脉成形术。

1. 抗缺血治疗（包括 β-受体阻滞剂、硝酸甘油、钙通道阻滞剂等）

（1）β-受体阻滞剂：β-受体阻滞剂治疗 UA 主要是由随机临床试验资料、病理生理学效应，以及稳定性心绞痛和 STEMI 的治疗经验外推而来。β-受体阻滞剂竞争性抑制循环儿茶酚胺对心肌的作用，对 NSTEACS 的主要益处是 β_1 受体的降低心肌氧耗效应。有研究发现它可使 NSTE-ACS 进展为 STEMI 的风险降低 13%，主要用于无禁忌证、可耐受的 NSTE-ACS 患者，特别是伴高血压或心动过速者，大多数病例口服即可，目标是控制心率于 50～60 次/分，但房室传导阻滞、哮喘或急性左室功能障碍者禁用。

（2）硝酸盐制剂：硝酸盐制剂用于 UA 主要是基于病理生理学效应和临床经验，其主要益处是扩张静脉降低心肌前负荷和左室舒张容量，引起心肌氧耗量降低，另外，它还会扩张正常和粥样硬化的冠状动脉，增加冠脉的侧支血流量。对无禁忌证且需要住院的 NSTE-ACS 患者，应考虑使用硝酸盐制剂，它是缓解心绞痛症状的有效药物，应从小剂量开始逐渐增加，如无头痛或低血压等不良反应，可增量至症状（心绞痛和/或呼吸困难）缓解。耐受现象限制了其临床持续使用，耐受现象与剂量和持续时间均有关，此时可用有类硝酸盐样作用的非硝酸酯类药，如钾通道阻滞剂。磷酸二酯酶抑制剂如西地那非、伐他那非、他达那非，因为它们会引起血管扩张产生低血压。

（3）钙通道阻滞剂：是一类血管扩张剂，并有房室传导和心率效应，主要有三大类化学结构和效应不同的钙阻滞剂。二氢吡啶类如硝苯地平、地尔硫䓬（苯并噻氮䓬类）、维拉帕米（苯烷胺类），三类药的扩血管、降低心肌收缩力和延迟房室传导作用不一，非二氢吡啶类可产生房室传导阻滞效应，硝苯地平和氨氯地平产生强大的外周血管扩张作用，地尔硫䓬的扩血管效应最小，但它们均会产生冠状血管扩张效应。仅有少量随机试验治疗 NSTE-ACS，其缓解症状的效应与 β-受体阻滞剂相当。钙通道阻滞剂适用于已用硝酸盐类制剂和 β-受体阻滞剂者的症状缓解，对 β-受体阻滞剂禁忌者和血管痉挛性心绞痛很有效，尤其是二氢吡啶类钙阻滞剂，但通常情况下，硝苯地平或其他二氢吡啶类药应在使用 β-受体阻滞剂后才考虑使用。

2. 抗凝治疗（包括肝素、低分子肝素、凝血酶抑制剂、维生素 K 拮抗剂等）

抗凝药治疗适于所有 NSTE-ACS 者，主要是抑制凝血酶的产生和/或活化，从而降低凝血相关性事件的发生，但应根据缺血和出血风险综合考虑。

3. 抗血小板治疗

血小板活化在 NSTE-ACS 患者起着关键的病理生理作用，急性事件发作后即应开始抗血小板治疗，并一直维持用药。阿司匹林可逆性抑制血小板的环氧化酶-1（COX-1），限制血栓素 A_2 的形成，抑制血小板凝集。噻氯匹定和氯吡格雷均是 ADP 受体拮抗剂，通过抑制 P_2Y_{12} ADP 受体而阻断 ADP 诱导的血小板活化，噻氯匹定可降低 6 个月的死亡和 MI 风险达 46%，但其产生严重的不良反应，特别是胃肠道反应、中性粒细胞减少症和血小板减少症，近年来已被氯吡格雷替代。

初次缺血事件发作后，经 12 个月抗血小板（阿司匹林和氯吡格雷），未再发作者，可暂时停药观察；产生严重或致命性出血或需行外科手术并有引起严重出血后果者（如脑或脊柱外科），应暂停抗血小板药；不宜持续或永久停用阿司匹林、氯吡格雷或两者同时持续或永久停用，除非有临床指征不必再用药者。

4. 冠脉成形术

NSTE-ACS 者做血管成形术主要是缓解心绞痛和进行性心肌缺血，预防进展为心肌梗死或死亡。有创评估和血管成形术主要适于以下情况：①难治性或复发性心绞痛伴有动态 ST 段变化、心力衰竭、致命性心律失常或血流动力学不稳定者，应紧急冠脉造影。②有中高度危险表现者应早期（<72 小时）行冠脉造影和血管成形术。③无中度高危险的患者不必常规有创评估，但可行无创的缺血性诱发试验。④无明显损害者不必行 PCI。⑤在严格的风险益处比评估后，依据已知的并发症和可能需要短/中期非心脏手术（如介入），需要暂停两种抗血小板治疗者，应考虑给予支架植入。

5. 长期管理

（1）生活方式：包括戒烟、规律的运动、低盐饮食、减少饱和脂肪摄入、多摄入水果和蔬菜、中度饮酒。

（2）控制体重：理想目标值是控制体重指数（BMI）<25kg/m²，男性腰围<102cm，女性腰围<88cm。第一步是使体重降低 10%，而后再考虑第二步目标。

（3）血压控制：非糖尿病者的目标血压是 <140/90mmHg，糖尿病或慢性肾功能障碍者目标血压是 <130/80mmHg。生活方式改变对控制血压极有意义，特别是物理锻炼和减轻体重。

（4）控制血脂：对低密度脂蛋白（LDL）、高密度脂蛋白（HDL）和三酰甘油的调节，是 NSTE-ACS 的重要长期管理方式。他汀类适于所有 NSTE-ACS 患者，无论胆固醇水平如何均要使用，而且应在入院后的早期开始（1~4 天），目标是使用 LDL <100mg/dL（<2.6mmol/L）；建议入院前 10 天内应严格控制血脂，目标 LDL <70mg/dL（<1.8mmol/L）。

（5）抗血小板和抗凝治疗同前。

（6）β-受体阻滞剂：β-受体阻滞剂使用所有左室功能降低的 NSTE-ACS 患者。

（7）血管紧张素酶抑制剂（ACEI）：所有 EF≤40% 和糖尿病、高血压或慢性肾病患者均应长期使用 ACEI，除非有禁忌证。其他 NSTE-ACS 患者可考虑使用 ACEI 预防缺血事件复发。

（8）血管紧张素 β-受体拮抗剂（ARB）：ARB 适于所有 ACEI 不耐受者和/或有心力衰竭或心肌梗死伴左室 EF <40% 者。

（9）醛固酮受体拮抗剂：应考虑心肌梗死后已使用 ACEI 和 β-受体阻滞剂，且左室 EF <40%、伴有糖尿病或心力衰竭，且无严重肾功能不全或高血钾者。

6. 并发症和处理

（1）出血并发症：NSTE-ACS 治疗后出血并发症是最常见的非缺血性并发症，包括临床出血如局部出血或影响血流动力学的出血，甚至严重出血导致血红蛋白下降需要输血治疗者。根据 TIMI 和全面应用多种策略以开放阻塞性冠状动脉研究对出血进行危险分层，分为严重、致命性、大出血或轻度出血。

评估出血风险是治疗决策的重要组成，以下情况出血风险增加：过度或大剂量的抗凝剂者、治疗疗程长、联合多种抗凝药、不同抗凝剂快速更换；也与老年、肾功能减退者、低体重者、女性、基础 Hb、有创操作等有关。应高度重视出血风险：①高危出血风险者应选择药物、联合用药、非药物操作（血管通路建立）等出血风险不大的措施。②轻度出血可不必停用积极治疗措施。③严重出血需中断抗凝和抗血小板治疗，并给予拮抗剂。④输血对预后是有害措施，因此应按个体化考虑，血流动力学稳定的患者，如血细胞比容 >25% 或 Hb >80g/L，可停止输血。

（2）血小板减少症：①如在 GPⅡb/Ⅲa 抑制剂和/或肝素治疗时出现明显血小板减少（较基础血小板降低 50% 或 PLT <100×10⁹/L）者，应立即停用该药。②GPⅡb/Ⅲa 抑制剂诱发的严重血小板减少（PLT <10×10⁹/L），应输注血小板，出血者应同时输注新鲜冷冻血浆或冷沉淀物，可同时输纤维蛋白原。③疑似肝素诱导性血小板减少者应停用肝素，如有血栓形成并发症，可选择直接凝血酶抑制剂（比伐卢定）作为抗凝。

第五章

消化系统急危重症

第一节 上消化道大出血

一、概述

上消化道出血（UGIH）是指屈氏韧带以上的消化道（食管、胃、十二指肠、胰腺、胆道）疾病引起的出血，也包括胃—空肠吻合术后的上段空肠等部位的病变引起的出血。上消化道出血分为食管胃静脉曲张出血与急性非静脉曲张性上消化道出血。上消化道大出血一般指：①在数小时内失血量超过 1 000mL 或循环血量的 20% 以上。②一次出血量 500mL 以上，出现直立性头晕，心率 >120 次/分，收缩压 <90mmHg。③比原来基础血压低 25% 以上。④24 小时内需输血 2 000mL 以上。⑤1 ~ 2 天内血红蛋白（Hb）<70g/L，血细胞计数（RBC）<3 × 10^{12}/L，血细胞比容 <0.25L。上消化道大出血的临床表现主要是呕血和黑便，常伴血容量减少引起的急性周围循环衰竭。上消化道大出血是上消化道及全身疾病常见的严重并发症之一，如不及时诊治，尤其是高龄、有严重伴随病的患者易致死亡，病死率约为 10%。因此，迅速确定病因、出血部位，准确估计出血量并及时处理，对预后有重要意义。

二、常见病因

1. 上消化道疾病

①食管疾病：如食管癌、食管炎、食管贲门黏膜撕裂综合征（Mallory-Weiss 综合征）、食管裂孔疝、食管器械损伤、食管化学损伤等。②胃、十二指肠疾病：如消化性溃疡、急性糜烂出血性胃炎或十二指肠炎、胃癌、胃血管异常、胃手术后病变、胃黏膜脱垂、胃黏膜平滑肌瘤、淋巴瘤、壶腹周围癌等。

2. 上消化道邻近器官与组织的病变

①胆道疾病：如胆道感染、胆囊或胆管癌、胆道受压坏死等。②肝脏疾病：如肝硬化、肝癌、肝脓肿或肝血管瘤、肝外伤等。③胰腺疾病：如急性胰腺炎、胰腺癌等。④其他：如主动脉瘤破入食管、胃或十二指肠，纵隔肿瘤或脓肿破入食管等。

3. 全身性疾病

①血液病：如血友病、血小板减少性紫癜、白血病、弥散性血管内凝血。②血管性疾病：如过敏性紫癜、动脉粥样硬化、多种原因引起的血管炎等。③其他：如急性胃黏膜损伤（多由酒精、非甾体抗炎药以及严重创伤、烧伤、大手术后、休克等各种应激引起）、尿毒症、结节性多动脉炎、流行性出血热、钩端螺旋体病等。

按照发病率高低，常见急性 UGIH 的病因依次为：消化性溃疡、食管胃底静脉曲张破裂、应激性胃黏膜病变（如糜烂性出血性胃炎）和消化道肿瘤，其中消化性溃疡大约占所有急性 UGIH 的 50%。

三、发病机制

UGIH 的基本病理改变是消化道黏膜层、基层，甚或浆膜层的血管因糜烂、坏死、溃疡或破裂而出血。由于病因不同，其出血机制也不尽相同。①消化性溃疡出血，多为十二指肠球后溃疡或胃小弯穿透性溃疡侵蚀较大血管所致。②肝硬化引起的 UGIH，主要是食管胃底静脉曲张破裂出血，其次为门脉高压性胃病及肝源性溃疡，均与门脉高压有关。此外，因肝脏合成凝血因子减少或脾功能亢进时血小板减少以及毛细血管脆性增加所致的凝血机制异常，直接或间接促进了 UGIH。③急性胃黏膜病变引起的 UGIH，主要是因药物及各种应激因素破坏了胃黏膜屏障功能，氢离子逆弥散，侵袭血管，产生多发性糜烂和表浅溃疡所致。④上消化道肿瘤发生缺血性坏死、表面糜烂或溃疡、侵袭血管而出血。⑤其他原因引起的 UGIH，也是因病变侵袭血管、血管破裂、血管功能受损、血小板减少、凝血因子减少而致的出、凝血功能障碍引起。

四、临床特征

（一）症状与体征

上消化道大出血的临床表现主要取决于病变的性质、部位、出血量和速度。

1. 呕血与黑便

呕血与黑便是 UGIH 的特征性表现。不管出血部位在幽门上或下，只要出血量大，就可出现呕血与黑便。大出血时呕出的血液呈鲜红或暗红色或兼有血块。如在胃内停留时间长，多为棕褐色或咖啡色，系血液经胃酸作用而形成正铁血红素所致。黑便可呈柏油样，黏稠而发亮，系血红蛋白中的铁经肠内硫化物作用而形成硫化铁所致。出血量很大时，粪便可呈暗红色甚至鲜红色，酷似下消化道出血，大便性状为血量多、粪质少、血与粪便均匀混合。食管胃底静脉曲张破裂出血具有突然起病，出血量大，易反复，难以控制的特点。

2. 其他表现

可有上腹部不适、急性上腹疼痛、反酸、饱胀、恶心、肠鸣音亢进等表现。在休克控制后常伴有低热，一般 <38.5℃，可持续 3~5 天。发热可能是失血性周围循环衰竭后引起丘脑下部体温调节中枢功能不稳定所致，但其确切发热机理尚不清楚。

（二）并发症

1. 急性周围循环衰竭

出血量较大，若在短时间内出血量超过 1 000mL 以上时，患者常出现周围循环衰竭的症状，除头晕、乏力、心悸外，常伴冷汗、四肢厥冷、脉搏细弱、心跳加速、心音低钝、呼吸气促、血压下降等失血性休克表现。少数患者在出血后有一过性晕厥或意识障碍（系暂时性或一过性脑缺血所致）。部分患者，尤其是老年患者可有烦躁不安的表现，系脑缺氧所致。应特别注意，老年患者因动脉硬化，即使出血量不大，也可出现意识障碍。

2. 失血性贫血

大量出血后，因血管及脾脏代偿性收缩，血细胞比容及血红蛋白可暂时无明显改变。随后，组织液渗入血管内，使血液稀释，一般经 3~4 小时可出现贫血。

3. 其他

肝硬化引起的大出血极易引起水、电解质紊乱和肝性脑病等并发症。

五、辅助检查

1. 血常规

血红蛋白、红细胞计数、血细胞比容降低，呈正细胞、正色素性贫血，可出现晚幼红细胞。出血 24 小时内网织红细胞增高，至出血后 4~7 天可高达 5%~15%，止血后逐渐降至正常。UGIH 后 2~5 小时，白细胞增高，止血后 2~3 天恢复正常，若伴有脾功能亢进者，白细胞计数可不增高。

2. 血尿素氮

UGIH 后，血液中蛋白分解产物在肠道吸收，致血尿素氮升高，一般在大出血后数小时开始上升，约 24~48 小时达高峰，大多 >14.3mmol/L，若无明显脱水或肾功能不全的证据，仅血尿素氮升高或持续超过 3~4 天，提示上消化道仍有出血。此外，因血容量不足、肾血流减少、肾小球滤过率下降、氮质潴留，亦可使血尿素氮增高。如无活动性出血的证据，血容量已补足，但尿量少，血尿素氮持续增高，提示肾性氮质血症、肾衰竭。

3. 内镜检查

内镜检查是病因诊断、确定出血部位和性质的关键，诊断准确率为 80%~94%。还可预测再出血的危险性，并能进行镜下止血治疗。一般主张在出血后 24~48 小时内进行急诊胃镜检查。检查前先建立静脉通道，纠正休克，充分补充血容量，改善贫血（Hb 上升至 70g/L），在备血、监护及相应止血措施下进行。食管胃静脉曲张并非内镜检查禁忌。

4. 选择性动脉造影检查

对内镜检查无阳性发现或有活动性出血又不适宜进行内镜检查者，可选择血管造影，还可同时做栓塞止血治疗。可行选择肠系膜上动脉插管造影检查。多主张在出血的情况下立即行造影检查，其出血的部位或病变的性质多数可获得诊断，例如发现造影剂从某破裂的血管处溢出，则该血管处即是出血的部位。当发现异常的病变血管时，可根据该异常血管影做出是否有血管畸形的病因诊断。血管造影属侵袭性检查，有发生严重并发症风险，对严重动脉硬化、碘过敏和老年患者禁用。

5. B 型超声波检查

如发现肝硬化、门静脉高压的特征性改变，即有利于肝硬化的诊断；如发现局部胃黏膜显著增厚则有利于胃癌的诊断。

6. CT 或 MRI 检查

对诊断肝硬化、胆道病变及胰腺病变有较大的帮助，也有利于中、晚期胃癌的诊断。

7. X 线钡餐检查

一般而言，在大出血时不宜行 X 线钡餐检查，因有可能加重出血或再出血，故多主张钡餐检查在出血停止、病情稍稳定后进行。但此时钡餐检查的诊断阳性率明显降低，例如对急性胃黏膜病变、应激性溃疡等的诊断会发生困难，因为这些病变可在短期内恢复正常，但是钡餐检查对于食管静脉曲张、消化性溃疡或胃癌等病变，仍有重要的诊断价值。

六、诊断思路

首先要判断是否有上消化道出血，再判断出血的严重程度，最后做病因诊断。

1. UGIH 的诊断

根据有引起 UGIH 的原发病史，出现呕血、黑便等症状，结合体征以及相关辅助检查，可作出 UGIH 的诊断。诊断时注意，有时患者已发生 UGIH，但并无呕血与黑便，此时早期诊断常有困难，必须密切观察病情，测量血压、脉搏以及时进行胃镜或直肠指检，有助于尽早做出诊断。

2. 出血量的估计

①粪便隐血试验阳性，提示每日出血量 >5mL。②黑便提示每日出血量 >60mL，柏油便提示每日出血量在 500~1 000mL；短时间内 UGIH 超过 1 000mL 的患者也会出现血便，同时常会伴有血容量不足的临床表现。③胃内储积血量在 250~300mL，可引起呕血。④一次出血量不超过 400~500mL 时，因轻度血容量减少可由组织液与脾贮血所补充，故并不引起全身症状。出血量少时呕吐物为咖啡色；出血量大时，可呈暗红色或鲜红色；贲门以上食管出血，即使量不大也可以呕血，且色较鲜红。一般而言，出血量的大小与破裂血管的大小、是动脉还是静脉破裂有密切关系。较大静脉血管破裂，其出血量大；小动脉破裂的出血量也大；广泛的毛细血管渗血，其出血量一般也较大。

3. 病情严重程度分级

病情严重度与失血量呈正相关。如根据血容量减少导致周围循环的改变来判断失血量，休克指数（休克指数 = 心率/收缩压）是判断失血量的重要指标之一。根据出血程度临床分为 3 级：

（1）轻度：失血量 <500mL，即占全身总血量的 10%~15% 时，无明显的脉搏加快、血压降低等全

身表现，部分患者可出现头晕、心慌。休克指数为 0.5。

（2）中度：失血量 500～1 000mL，占全身总血量 20% 左右时，可出现血压下降，但收缩压仍在 80～90mmHg 以上；脉搏增快，每分钟达 100 次左右；血红蛋白降至 70～100g/L；可出现一时性晕厥、口渴、心烦、少尿以及短暂性休克。休克指数为 1。

（3）重度：失血量 >1 500mL，占全身总血量的 30% 以上时，血压下降，收缩压 <80mmHg 或较基础血压下降 25% 以上；脉搏 >120 次/分，血红蛋白 <70g/L；可出现神志恍惚、面色苍白、四肢厥冷、冷汗、少尿或无尿等失血性休克的表现。休克指数 >1.5。

4. 判断出血是否停止

有下列迹象，应认为有继续出血或再出血，需及时处理：①反复呕血或黑粪次数增多，粪质稀薄，甚至呕血转为鲜红色，黑便变成暗红色，伴有肠鸣音亢进。②周围循环衰竭的表现经补液、输血而血容量未见明显改善或虽暂时好转而又恶化。经快速补液、输血，中心静脉压仍有波动或稍有稳定继之又下降。③红细胞计数、血红蛋白测定与血细胞比容继续下降，网织红细胞计数持续增高。④在补液和尿量足够的情况下，血尿素氮持续或再次增高。⑤胃管内抽出新鲜血。

5. 出血病因和部位的诊断

（1）若有慢性周期性、节律性上腹疼痛，特别是出血前疼痛加重，出血后疼痛减轻或缓解，考虑消化性溃疡，必要时紧急做胃镜检查，可对食管、胃、十二指肠等病变的性质和出血情况明确诊断。

（2）若有服用阿司匹林等药物史、酗酒史或应激状态者，可能为急性胃黏膜损害。

（3）既往有病毒性肝炎、血吸虫病或慢性酒精中毒病史，并有肝病与门脉高压的临床表现者，可能是肝硬化所致出血。由于脾常在上消化道出血后暂时收缩，诊断时不应过分强调脾肿大的依据。

（4）对中年以上的患者，近期出现上腹痛，伴有食欲减退、消瘦者，应警惕胃癌的可能性。

（5）出血后短期内发现血清胆红素增高，应考虑胆道出血、肝硬化或壶腹肿瘤等。

七、救治方法

（一）一般治疗

患者应绝对卧床休息，保持安静，平卧并将下肢抬高。头偏向一侧，保持呼吸道通畅，避免将血液误吸入气管。吸氧、禁食，密切观察呕血、黑便、尿量、神志、皮肤与甲床色泽、肢体温度、周围静脉特别是颈静脉充盈情况。定时复查红细胞计数、血红蛋白、血细胞比容与血尿素氮，心电监护，尽可能进行中心静脉压测定，以指导液体输入量。必要时留置胃管，观察出血情况。

（二）补充血容量

1. 紧急输液

①立即配血。②尽快建立静脉通道，最好经锁骨下静脉插管。③输液速度：先快后慢。④液体种类及选择：可用生理盐水、平衡液、等渗葡萄糖液、血浆或其他血浆代用品、浓缩红细胞、全血。失血后因血液浓缩，应首先静脉快速滴注平衡液或胶体液，最好维持血红蛋白浓度在 100g/L、血细胞比容在 30%；若失血量较大，Hb 浓度 <70g/L 时，可输浓缩红细胞；严重活动性大出血（急性失血量超过总量的 30%）时，应尽早输入足量新鲜全血。⑤输液量：输入液体或血的量应根据病因、尿量、血压、有无心肺病史。有条件的最好结合中心静脉压调整输液、输血的量及速度。

2. 输血指征

①收缩压 <90mmHg 或较基础收缩压降低幅度 >30mmHg。②血红蛋白 <70g/L，血细胞比容 <25%。③心率 >120 次/分。血容量已补足的指征有：四肢末端由湿冷青紫转为温暖、红润；脉搏由快、弱转为正常、有力；收缩压接近正常，脉压 >30mmHg；肛温与皮温差从 >3℃ 转为 <1℃；中心静脉压（5～13cmH₂O）。UGIH 的死亡很大程度上与年龄和严重并发症的临床表现有关。

（三）止血

1. 内镜下止血

对于急性非静脉曲张性上消化道大出血内镜下止血为首选，可对出血灶喷洒凝血酶或 0.1% 肾上腺素、巴曲酶等，适用于胃黏膜糜烂、渗血、活检后出血、溃疡出血等，对出血量大者效果较差。还可热探头、电凝、激光、微波止血或上止血夹。对于食管胃静脉曲张出血，内镜下止血是控制活动性出血和预防再出血的主要措施，可局部注射硬化剂、套扎疗法，胃底静脉曲张可局部注射组织黏合剂，为手术创造条件。

2. 药物止血

适用于无法内镜治疗或止血失败者或与内镜治疗联合运用。

（1）抑酸药：抑制胃酸分泌的药物可提高胃内 pH，促进血小板聚集和纤维蛋白凝块的形成，避免血块过早溶解，有利于止血和预防再出血，又可治疗消化性溃疡。常用质子泵抑制剂（PPI）有埃索美拉唑、奥美拉唑、泮托拉唑、兰索拉唑、雷贝拉唑。用法：奥美拉唑 80mg 静脉推注，继以 8mg/h 的速度滴注 72 小时，也可用泮托拉唑等。根据 2010 年急性非静脉曲张性 UGIH 国际共识认为：内镜治疗前 PPI 治疗并不能降低再出血率、手术率和死亡率，但可有效减少干预措施、降低成本、提高安全性，尤其对高风险征象者，因此可考虑内镜检查前行质子泵抑制剂（PPI）治疗以降低病灶级别、减少内镜干预，但不应延迟内镜检查。2012 年美国消化性溃疡出血诊治指南指出，内镜检查前使用 PPI 可降低病灶级别，尤其是在不能早期行内镜检查或内镜医师技术有限的情况下，对内镜治疗前 PPI 的治疗提出了有条件的推荐：内镜治疗后，基本药物治疗是用抑酸药，PPI 为目前推荐药物，疗效较为确切，要尽早应用。此外，还可用 H₂ 受体拮抗剂（H₂RA），如雷尼替丁、法莫替丁等。

（2）止血药：止血药物的疗效尚未证实，不推荐作为一线药物使用。可口服凝血酶、云南白药等；也可静脉注射维生素 K₁；或用去甲肾上腺素 8mg 加入 100～200mL 冰生理盐水口服或鼻胃管灌注；或肌内注射或皮下注射巴曲酶 1U，严重出血时同时静脉注射 1U 的巴曲酶。

（3）生长抑素及其衍生物：该药主要作用机理是减少内脏血流、降低门静脉阻力，抑制胃酸和胃蛋白酶分泌，抑制胃肠道及胰腺肽类激素分泌。该药是肝硬化急性食道胃底静脉曲张出血的首选药物之一，亦可用于急性非静脉曲张出血的治疗。其特点：可迅速有效控制急性上消化道出血；预防早期再出血的发生；有效预防内镜治疗后的肝静脉压力梯度升高，从而提高内镜治疗的成功率；可显著降低消化性溃疡出血患者的手术率；对于高危患者，选用高剂量生长抑素在改善患者内脏血流动力学、出血控制率和存活率方面均优于常规剂量。因不伴全身血流动力学的改变，该类药物可安全应用于消化道出血患者，止血率为 80%～90%，无明显不良反应。目前推荐：14 肽的天然（或人工合成）生长抑素和人工合成的 8 肽生长抑素奥曲肽。生长抑素的用法：静脉给予 250μg 的负荷剂量，继之以 250μg/h 持续静脉滴注，维持 5 天，注意该药在滴注过程中不能中断，如中断超过 5 分钟要重新给予负荷剂量。对高危患者可高剂量（500μg/h）输注，这个剂量在改善患者内脏血流动力学、出血控制率和存活率方面均优于常规剂量，可根据患者病情多次重复 250μg 冲击剂量快速静脉滴注，最多可达 3 次。奥曲肽的负荷用量为 100μg，继之以 25～50μg/h 持续静脉滴注，维持 5 天。尽管生长抑素对非食道胃底曲张静脉出血疗效不确切，由于生长抑素无明显不良反应，美国学者对等待内窥镜检查不明病因 UGIH 患者仍推荐使用。

（4）血管升压素及其衍生物：该类药物通过收缩内脏血管，减少门脉血流量，降低门脉压，达到止血目的。常用的药物包括垂体后叶素、血管升压素、特利加压素。一般推荐血管升压素 10U 缓慢静脉推注，之后以 0.2～0.4U/min 持续静脉滴注 72 小时，根据血压调整剂量。常见不良反应有腹痛、血压升高、心律失常、心绞痛甚至心肌梗死等（高血压、冠心病者忌用）。但由于其较重不良反应，限制临床应用，尽管其衍生物特立加压素已被证实可以提高 UGIH 生存率，在欧洲已广泛应用到临床，但在美国并未被批准应用于治疗上消化道出血。常联用硝酸甘油 10～15μg/min 静脉点滴或舌下含服硝酸甘油 0.6mg，每 30 分钟一次，以减少血管升压素的不良反应及协同降低门静脉压。国内仍可用垂体后叶素替代血管升压素。

（5）抗生素：应当指出的是，美国肝病协会将抗生素应用 7 天作为预防再发食道胃底曲张静脉出血重要手段，可见肝硬化合并出血的患者预防性使用抗菌药物的重要性。肝硬化合并静脉曲张出血的患者（35% ~66%）出现细菌感染的症状与非肝硬化住院患者（5% ~7%）相比更为常见。在此类的患者中，预防细菌感染可降低静脉曲张再出血的风险，并可改善生存率。肝硬化合并静脉曲张出血的患者细菌感染的最主要的起因包括自发性腹膜炎、尿道感染和肺炎，常见革兰阴性菌感染。因此，对于肝硬化合并静脉曲张出血的患者应当给予 7 天的抗菌药物。选用喹诺酮类抗生素，对喹诺酮类耐药者可使用头孢类抗生素。

3. 三腔二囊管压迫止血

气囊压迫止血适用于食管静脉及近贲门部的胃底静脉破裂出血，有确切的近期止血效果。由于患者痛苦大、并发症多（如吸入性肺炎、窒息、食管炎、食管黏膜坏死、心律失常等），且近年来药物治疗和内镜治疗的进步，目前已不推荐气囊压迫止血作为首选措施，其应用限于药物不能控制出血时，作为暂时止血用，以赢得时间去准备更好的止血措施。三腔管压迫时间一般为 24 小时，若出血不止可适当延长至 72 小时，但不宜过长。

4. 介入治疗

经药物和内镜治疗无效时，可选择介入治疗。

（1）持续动脉注射法和动脉栓塞疗法：上消化道动脉出血的介入治疗包括持续动脉注射法和动脉栓塞疗法。持续动脉注射法是经导管持续灌注血管收缩剂，而动脉栓塞疗法是用栓塞剂阻塞出血动脉。常用的栓塞剂有自体凝血块、吸收性明胶海绵、聚乙烯醇以及无水乙醇等。

（2）部分脾动脉栓塞术：目前普遍认为食管胃底静脉曲张与门静脉压力增高相关，而肝硬化患者门静脉血约 1/3 来自脾静脉，部分脾动脉栓塞术（PSE）通过栓塞脾动脉分支减少了脾脏到门静脉的血流量，继而降低门静脉压力。与脾切除相比，部分脾动脉栓塞更安全有效，主要表现在手术过程简单快捷，局麻下就可完成。由于保留了部分脾脏功能从而保存了脾脏。

（3）经皮经颈静脉肝内门—体分流术（TIPS）：对于反复出血且应用内窥镜治疗或者药物治疗无效，可以考虑 TIPS，但由于可以引起肝性脑病和置管阻塞，不推荐为食管胃底静脉曲张出血的首选。

5. 手术治疗

经上述治疗，上消化道大出血仍不能得到有效控制，脉率、血压不稳定或诊断不明且无禁忌证者，可考虑手术治疗。对于食管胃静脉曲张出血仅在药物和内镜治疗无效，无法进行经颈静脉肝内门，体分流术情况下使用。

手术指征是：①大量出血并穿孔，幽门梗阻或疑有癌变者。②年龄在 50 岁以上，有心肾疾病，经治疗 24 小时以上仍出血不止者。③短时间内出血量很大，出现休克征象者。④急性大出血，经积极应用各种止血方法仍出血不止，且血压难以维持正常者。⑤近期反复出血，其溃疡长期不愈合。⑥门静脉高压，反复大出血或出血不止者。

（四）内镜的应用

内镜检查是目前上消化道出血进行病因诊断和判断出血部位的首选方法。除明确出血部位和病因诊断外，还可通过内镜进行止血治疗。内镜治疗主要适用于炎症、糜烂、溃疡、食管胃底静脉曲张、血管畸形、损伤、肿瘤等导致的渗血，上消化道手术治疗或内镜治疗出现的局部出血，局部食道等部位出现撕裂而出现的出血以及全身性疾病、血液病等发生的出血。而对于休克患者、不适于内镜插入的患者、内镜治疗无效的患者、经内镜治疗后出现再出血情况严重的患者，则不适于勉强进行内镜治疗。

大多数 UGIH 都应在 24 小时内行内镜治疗，但是高危和低危患者则推荐不同。对血流动力学稳定、无严重多病共存的低危患者是否应早期胃镜检查有不同意见。但是早期胃镜检查，能明显缩短住院时间和减少住院费用。急诊内镜检查一般在入院 12 ~24 小时进行，对急性大出血患者应尽快进行，急诊内镜检查有很高的诊断率，并可看到 90% 的出血病灶。此外，早期内镜检查还可预测复发出血的危险性和实施早期治疗。

内镜检查可以迅速了解出血部位、程度、性质，还能及时进行直视下止血治疗，包括内镜下局部用药法、热凝固法、药物喷洒法、金属夹法等。

1. 局部用药法

在内镜直视下，经内镜注射针将某种止血或硬化药物注射于出血灶内，达到止血的目的。常用的药物有：无水乙醇、高渗钠—肾上腺素溶液、1∶10 000肾上腺素注射液、5%鱼肝油酸钠及1%乙氧硬化醇、1%加四烃基硫酸钠、巴曲酶等。药物可直接注射于出血血管内，也可在出血部位周围3~4处注射。这种方法适用于血管显露的活动性血。有效的数据显示最初有效率可达95%左右。新指南禁止单独注射肾上腺素，因为证据表明使用热凝止血效果明显好于单独注射肾上腺素；如要使用药物，则需联合一种热凝或机械止血方法，这样可以提高热凝或机械止血的效果。

2. 热凝固法

热凝固法可使局部产生高热，使蛋白凝固、组织水肿、血管收缩并激活血小板，血管内腔变小或闭塞，进而血栓形成而达到止血效果。现常用的有高频电凝法、Nd-YAG激光照射法、微波法和热探头法。

（1）微波法：是指通过热能使组织蛋白、血管及组织发生凝固从而达到止血目的。一般采用电极与出血部位接触，反复凝固，拔出电极时为防止组织发生粘连，可采用解离电流通电后再拔出，其有效率可达92%左右，其优势在于手术时间短、操作简便、定位准确、不损伤肌层、对人体无害、不良反应小等。但术中患者可能会感到轻微灼烧感，大而深的溃疡易发生穿孔，且在操作上要求使用电极头、时间均要合适，以防止拔出电极后再次出血。

（2）激光法：是指利用激光的光凝固作用，使血管内膜发生血栓，从而达到止血的作用。用于内镜下止血的有氩激光及石榴石激光，止血成功率在80%~90%，但对治疗食管静脉曲张出血的疗效尚有争议。激光治疗出血的并发症不多，有报道曾有发生穿孔、气腹以及照射后形成溃疡，导致迟发性大出血的病例。但如患者胃积血多，血凝块可吸收激光，反而影响其止血效果，而且光速如不能达到出血源，也会对止血效果产生影响。激光法对技术要求及设备要求均较高，疗效与其他凝固法相近，因此没有在临床得到广泛推广。

（3）热探头法：利用热探头的电极达到蛋白质凝固、止血的作用，其止血率可达到97%左右，对操作技术要求较高，如血管喷血情况，热量易造成分散流失，较为严重的并发症为胃穿孔。热探头法较激光、电凝等方法安全，对组织的损伤少。

（4）高频电凝法：电凝止血必须确定出血的血管才能进行，决不能盲目操作。因此，要求病灶周围干净。如胃出血，电凝止血前先用冰水洗胃；对出血凶猛的食管静脉曲张出血，电凝并不适宜。操作方法是：用凝固电流在出血灶周围电凝，使黏膜下层或肌层的血管凝缩，最后电凝出血血管。单极电凝比双极电凝效果好，首次止血率为88%，第2次应用止血率为94%。这种方法如视野不清可能影响止血效果，且对操作技术要求较高，因而使用受到一定限制。

3. 药物喷洒法

主要适用于黏膜糜烂渗血、肿瘤破溃渗血、面积较大但出血量不大或球后溃疡不易注射的上消化道出血患者。选用止血疗效显著的药物。一般应首先清除凝血块，暴露出血病灶，再喷药。本法对溃疡病活动性出血或黏膜病变出血效果显著。常用的止血药物：8%去甲肾上腺素、凝血酶、5%~10%孟氏液（碱式硫酸铁溶液）、生物蛋白胶等。这种方法操作简便，可直接作用于出血部位，凝血时间短，无毒副作用。这种方法仅适用于少量出血，且止血效果不稳定，血块易脱落，有发生再次出血的可能。

4. 机械压迫法

（1）金属夹法：其原理是将特制的金属钛小夹子经内镜活检孔送入消化管腔，对准出血部位，直接将出血的血管或撕裂的黏膜夹住，起到机械压迫止血及"缝合"作用，伤口愈合后金属夹子会自行脱落，夹子一般在1~3周后自行脱落，随粪便排出体外。该法适用于直径<3mm的血管破裂出血及局灶性出血，尤其适用于消化道溃疡出血，对小动脉出血的治疗效果更好，也可用于曲张静脉破裂出血。操作时应注意深浅度。这种方法成功率可达100%，且无并发症发生，是一种安全、经济实用的治疗方法。

（2）食管曲张静脉套扎术：近年来，皮圈结扎法的应用范围在逐渐扩大，除治疗静脉曲张出血外，已成为内镜治疗消化道非静脉曲张出血的一种新方法。本法对杜氏病出血尤其适用。1986 年 Stiegmann 等首次报道其原理如同内痔吸引套孔法，于内镜前端安置一套叠硬塑圈，内套圈内联结一尼龙线经活检孔送出，外侧部套一橡皮圈，内镜负压吸住曲张静脉，拉紧套圈时即将橡皮圈推出套住曲张静脉，如此反复可全部结扎粗大的曲张静脉，止血率达 90%。其优点是不引起注射部位出血，无系统性并发症，近年来受到推崇；缺点是细小突出不显著的曲张静脉无法结扎。

（3）缝合止血法：主要适用于胃肠小动脉出血，如息肉及黏膜下肿瘤摘除术后基底部中央小动脉出血。对溃疡渗血及弥漫性出血不宜应用。

5. 冷冻止血法

采用液氮或液体二氧化碳作为冷冻液，用冷冻杆接触和喷射冷冻气体的方法，能够迅速极度地降温，从而使局部组织坏死、凝固达到止血目的。但因操作比较复杂，需要特制的仪器，所以应用并不十分广泛。

6. 超声探头法

通过内镜活检孔利用超声探头成像指示内镜治疗的一种方法。多普勒超声探头可清楚地发现黏膜下的出血血管，利用探头可进行硬化剂注射，以达到快速、准确止血的目的。

7. 内镜下不同方法联合治疗

为了提高上消化道出血的内镜治疗效果，国内外不少学者采取不同方法联合治疗，取得了比单一方法治疗更好的效果。主要有局部喷洒药物加注射药物治疗，高频电凝加局部药物注射等。

第二节　重症急性胰腺炎

一、概述

急性胰腺炎（AP）是指多种病因引起的胰酶激活，以胰腺局部炎症反应为主要特征，伴或不伴有其他器官功能改变的疾病。临床上，大多数患者的病程呈自限性，20% ~30% 患者病情凶险。总体病死率为 5% ~10%。

重症急性胰腺炎（SAP）是指急性胰腺炎伴有脏器功能障碍或出现坏死、脓肿或假性囊肿等局部并发症者。上腹部明显的压痛、反跳痛、肌紧张、腹胀、肠鸣音减弱或消失等，腹部包块，偶见腰肋部皮下淤斑征和脐周皮下淤斑征。可以并发一个或多个脏器功能障碍，也可伴有严重的代谢功能紊乱，包括低钙血症（血钙 <1.87mmoL/L）。增强 CT 为诊断胰腺坏死的最有效方法，B 超及腹腔穿刺对诊断有一定帮助。该病死亡率为 20%，伴有严重并发症的患者死亡率可高达 50%。

暴发性急性胰腺炎是重症急性胰腺炎的一个特殊类型，是指凡在起病 72 小时内经正规非手术治疗（包括充分液体复苏）仍出现脏器功能障碍，常继发腹腔间隔室综合征者。

二、常见病因

重症急性胰腺炎的病因较多且存在地区差异。在确诊急性胰腺炎基础上，应尽可能明确其病因，并努力去除病因，以防复发。

1. 胆道结石

近年来的研究表明，重症急性胰腺炎中有 70% 是由胆道微小结石引起的，这种微小结石的成分主要是胆红素颗粒，其形成与肝硬化、胆汁淤积、溶血、酗酒、老龄等因素有关。微小结石的特点是：①大小不超过 3~4mm，不易被 B 超发现。②胆红素颗粒的表面很不规则，一旦进入胰管，容易损伤胰管而引起炎症和感染。③胆石的大小与急性胰腺炎的危险性呈反比，微小胆石引起的急性胰腺炎比大结石引起的急性胰腺炎更为严重。若临床上怀疑此病，可做急诊内镜逆行胰胆管造影（ERCP）或十二指肠引流，将收集到的胆总管内的胆汁进行显微镜检查，即可明确诊断。

2. 高脂血症

近年来高脂血症引起胰腺炎明显增多，尤其是体型肥胖伴有高血脂、脂肪肝和家族性高血脂病史的患者。目前认为高脂血症胰腺炎的发生与血胆固醇无关，而与血三酰甘油（TG）密切相关。血三酰甘油在 5.65 ~ 11.30mmol/L，且血清呈乳状的胰腺炎称为高三酰甘油血症性胰腺炎。脂蛋白酶（LPL）是内、外源性脂肪代谢的关键酶，可将乳糜微粒和极低密度脂蛋白中的三酰甘油水解成甘油和脂肪酸，对血三酰甘油的清除起着重要作用。家族性 LPL 缺乏或家族性脂蛋白 CⅡ（ApoCⅡ）缺乏可导致机体脂代谢障碍，引起血三酰甘油水平的增高。

3. 酗酒或暴饮暴食

患者以男性青壮年为主，暴饮暴食和酗酒后，可因大量食糜进入十二指肠、酒精刺激促胰液素和胆囊收缩素释放而使胰液分泌增加，进而引起乳头水肿和肝胰壶腹括约肌痉挛，最终导致重症急性胰腺炎发病。

4. 其他病因

如壶腹乳头括约肌功能不良、药物和毒物、逆行性胰胆管造影（ERCP）后、十二指肠乳头旁憩室、外伤、高钙血症、腹部手术后、胰腺分裂、壶腹周围癌、胰腺癌、血管炎、感染（柯萨奇病毒、腮腺炎病毒、获得性免疫缺陷病毒、蛔虫症）、自身免疫（系统性红斑狼疮、干燥综合征）、α_1-抗胰蛋白酶缺乏症等。

三、发病机制

1. 胰腺的自身消化

重症急性胰腺炎的发病机制主要是胰液对胰腺及其周围组织自身消化的结果。正常人胰液在体内不发生自身消化，是因为有几种防御机制：①胰管上皮有黏多糖保护层。②胰腺腺泡有特异的代谢功能，可阻止胰酶侵入细胞内。③进入胰腺的血流中有中和胰酶的物质等。此外，胰蛋白酶等大部分胰酶在分泌时以不激活的状态存在，即以酶原的形式存在，此时无自身消化作用。上述的正常防御功能遭到破坏，如胰管阻塞、刺激胰酶分泌的作用突然增加，感染的胆汁或十二指肠液侵入腺泡等因素，均可导致胰管内压增加、腺泡破裂，暴发性地释放出所有胰酶，包括蛋白酶、脂肪酶和淀粉酶等，从而造成了胰酶的自身消化。

此外，在急性胰腺炎时许多酶系统也被激活：①胶原酶可使炎症扩散。②弹性硬蛋白酶可损害血管壁，引起出血。③蛋白水解酶复合体可使组织坏死进一步蔓延、扩散。④脂肪酶可以使胰周脂肪组织（如肠系膜根部、小网膜囊、腹膜后间隙、肾床、主动脉两侧、盆腔等）形成脂肪坏死区，钙离子和坏死的脂肪结合形成皂化斑，这是血钙下降的原因之一。同时，胰腺本身的坏死组织分解溶化后可产生血管活性物质，如血管舒缓素、激肽及前列腺素等，使周围血管张力降低，加上胰周大量液体渗出、血容量锐减、血压下降均可进一步造成循环功能紊乱以及肾脏损害。此外，坏死毒素中尚有心肌抑制因子和休克肺因子，可以引起心、肺功能的损害。各器官功能障碍还可涉及肝脏和中枢神经系统等，所有这些病变统称为"酶性休克"。

2. 细胞因子在致病中的作用

炎性细胞因子在急性胰腺炎导致的全身性炎症中起重要作用。在急性胰腺炎中炎性细胞因子互相关联和累积，可导致血管渗漏、低血容量、多系统器官衰竭等危象的发生。研究证明，急性胰腺炎受损的胰腺组织作为抗原或炎症刺激物，激活了巨噬细胞而释放出炎症介质，造成细胞因子网络和免疫功能紊乱，很可能就是急性胰腺炎易于从局部病变迅速发展为全身炎症综合征（SIRS）以及多系统器官衰竭的重要原因。

近年来人们注意到白细胞及其代谢产物，如细胞质、弹性蛋白酶等酶类物质和氮氧化合物等在加重胰腺的炎症反应中可能起一定作用，可导致多系统并发症的发生，同时还注意到微循环障碍可能是引起胰腺坏死的重要因素。

四、临床特征

1. 腹痛

腹痛是重症急性胰腺炎的主要临床表现之一，持续时间较长，如有渗出液扩散入腹腔内可致全腹痛。少数患者，尤其是年老体弱者可无腹痛或仅有轻微腹痛，对于这种无痛性重症急性胰腺炎应特别警惕，很容易漏诊。

2. 黄疸

如黄疸呈进行性加重，又不能以急性胆管炎等胆道疾病来解释时，应考虑有重症急性胰腺炎的可能。

3. 休克

常有不同程度的低血压或休克，休克既可逐渐出现，也可突然发生，甚至在夜间发生胰源性猝死或突然发生休克而死亡。部分患者可有心律不齐、心肌损害、心力衰竭等。

4. 高热

在急性胰腺炎感染期，由于胰腺组织坏死，加之并发感染或形成胰腺脓肿，患者多有寒战、高热，进而演变为败血症或真菌感染。

5. 呼吸异常

早期可有呼吸加快，但无明显痛苦，胸部体征不多，易被忽视。如治疗不及时，可发展为急性呼吸窘迫综合征。

6. 神志改变

可并发胰性脑病，表现为反应迟钝、谵妄，甚至昏迷。

7. 消化道出血

可并发呕血或便血。上消化道出血多由于急性胃黏膜病变或胃黏膜下多发性脓肿所致；下消化道出血多为胰腺坏死穿透横结肠所致。

8. 腹水

合并腹水者几乎都为重症急性胰腺炎。腹水呈血性或脓性，腹水中的淀粉酶常升高。

9. 皮肤黏膜出血

患者的血液可呈高凝状态，皮肤黏膜有出血倾向，常有血栓形成和局部循环障碍，严重者可出现弥散性血管内凝血（DIC）。

10. 脐周及腰部皮肤表现

部分患者的脐周或腰部皮肤可出现蓝紫色斑，提示腹腔内有出血、坏死以及血性腹水。脐周出现蓝紫色斑者称为 Cullen 征，腰部皮肤出现蓝紫色斑者则称为 Grey-Turner 征。

五、辅助检查

1. 血、尿淀粉酶

一般急性胰腺炎患者的血、尿淀粉酶均呈 3 倍以上的升高，若在升高的基础上又突然明显降低，则提示预后不良。

2. 血清正铁血红蛋白（MHA）、C-反应蛋白（CRP）

当腹腔内有游离血液存在时，MHA 可呈现阳性，有助于重症急性胰腺炎的诊断。坏死性出血性肠炎、肠系膜血管阻塞时也可以出现 MHA 阳性，应注意鉴别。发病 72 小时后 CRP >150mg/L，提示胰腺组织坏死。

3. 血常规、血气分析、生化指标

血常规白细胞（WBC）>12.0×10^9/L，血气分析 pH <7.3，碱剩余（BE）< -3，伴发 ARDS 时氧分压 <60mmHg，生化指标乳酸 >2.0mmol/L，低钙血症（血钙 <1.87mmoL/L），伴发急性肾衰竭时血肌酐（Scr）>176.8μmol/L，伴发凝血功能障碍时 PT、APTT 时间均延长。

4. 腹部 X 线平片

如有十二指肠或小肠节段性扩张或右侧横结肠段充气梗阻,常提示有腹膜炎及肠麻痹的存在。前者称为警哨肠曲征,后者称为结肠切割征,多与重症急性胰腺炎有关。

5. B 超

可发现胰腺明显肿大、边缘模糊、不规则、回声增强、不均匀等异常,胰腺中还可有小片状低回声区或无回声区。

6. CT

是诊断重症急性胰腺炎的重要手段,准确率可达 70% ~ 80%。可显示胰腺和胰后的图像。重症急性胰腺炎可见肾周围区消失、网膜囊和网膜脂肪变性、密度增厚、胸腔积液、腹水等病变。根据炎症的严重程度分级为 A ~ E 级。A 级:正常胰腺。B 级:胰腺实质改变,包括局部或弥漫的腺体增大。C 级:胰腺实质及周围炎症改变,胰周轻度渗出。D 级:除 C 级外,胰周渗出显著,胰腺实质内或胰周单个液体积聚。E 级:广泛的胰腺内、外积液,包括胰腺和脂肪坏死、胰腺脓肿。其中 D ~ E 级在临床上为重症急性胰腺炎。

六、诊断思路

(一)诊断

具备急性胰腺炎的临床表现和生化改变,且具下列之一者:局部并发症(胰腺坏死、假性囊肿、胰腺脓肿);器官衰竭;Ranson 评分 ≥ 3;急性生理和慢性健康状况评分(APACHE Ⅱ)≥ 8;CT 分级为 D、E。

有助于重症急性胰腺炎的诊断:①有暴饮、暴食、外伤、手术、肾衰竭等诱导因素。②原有胆道疾患,突然发生持续性上腹部剧痛,并且血象和尿素氮明显升高,血钙低于正常。③凡病情危重、有黄疸和休克的急腹症或原因不明的急腹症患者,都应做血、尿淀粉酶检查。④对诊断不明的可疑病例,除常规进行 B 超检查外,尚须进一步做诊断性腹腔穿刺检查,如发现腹水为血性、无臭味,镜检主要成分为红细胞,腹水中正铁血红蛋白升高、淀粉酶升高、多核细胞增多,涂片无细菌,则应考虑为重症急性胰腺炎。⑤病情复杂、诊断不能明确的急腹症患者,经内科治疗后病情仍无好转,甚至恶化,则应在 12 ~ 24 小时行急诊手术,通过剖腹探查明确诊断。

(二)并发症

1. 全身并发症

包括 ARDS、急性肾衰竭、心肌损伤、凝血功能障碍、胰性脑病、肠梗阻、消化道出血等。

2. 局部并发症

(1)急性液体积聚:发生于病程早期,胰腺内、胰周或胰腺远隔间隙液体积聚,并缺乏完整包膜。

(2)胰腺坏死:增强 CT 检查提示无生命力的胰腺组织或胰周脂肪组织。

(3)假性囊肿:有完整非上皮性包膜包裹的液体积聚,内含胰腺分泌物、肉芽组织、纤维组织等。多发生于急性胰腺炎起病 4 周以后。

(4)胰腺脓肿:胰腺内或胰周的脓液积聚,外周为纤维囊壁。

(三)鉴别诊断

1. 急性胆囊炎、胆石症

急性胆囊炎、胆石症与重症急性胰腺炎有相似之处,但两者还是有明显的区别。急性胆囊炎、胆石症的疼痛多位于右上腹,并向右肩部放射,常有反复发作史,多伴有畏寒、发热、寒战及黄疸;而重症急性胰腺炎的疼痛多位于上腹部,疼痛较急性胆囊炎或胆石症更为剧烈,且向左侧腰部放射,疼痛一般不能被镇痛解痉剂所缓解。重症急性胰腺炎的血、尿淀粉酶常升高,而急性胆囊炎、胆石症患者的血、尿淀粉酶多正常,若为胆源性胰腺炎,临床上则更难鉴别,常在手术中方能明确诊断。

2. 消化性溃疡急性穿孔

本病与急性胰腺炎的鉴别诊断比较困难，但典型的胃、十二指肠溃疡穿孔患者多有慢性溃疡病史，穿孔前有长短不一的消化性溃疡发作症状，并且有突然出现的全腹痛，体格检查可发现腹壁呈板状腹，肝浊音界缩小或消失，肠鸣音消失，X 线检查可见膈下游离气体，血、尿淀粉酶正常，腹腔穿刺的抽出液内偶可见有食物残渣。

3. 胆道蛔虫症

突然发病，多见于儿童及青壮年，上腹部剑突下的钻顶样疼痛，疼痛的发作与缓解无规律性。主要临床特点为症状严重，但体征轻微，血、尿淀粉酶正常，若合并有急性胰腺炎，则淀粉酶可升高。

4. 肠系膜血管栓塞

腹痛多位于中腹部，疼痛不如急性胰腺炎严重，但腹胀较急性胰腺炎明显，肠管坏死后腹痛可缓解或消失，有时伴有休克。

5. 急性肠梗阻

常有剧烈的腹痛并伴有呕吐，淀粉酶可升高，特别是高位绞窄性肠梗阻。肠梗阻患者腹痛的阵发性加剧较重症急性胰腺炎更为明显，腹痛时伴有肠鸣音亢进，呕吐后腹痛即可缓解。腹部检查可见肠型，腹部 X 线检查可见肠腔有多个气液平面。

6. 急性肾绞痛

急性胰腺炎有时需与左肾及左输尿管结石相鉴别，由泌尿系统结石引起的肾绞痛多为阵发性绞痛，向会阴部放射，并合有血尿、尿频、尿急、尿痛等尿路刺激症状。

7. 心肌梗死

由于重症急性胰腺炎常有心血管系统的损害，心电图上也可出现心肌梗死样改变，故与冠状动脉粥样硬化性心脏病、心肌梗死的鉴别十分重要。心肌梗死多有冠心病史，胸前有压迫感和胸闷，心电图常有各种心肌梗死表现，肌酸磷酸激酶升高，多无急腹症表现。

七、救治方法

重症急性胰腺炎的诊治工作应尽可能在重症监护病房（ICU）中进行，并采取积极有效的措施，以阻止病情的进一步恶化，尽力挽救患者的生命。

1. 液体复苏

发病早期重症急性胰腺炎患者常存在液体不足。方法：①在血流动力学监测指导下，进行液体复苏，早期达到复苏目标。②中心静脉压（CVP）8 ~ 12mmHg。③平均动脉压 >65mmHg。④尿量 >0.5mL/（kg·h）。⑤中心静脉或混合静脉血氧饱和度（SvO_2）>0.70。若 CVP 达 8 ~ 12mmHg，SvO_2 < 0.70，则根据血红蛋白浓度，输注浓缩血细胞比容到达 0.30 以上。若 SvO_2 仍然低于 0.70，则给予多巴酚丁胺以达到复苏目标。⑥血管活性药物应用的指征：如果出现严重威胁生命的低血压，在积极液体复苏的同时，早期开始应用升压药；或者经过积极的液体复苏，平均动脉压仍然低于 60mmHg 时用升压药。升压药首选去甲肾上腺素。

2. 解痉镇痛

重症急性胰腺炎时的腹痛可使胰腺分泌增加，加重壶腹括约肌痉挛，使已存在的胰管或胆管内压力进一步升高。剧烈的腹痛还可引起或加重休克状态，甚至导致胰—心反射而发生猝死，因此迅速而有效地缓解腹痛有着十分重要的意义。止痛的方法：麻醉剂或患者控制麻醉法、丁溴东莨菪碱、硫酸镁等。

3. 胰酶抑制剂

加贝酯为目前临床应用比较广泛的一种人工合成胰酶抑制剂，是从大豆中提取的小分子胰酶拮抗剂。对胰蛋白酶、缓激肽、纤维蛋白溶酶、磷脂酶 C、凝血酶、磷脂酶 A_2 均有抑制作用，还有松弛壶腹括约肌、增加肝血流量、降低肺动脉压的作用，临床应用能缓解症状，降低死亡率。

4. 生长抑素

生长抑素已广泛用于重症急性胰腺炎的治疗，它能改善临床症状、减少并发症、降低死亡率，对胰瘘和肠瘘也有较好的疗效。

5. 预防和治疗感染

重症急性胰腺炎发生后感染率迅速上升，病情进一步加重，为此可常规使用有效的抗菌药物。对抗菌药物的选择应注意以下几点：①要能保持抗菌药物在血液、胰液和胰组织中的浓度，该浓度足以抑制引起胰腺感染的致病菌，也可预防和控制胰腺周围、肺、肝等处的感染。②要具有透过血—胰屏障的性能，一般来说，脂溶性高、亲水性小的抗生素比较容易透过血—胰屏障，能在胰液及胰腺组织内达到有效的高浓度，如头孢拉定、头孢噻肟、喹诺酮类的环丙沙星、氧氟沙星以及甲硝唑、泰能等均属此类药物。③抗生素与血清蛋白结合率越低，游离抗生素的浓度越高，胰腺中药物的浓度也就越高。④抗生素的 pH 越高，其在胰腺组织中有效浓度就越高。

6. 腹腔灌洗

属于非手术疗法，是抢救重症急性胰腺炎患者生命的重要措施，对缓解症状、控制感染和治疗多系统器官衰竭等严重并发症有良好的疗效。在施行灌洗治疗时有几点需要注意：①宜早不宜晚，应在确诊后48小时进行，若施行过晚炎性渗出物已在胰周、肠襻之间形成了蜂窝样分隔，会影响灌洗效果。②要充分，每次灌洗时患者需平卧，以便灌洗液充分流入腹腔各个部位，特别是胰周、膈下和结肠旁沟，可尽早、尽快地将含酶、含毒素的腹水及胰腺坏死碎屑冲洗干净，这对阻止病变发展、缓解病情十分重要。③根据血生化检测指标增减加入灌洗液中的电解质、抗生素、葡萄糖等，一般不加抗凝剂以免加重出血。

7. 持续血液净化治疗

适应证：①伴急性肾功能衰竭或尿量 <0.5mL/（kg·h）。②早期伴2个或2个以上器官功能障碍者。③早期高热（39℃以上），伴心动过速、呼吸急促，经一般处理效果不明显者。④伴严重水、电解质紊乱者。⑤伴胰性脑病者或毒性症状明显者。

8. 机械通气和氧疗

所有患者入院后，均应在血气检查后进行氧疗。呼吸次数 >35 次/分，并且氧分压 < 70mmHg 或二氧化碳分压 >60mmHg 的患者可以考虑机械通气。

9. 中药治疗

早期应用通里攻下中药，如大承气汤等对多系统器官衰竭有一定的预防作用。通里攻下的中药如大黄等有恢复肠蠕动、保护肠黏膜屏障功能，能减少肠源性感染及肠源性内毒素血症的发生；大黄还具有减轻胰腺出血与坏死的程度，抑酶、抑菌、导泻、解除壶腹括约肌痉挛等作用。清热解毒及活血化瘀类中药则具有改善腹腔脏器的供血、减少炎性渗出、促进炎症消散及减少脓肿形成等作用。

10. CT 引导下经皮导管引流术

以往重症急性胰腺炎一旦发生感染，首选的治疗方法是手术治疗，但手术治疗的死亡率高，特别是在脓毒败血症合并多系统器官衰竭的情况下，手术的风险极大。因此，对此类患者行非手术治疗是一种重要的可供选择的方法，CT 引导下经皮导管引流术即为其中之一。患者发病后 24～48 小时做增强 CT，以明确胰腺的坏死部位与面积；在 CT 引导下经腹腔放置 10～28F 的导管，导管放置后先抽尽腹腔内的液体，然后用生理盐水或甲硝唑冲洗，尽可能把坏死的碎屑和渗出物冲洗干净，以后每 8 小时冲洗 1次，必要时更换不同型号的引流管。当 24 小时引流量 <10mL，CT 证实坏死腔已消失且无瘘管存在时即可拔管。本法治疗感染性重症急性胰腺炎安全有效，需患者与经治医师的耐心与信心。目前也采用 B超引导下进行经皮穿刺引流，这种方法可能更为实用。

11. 营养支持

重症急性胰腺炎患者可出现严重的代谢功能障碍，同时处于高代谢状态，蛋白质和热量的需要明显增多。肠内营养能使肠黏膜维持正常细胞结构和细胞间连接以及绒毛高度，使肠黏膜的机械屏障不至受损，肠道固有菌群正常生长，维持了生物屏障作用；同时肠道菌丛正常生长，维持了肠道菌群的恒定，并有助于肠道细胞正常分泌 sIgA。近年来有学者主张行早期肠内营养支持，发现重症急性胰腺炎发病48～72 小时行肠内营养是安全、可行的，并能降低脓毒症的发生。因此在重症急性胰腺炎早期要努力恢复肠内功能，贯彻"如果肠内有功能，就应使用肠道"的原则。对于无法早期应用肠内营养的重症急性胰腺炎患者，早期行全胃肠外营养也是必要的。一般来说完全胃肠外营养可为患者提供全面的营养素，达到早期营养支持的目的，在患者的水、电解质紊乱和酸碱平衡失调得到纠正后即可使用。静脉输注脂肪乳剂是安全的，但高脂血症（特别是高三酰甘油血症）者忌用。待患者胃肠蠕动功能恢复、腹胀消失后即可进行完全胃肠内营养。

12. 手术治疗

早期采取以维护器官功能为目的的非手术治疗，无菌性坏死采用非手术治疗，胰腺和/或胰周坏死合并感染宜行手术治疗。术中有限制地清除坏死组织，术后在胰周和腹膜后用双套管持续冲洗引流，尽量去除腹膜后坏死组织和渗出物。

第三节　急性重症胆管炎

一、概述

急性胆管炎是指由细菌感染所致的胆道系统的急性炎症，常伴有胆道梗阻。当胆道梗阻比较完全，胆道内细菌感染较重时，则发展为急性重症胆管炎（ACST），也称为急性梗阻性化脓性胆管炎（AOSC），是外科重症感染性疾病之一，主要是由于胆道结石、寄生虫等原因导致胆道梗阻、胆汁引流不畅、胆管压力升高，细菌感染胆汁并逆流入血，引起胆源性败血症和感染性休克。其早期主要临床表现为肝胆系统损害，后期可发展成全身严重感染性疾病，最终引起多器官功能衰竭。急性重症胆管炎病情重、病死率高，现仍为外科的一大难题。

二、常见病因

胆道的梗阻与感染是发病的两个主要因素。梗阻的常见原因是结石、寄生虫、胆管狭窄、肿瘤等。国内外报道有差异，国内主要是胆总管结石，其次为胆道寄生虫和胆管狭窄，而国外则主要是恶性肿瘤、胆道良性病变引起狭窄、先天性胆道解剖异常、原发性硬化性胆管炎等。近些年随着手术、内镜及介入治疗的增加，由胆肠吻合口狭窄、经皮肝穿刺胆管造影（PTC）、ERCP、置放内支架等引起者逐渐增多。梗阻部位可在肝内、肝外，最多见于胆总管下端。

急性重症胆管炎致病的细菌几乎都是肠道细菌逆行进入胆管。革兰阴性杆菌检出率最高。常见的是大肠杆菌、副大肠杆菌、绿脓杆菌、产气杆菌、葡萄球菌、肠球菌、链球菌、肺炎球菌等。在急性化脓时多为混合感染。有25%～30%的患者合并厌氧菌感染。

三、发病机制

（一）胆道梗阻，细菌感染

当胆道因梗阻压力 > 15cmH$_2$O 时，细菌即可在外周血中出现；胆汁或血培养在胆道压力 < 20cmH$_2$O 时为阴性，但 >25cmH$_2$O 时则迅速转为阳性。在梗阻的情况下，细菌经胆汁进入肝脏后大部分被肝的单核—吞噬细胞系统所吞噬，约10%的细菌可逆流入血导致菌血症。从门静脉血及淋巴管内发现胆砂说明，带有细菌的胆汁也可直接反流进入血液，称胆血反流。其途径包括经毛细胆管，肝窦进入肝静脉，胆源性肝脓肿穿破到血管，经胆小管黏膜炎症溃烂至相邻的门静脉分支，经肝内淋巴管等。细菌或感染胆汁进入循环，引起全身化脓性感染，大量的细菌毒素引起全身炎症反应、血流动力学改变和多脏器功能障碍。胆管局部改变主要是梗阻以上的胆管扩张，管壁增厚，胆管黏膜充血水肿，炎性细胞浸润，黏膜上皮糜烂脱落形成溃疡。肝脏充血肿大，光镜下见肝细胞肿胀、变性，汇管区炎性细胞浸润，胆小管内胆汁淤积；肝窦扩张，内皮细胞肿胀；病变晚期肝细胞发生大片坏死，胆小管可破裂。

（二）内毒素血症和细胞因子的作用

内毒素是革兰阴性菌细胞壁的一种脂多糖成分，其毒性存在于类脂 A 中，内毒素具有复杂的生理活性，在急性重症胆管炎的发病机制中发挥重要作用。

1. 直接损害

内毒素直接损害细胞，使白细胞和血小板凝集。内毒素主要损害血小板膜，亦可损害血管内膜，使纤维蛋白沉积于血管内膜上增加血管阻力，再加上肝细胞坏死释放的组织凝血素，因而凝血机制发生严重障碍。

2. 产生肿瘤坏死因子（TNF）

内毒素刺激巨噬细胞系统产生一种多肽物质即 TNF，在 TNF 作用下发生一系列由多种介质参与的有害作用：①TNF 激活多核白细胞而形成微血栓，血栓刺激血管内皮细胞释出白介素和血小板激活因子，使血小板凝集，促进弥散性血管内凝血。②被激活的多核白细胞释放大量氧自由基和多种蛋白酶。前者加重损害中性粒细胞和血管内皮细胞而增加血管内凝血，同时损害组织细胞膜、线粒体膜和溶解溶酶体，严重破坏细胞结构和生物功能。后者损害血管内皮细胞和纤维连接素并释放缓激肽，增加血管扩张和通透性，使组织水肿，降低血容量。③TNF 通过环氧化酶催化作用，激活花生四烯酸，产生血栓素和前列腺素，前者使血管收缩和血小板凝集，后者使血管扩张和通透性增加。④TNF 经脂氧化酶作用，使花生四烯酸产生具有组胺效应的白细胞三烯，加重血管通透性。

3. 激活补体反应

补体过度激活并大量消耗后，丧失其生物效应，包括炎性细胞趋化、调理和溶解细菌等功能，从而加重感染和扩散。补体降解产物刺激嗜碱性粒细胞和肥大细胞释放组胺，加重血管壁的损伤。

4. 产生免疫复合物

一些细菌产生的内毒素具有抗原性，它与抗体作用所形成的免疫复合物沉积在各脏器的内皮细胞上，发生强烈免疫反应，引起细胞蜕变、坏死，加重多器官损害。

5. 氧自由基对机体的损害

急性重症胆管炎的基本病理过程（胆道梗阻、感染、内毒素休克和器官功能衰竭、组织缺血或再灌注）均可引起氧自由基与过氧化物的产生。氧自由基的脂质过氧化作用，改变生物膜的流动液态性，影响镶嵌在生物膜上的各种酶的活性，改变生物膜的离子通道，致使大量细胞外钙离子内流，造成线粒体及溶酶体的破坏。

（三）高胆红素血症

正常肝脏分泌胆汁的压力为 $32cmH_2O$。当胆管压力超过 $35cmH_2O$ 时，肝毛细胆管上皮细胞坏死、破裂，胆汁经肝窦或淋巴管逆流入血，即胆小管静脉反流，胆汁内结合和非结合胆红素大量进入血循环，引起以结合胆红素升高为主的高胆红素血症。如果胆管高压和严重化脓性感染未及时控制，肝组织遭到的损害更为严重，肝细胞摄取与结合非结合胆红素的能力急剧下降，非结合胆红素才明显增高。

（四）机体应答反应

1. 机体应答反应异常

手术中所见患者的胆道化脓性感染情况与其临床表现的严重程度常不完全一致，因此，仅仅针对细菌感染的措施，常难以纠正脓毒症而改善预后。

2. 免疫防御功能减弱

吞噬作用是人体内最重要的防御功能。本病所造成的全身和局部免疫防御系统的损害是感染恶化的重要影响因素。

四、临床特征

起病急骤，病情发展迅速，主要临床表现为腹痛、寒战高热、黄疸，早期出现精神症状和休克，严重者在数小时内死亡。

1. 腹痛

最早出现的症状，常突然发生，开始可为阵发性绞痛，以后转为持续性上腹痛并阵发性加重。腹痛的性质可因原有病变不同而各异。如胆道结石和蛔虫多为剧烈的绞痛，肝胆管狭窄和肿瘤梗阻等则可能表现为右上腹、肝区的剧烈胀痛。

2. 寒战、高热

多在腹痛之后出现。寒战之后高热，体温一般在 39℃ 以上，不少患者达 40～41℃。每天可有数次寒战和弛张高热，呈多峰型。部分患者在病程晚期，可出现体温不升，体温在 36℃ 以下。

3. 黄疸

腹痛、高热后发生。多呈轻至中度黄疸，严重的黄疸少见，一旦发生，应注意恶性胆道梗阻的可能。急性发作者，小便多呈浓茶色，灰白色大便不常见，皮肤瘙痒亦少见。如为一侧肝胆管阻塞引起的急性重症胆管炎，可能不表现黄疸或黄疸较轻。

4. 精神症状

在休克前后出现，表现为烦躁不安、谵妄，以后转为表情淡漠，反应迟钝、嗜睡、神志不清，甚至昏迷。

5. 中毒性休克

多在病程晚期出现，收缩压在 67.5mmHg 以下。血压下降前，常有烦躁不安、脉搏加快（120 次/分以上）、呼吸急促、四肢及口唇发绀，随之血压下降。同时有脱水、电解质紊乱、酸中毒、尿少或无尿等。

6. 多器官功能衰竭

为终末期的表现。可出现急性肝衰竭、急性肾衰竭、弥散性血管内凝血、急性呼吸窘迫综合征、急性胃黏膜病变等表现。

7. 体征

急性痛苦病容，体温在 39℃ 以上，脉搏 120 次/分以上，收缩血压在 67.5mmHg 左右，呼吸急促，烦躁不安或嗜睡，全身皮肤及巩膜轻中度黄染或无黄染，腹部检查发现主要为有上腹及剑下区有明显压痛、肌肉紧张、肝大触痛及叩击痛等。有时可触及胆囊肿大、触痛，伴有多器官功能衰竭时可出现相应体征。

五、辅助检查

1. 实验室检查

白细胞计数升高，可超过 $20 \times 10^9/L$，中性粒细胞比例升高，胞质内可出现中毒颗粒。肝功能有不同程度的损害，凝血酶原时间延长。动脉血气分析可有 PaO_2 下降、氧饱和度降低。常见有代谢性酸中毒及缺水、低钠血症等。

2. B 超

B 超是最常应用的辅助诊断方法，可显示胆管扩大范围和程度，发现结石、蛔虫、大于 1cm 直径的肝脓肿、膈下脓肿等。

3. 胸、腹 X 线片

有助于诊断脓胸、肺炎、肺脓肿、心包积脓、膈下脓肿、胸膜炎等。

4. CT 扫描

不仅可以看到肝胆管扩张、结石、肿瘤、肝脏增大、萎缩等征象，还可发现肝脓肿。

5. 经内镜鼻胆管引流（ENBD）、经皮肝穿刺引流（PTCD）

既可确定胆道阻塞的原因和部位，又可做应急的减压引流，但有加重胆道感染或使感染淤积的胆汁溢漏进腹腔的危险。

6. 磁共振胆胰管成像（MRCP）

可以详尽地显示肝内胆管树的全貌，阻塞的部位和范围。图像不受梗阻部位的限制，是一种无创伤性的胆道显像技术，已成为较理想的影像学检查手段。

六、诊断思路

(一)诊断

目前,临床诊断仍沿用《1983 年重庆胆道外科会议制定的 ACST 诊断标准》,依据典型的 Charcot 三联征及 Reynold 五联征,ACST 的诊断并不困难。但应注意到,即使不完全具备 Reynold 五联征,临床也不能完全除外本病的可能。

(1) Reynold 五联征 + 休克。

(2) 无休克者,满足以下 6 项中之 2 项即可诊断:①精神症状。②脉搏 > 120 次/分。③白细胞计数 > 20×10^9/L。④体温 > 39℃或 < 36℃。⑤胆汁为脓性或伴有胆道压力明显增高。⑥血培养阳性或内毒素升高。将这一诊断标准应用于临床能提高大多数患者的早期诊断率,但对一些临床表现不典型者,当出现休克或血培养阳性结果时,病情已极其严重,病死率大大增加。

(二)鉴别诊断

与急性胆囊炎、消化性溃疡穿孔或出血、急性坏疽性阑尾炎、食管静脉曲张破裂出血、重症急性胰腺炎以及右侧胸膜炎、右下大叶性肺炎等的鉴别,这些疾病中都难以具有急性重症胆管炎的基本特征,仔细分析,不难得出正确的结论。

七、救治方法

以尽早手术解除梗阻、引流以及有效的抗菌治疗为原则。

(一)手术治疗

解除胆道梗阻,紧急胆管减压引流。只有使胆道压力降低,才有可能中止胆汁或细菌向血液的反流,阻断病情的恶化。

方法包括:①胆总管切开减压、T 管引流。紧急减压后,病情有可能立即趋于稳定,但对较高位置的肝内胆管梗阻,胆总管切开往往不能有效减压。如手术中发现有较大的脓肿,可一并处理;如为多发小脓肿,则只能行胆管引流。胆囊造口术常难以达到有效的引流,一般不宜采用。②ENBD。比手术创伤小,当胆道内压增高时,能有效地减压,并能根据需要持续放置 2 周或更长时间,但对高位胆管梗阻引起的胆管炎引流效果不肯定。③PTCD。操作简单,能及时减压,对较高位胆管或非结石性阻塞效果较好,但引流管容易脱落和被结石堵塞,且需注意监测凝血功能。

(二)非手术治疗

非手术疗法能有效地控制感染、预防和治疗并发症,是降低病死率、提高治愈率的主要环节,既是治疗手段,又可作为手术前准备。

1. 抗感染

胆道感染选用抗生素的原则:根据抗菌谱、毒性反应、药物在血液中浓度及胆汁中的排泄而选择,理论上抗生素的选择应根据血培养的药敏结果。在细菌培养未出结果前,抗生素的选择主要根据临床经验及胆汁中最常见的细菌情况而采取联合用药的方法,包括抗需氧菌和厌氧菌的药物。抗需氧菌药物可选用庆大霉素、妥布霉素、广谱青霉素或者第二、三代头孢菌素(如头孢曲松、头孢哌酮等);喹诺酮类及碳青霉烯类(如亚胺培南—西司他丁)较敏感。甲硝唑对厌氧菌有较强的杀菌作用,抗菌谱广,胆汁中浓度高。近年来,新型制剂替硝唑已应用于临床,未发现明显的胃肠道不良反应。

2. 并发症的防治

常见并发症是感染性休克、脓毒血症、多器官功能衰竭。

(1) 抗休克治疗:首先迅速补充血容量,静脉输液、输血。若血压仍偏低,可选用多巴胺等升压药物,尿少时应用此药物尤为必要。少数患者一旦停用升压药后,血压又趋下降,遇此情况,待血压上升后,将药物浓度逐渐减少,待血压稳定后再停用,有时需维持用药 2 ~ 3 天。有些患者出现代谢性酸中毒,经输液、纠正休克后酸中毒即可纠正,有时仍需适量应用碱性药物来纠正。

（2）防治多器官功能衰竭：注意凝血功能的变化，积极防治 DIC 的发生及进展，运用抗凝药物阻断 DIC 的发生发展。保持呼吸道通畅，术后吸氧，预防肺部感染及肺不张。注意尿量，动态监测肾功能。防治肝功能异常，加强护肝治疗。为预防应激性溃疡出血常用抗酸剂、H_2 受体拮抗剂、质子泵抑制剂和胃黏膜保护剂。术后胃肠功能恢复慢，进食较晚，T 管引流易出现电解质失调及代谢紊乱，要及时给予纠正。要加强支持疗法，补充能量、白蛋白以及（或）血浆等提高机体免疫力，使患者早日康复。做好术后的护理，积极改善低蛋白、营养差状况，监测各重要器官功能以及时对症处理。

（3）对症治疗：如降温、使用维生素和支持治疗。

（4）其他：如经短时间治疗后患者仍无好转，应考虑使用肾上腺皮质激素保护细胞膜和对抗细菌毒素，应用抑制炎症反应药物等。

3. 血液净化治疗

即使规范性临床治疗，急性重症胆管炎的病死率仍相当高，因此，在经典治疗的基础上对急性重症胆管炎导致全身炎症反应综合征进行干预，阻断失控性炎症的恶性进展有重要意义。血液净化为首选方法，包括连续性血浆滤过吸附（CPFA）、连续 V-V 血液滤过（CVVH）或持续肾脏替代疗法（CRRT）等。

第六章

神经系统急危重症

第一节　癫痫与癫痫持续状态

一、概述

癫痫是多种原因导致的大脑神经元突然高度同步化异常放电所致的临床综合征。由于异常放电神经元的位置不同及异常放电波及的范围差异，导致患者的发作形式不一，可表现为感觉、运动、意识、精神、行为、自主神经功能障碍或兼有之，但其临床表现均具有发作性、短暂性、重复性和刻板性的特点：①发作性，即症状突然发生，持续一段时间后迅速恢复，间歇期正常。②短暂性，即发作持续时间非常短，通常为数秒钟或数分钟，除癫痫持续状态外，很少超过半小时。③重复性，即第一次发作后，经过不同间隔时间会有第二次或更多次发作。④刻板性，指每次发作的临床表现几乎一致。临床上每次发作或每种发作的过程称为痫性发作，一个患者可有一种或数种形式的痫性发作。在癫痫中，由特定症状和体征组成的特定癫痫现象称为癫痫综合征。

癫痫持续状态（SE）或称癫痫状态，是癫痫连续发作之间意识尚未完全恢复又频繁再发或癫痫发作持续30分钟以上未自行停止。任何类型的癫痫均可出现癫痫状态，其中全面强直—阵挛发作最常见，危害性也最大。

二、常见病因

癫痫不是独立的疾病而是一组疾病或综合征，其病因复杂多样，可分为三大类：①症状性癫痫。由各种明确的中枢神经系统结构性损伤或功能异常所致，如颅脑外伤、脑血管病、脑肿瘤、中枢神经系统感染、遗传代谢障碍性疾病、药物或毒物等，也称为继发性癫痫。②特发性癫痫。病因不明，神经系统检查、神经影像学检查或脑的病理形态检查往往未能发现异常，也无代谢障碍性疾病，常在儿童及青春期发病，称为特发性或原发性癫痫，可能与遗传因素有关。③隐源性癫痫。临床表现提示为症状性癫痫，但目前的检查手段不能发现明确的病因。其约占全部癫痫的60%～70%。

癫痫的获得性病因有：①产前及围生期所造成的脑损伤。母亲在妊娠早期阶段患病毒性感染（如风疹、疱疹、埃可病毒），接受放射线照射或接触有毒物质等均可引起胎儿发育异常及癫痫发作。产伤、新生儿窒息、新生儿颅内出血等也可能是日后癫痫的病因。②颅脑外伤。脑挫裂伤、颅内血肿、颅骨骨折等发生外伤性癫痫的概率比脑震荡高。癫痫发作可发生在外伤当时或外伤后数周至1年，多数在外伤后6～12个月，也有长达数年者。③颅内占位病变。是晚发性癫痫的常见原因。大约1/3的颅内肿瘤引起癫痫发作，离大脑皮质越远的部位发生癫痫的机会越小，约1/2的大脑半球肿瘤有癫痫发作，而脑干肿瘤有癫痫发作者仅为0.74%～15%。其他颅内占位病变，如脑脓肿、慢性硬膜下血肿及慢性肉芽肿病变（如结核瘤、梅毒树胶肿等）也都可引起癫痫发作。④感染。中枢神经系统的细菌、病毒及寄生虫感染均可导致局灶或全身性癫痫发作。⑤脑血管病。是50岁以上癫痫患者除肿瘤以外的主要病因。12.5%～20%的卒中患者伴发癫痫。脑动脉硬化、脑静脉血栓形成及脑动静脉畸形等引起大脑皮质缺血、出血的任何原因，也都能引起癫痫发作。⑥代谢障碍及中毒性脑病。低血糖、低血钙、低血钠、尿毒症、间歇性卟啉病、子痫、高血糖高渗状态、突然停服长期服用的巴比妥类等镇静安眠药、戒酒、慢性铅中毒、大剂量青霉素等均可导致癫痫发作。⑦脑缺氧。心肺功能障碍及其他原因引起的严重急性脑缺氧所致的昏迷，广泛的肌阵挛是常见的表现，也可发生全身强直—阵挛发作。⑧其他。如中枢神经系统脱髓鞘性疾病、结缔组织病、老年痴呆等均可伴发癫痫。

据统计，60%~80%癫痫初发年龄在 20 岁以前，各年龄段的病因各不相同，其分布见表 6-1。

表 6-1　各年龄组癫痫的常见原因

年龄段（岁）	常见病因
0~2	围生期损伤、先天性疾病、代谢性障碍
2~12	急性感染、原发性癫痫、围生期损伤、发热惊厥
12~18	原发性癫痫、颅脑外伤、血管畸形、围生期损伤
18~35	颅脑外伤、脑肿瘤、原发性癫痫
35~65	脑肿瘤、颅脑外伤、脑血管疾病、代谢障碍（如尿毒症、肝性脑病、低血糖和电解质紊乱等）
>65	脑血管疾病、脑肿瘤

癫痫持续状态最常见的原因是不恰当地停用抗癫痫药物（AEDs）或因急性脑病、脑卒中、脑炎、外伤、肿瘤和药物中毒等引起。不规范 AEDs 治疗、感染、精神因素、过度疲劳、孕产和饮酒等均可诱发。

三、发病机制

1. 痫性放电的起始

神经元异常放电是癫痫发病的电生理基础。致痫灶神经元的膜电位与正常神经元不同，在每次动作电位之后出现阵发性去极化漂移（PDS），同时产生高幅高频的棘波放电。神经元异常放电可能由于各种病因导致离子通道蛋白和神经递质或调质异常，出现离子通道结构和功能改变，引起离子异常跨膜运动所致。

2. 痫性放电的传播

异常高频放电反复通过突触联系和强直后易化作用诱发周边及远处的神经元同步放电，从而引起异常电位的连续传播。异常放电局限于大脑皮质的某一区域时，表现为部分性发作；若异常放电在局部反馈回路中长期传导，表现为部分性发作持续状态；若异常放电不仅波及同侧半球，同时扩散到对侧大脑半球，表现为继发性全面性发作；若异常放电广泛投射至双侧大脑皮质并当网状脊髓束受到抑制时，则表现为全身强直—阵挛发作。

3. 痫性放电的终止

可能机制是脑内各层结构的主动抑制作用，即癫痫发作时，癫痫灶内产生巨大突触后电位，后者激活负反馈机制，使细胞膜长时间处于过度去极化状态，抑制异常放电扩散，同时减少癫痫灶的传入性冲动，促使发作放电的终止。

癫痫的病因错综复杂，病理改变亦呈多样化，典型改变为海马硬化（HS）。HS 肉眼观察表现为海马萎缩、坚硬；组织学表现为双侧 HS 病变多呈现不对称性，往往发现一侧有明显的 HS 表现，而另一侧海马仅有轻度的神经元脱失。苔藓纤维出芽是 HS 患者另一重要的病理表现。此外，HS 患者还可发现齿状回结构的异常。

四、临床特征

（一）癫痫发作的分类

癫痫发作分类是指根据癫痫发作时的临床表现和脑电图（EEG）特征进行分类，目前应用最广泛的是国际抗癫痫联盟（ILAE）1981 年癫痫发作分类（表 6-2）。2001 年 ILAE 又提出了新的癫痫发作分类（表6-3），其目的是希望有助于了解癫痫分类学的新观点，并不要求立即用于临床，有待于在临床的使用中不断完善和修改。

表6-2　1981年ILAE癫痫发作分类

分类	内容
1. 部分性发作（癫痫发作起始于局部）	
1.1　单纯部分性发作（意识不丧失）	运动性发作：局灶性运动性、旋转性、Jackson、姿势性、发音性
	感觉性发作：特殊感觉（嗅觉、视觉、味觉、听觉）、躯体感觉（痛、温、触、运动、位置觉）、眩晕
	自主神经性发作：心慌、烦渴、排尿感等
	精神症状性发作：言语障碍、记忆障碍、认知障碍、情感变化、错觉、结构幻觉
1.2　复杂部分性发作（有意识障碍）	单纯部分性发作后出现意识障碍
	开始即有意识障碍
1.3　部分性发作继发全身发作	单纯部分性发作继发全面性发作
	复杂部分性发作继发全面性发作
	单纯部分性发作继发复杂部分性发作再继发全面性发作
2. 全身性发作（双侧大脑半球同时受累）	
2.1　失神发作	典型失神发作
	不典型失神发作
2.2　强直性发作	
2.3　阵挛性发作	
2.4　强直—阵挛发作	
2.5　肌阵挛性发作	
2.6　失张力发作	
3. 不能分类的发作	资料不全或所描写的类型不能包括者

表6-3　2001年ILAE癫痫发作的分类

分类	内容
1. 自限性发作	
1.1　全面性发作	强直—阵挛发作
	强直性发作
	阵挛性发作
	典型失神
	不典型失神
	肌阵挛性失神
	肌阵挛性发作
	眼睑肌阵挛
	肌阵挛猝倒发作
	负性肌阵挛
	失张力发作
	痉挛（指婴儿痉挛）
	全面性癫痫综合征中的反射性发作
1.2　部分性发作	部分性感觉发作
	部分性运动发作
	部分性癫痫综合征中的反射动作

分类	内容
	痴笑发作
	偏侧阵挛发作
	部分性继发全面性发作
2. 持续性癫痫持续状态	
2.1 全面性癫痫持续状态	全面性强直—阵挛性癫痫持续状态
	全面性强直性癫痫持续状态
	全面性阵挛性癫痫持续状态
	全面性肌阵挛性癫痫持续状态
	失神性癫痫持续状态
2.2 部分性癫痫持续状态	Kojewnikow 部分性癫痫持续状态
	持续性先兆
	边缘系统性癫痫持续状态
	伴有轻偏瘫的偏侧抽搐状态
3. 反射性癫痫	
3.1 视觉刺激诱发的反射性癫痫	闪光刺激诱发的反射性癫痫
	其他视觉刺激诱发的反射性癫痫
3.2 思考诱发的反射性癫痫	
3.3 音乐诱发的反射性癫痫	
3.4 进食诱发的反射性癫痫	
3.5 躯体感觉诱发的反射性癫痫	
3.6 本体感觉诱发的反射性癫痫	
3.7 阅读诱发的反射性癫痫	
3.8 热水刺激诱发的反射性癫痫	
3.9 惊吓诱发的反射性癫痫	

（二）癫痫发作的临床表现

1. 全面性发作

最初的症状学和脑电图提示癫痫全面性发作起源于双侧脑部，多在发作初期就有意识丧失。包括以下类型：

（1）全面强直—阵挛发作：意识丧失、双侧强直后出现阵挛是此型发作的主要临床特征。可由部分性发作演变而来，也可一起病即表现为全面强直—阵挛发作。早期出现意识丧失、跌倒，随后的发作分为三期：①强直期。表现为全身骨骼肌持续性收缩。眼肌收缩出现眼睑上牵、眼球上翻或凝视；咀嚼肌收缩出现张口，随后猛烈闭合，可咬伤舌尖；喉肌和呼吸肌强直性收缩致患者尖叫一声，呼吸停止；颈部和躯干肌肉的强直性收缩致颈和躯干先屈曲，后反张；上肢由上举后旋转为内收旋前，下肢先屈曲后猛烈伸直，持续 10～20 秒钟后进入阵挛期。②阵挛期。肌肉交替性收缩与松弛，呈一张一弛交替性抽动，阵挛频率逐渐变慢，松弛时间逐渐延长，本期可持续 30～60 秒钟或更长。在一次剧烈阵挛后，发作停止，进入发作后期。以上两期均可发生舌咬伤，并伴呼吸停止、血压升高、心率加快、瞳孔散大、光反射消失、唾液和其他分泌物增多；Babinski 征可为阳性。③发作后期。此期尚有短暂阵挛，以面肌和咬肌为主，导致牙关紧闭，可发生舌咬伤。本期全身肌肉松弛，括约肌松弛，尿液自行流出可发生尿失禁。呼吸首先恢复，随后瞳孔、血压、心率渐至正常。肌张力松弛，意识逐渐恢复。从发作到意识恢复约历时 5～15 分钟。患者醒后常感头痛、全身酸痛、瞌睡，部分患者有意识模糊，此时强行约束患者可能发生伤人和自伤。全身强直—阵挛发作（GTCS）典型 EEG 改变是，强直期开始逐渐增强的 10 次/秒棘波样节律，然后频率不断降低，波幅不断增高，阵挛期弥漫性慢波伴间歇性棘波，痉挛后期呈明显脑电抑制，发作时间愈长，抑制愈明显。

（2）强直性发作：多见于弥漫性脑损伤的儿童，睡眠中发作较多。表现为与强直—阵挛发作中强直期相似的全身骨骼肌强直性收缩，常伴有明显的自主神经症状，如面色苍白等，如发作时处于站立位可剧烈摔倒。发作持续数秒至数十秒。典型发作期 EEG 为暴发性多棘波。

（3）阵挛性发作：几乎都发生在婴幼儿，特征是重复阵挛性抽动伴意识丧失，之前无强直期。双侧对称或某一肢体为主的抽动，幅度、频率和分布多变，为婴儿发作的特征，持续 1 分钟至数分钟。EEG 缺乏特异性，可见快活动、慢波及不规则棘—慢波等。

（4）失神发作：分典型和不典型失神发作，临床表现、EEG 背景活动及发作期改变、预后等均有较大差异。①典型失神发作。儿童期起病，青春期前停止发作。特征性表现是突然短暂的（5～10 秒）意识丧失和正在进行的动作中断，双眼茫然凝视，呼之不应，可伴简单自动性动作，如擦鼻、咀嚼、吞咽等或伴失张力如手中持物坠落或轻微阵挛，一般不会跌倒，事后对发作全无记忆，每日可发作数次至数百次。发作后立即清醒，无明显不适，可继续先前活动。醒后不能回忆。发作时 EEG 呈双侧对称 3Hz 棘—慢综合波。②不典型失神发作。起始和终止均较典型失神缓慢，除意识丧失外，常伴肌张力降低，偶有肌阵挛。EEG 显示较慢的（2.0～2.5Hz）不规则棘—慢波或尖—慢波，背景活动异常。多见于有弥漫性脑损害患儿，预后较差。

（5）肌阵挛发作：表现为快速、短暂、触电样肌肉收缩，可遍及全身，也可限于某个肌群或某个肢体，常成簇发生，声、光等刺激可诱发，可见于任何年龄；常见于预后较好的原发性癫痫患者，如婴儿良性肌阵挛性癫痫；也可见于罕见的遗传性神经变性病以及弥漫性脑损害。发作期典型 EEG；改变为多棘—慢波。

（6）失张力发作：姿势性张力丧失所致。部分或全身肌肉张为突然降低导致垂颈（点头）、张口、肢体下垂（持物坠落）、躯干失张力跌倒或猝倒发作，持续数秒钟至 1 分钟，时间短者意识障碍可不明显，发作后立即清醒和站起。EEG 示多棘—慢波或低电位活动。

2. 部分性发作

癫痫部分性发作是指源于大脑半球局部神经元异常放电，包括单纯部分性、复杂部分性、部分性继发全面性发作 3 类，前者为局部性发放，无意识障碍，后两者放电从局部扩展到双侧脑部，出现意识障碍。

（1）单纯部分性发作：发作时程短，一般不超过 1 分钟，发作起始与结束均较突然，无意识障碍。可分为以下四型：

1）部分运动性发作：表现为身体某一局部发生不自主抽动，多见于一侧眼睑、口角、手或足趾，也可波及一侧面部或肢体，病灶多在中央前回及附近。常见以下几种发作形式：①Jackson 发作。异常运动从局部开始，沿大脑皮质运动区移动，临床表现抽搐自手指—腕部—前臂—肘—肩—口角—面部逐渐发展，称为 Jackson 发作；严重部分运动性发作患者发作后可留下短暂性（0.5～36 小时内消除）肢体瘫痪，称为 Todd 麻痹。②旋转性发作。表现为双眼突然向一侧偏斜，继之头部不自主同向转动，伴有身体的扭转，但很少超过 180°，部分患者过度旋转可引起跌倒，出现继发性全面性发作。③姿势性发作。表现为发作性一侧上肢外展、肘部屈曲、头向同侧扭转、眼睛注视着同侧。④发音性发作。表现为不自主重复发作前的单音或单词，偶可有语言抑制。

2）部分感觉性发作：躯体感觉性发作常表现为一侧肢体麻木感和针刺感，多发生在口角、舌、手指或足趾，病灶多在中央后回躯体感觉区；特殊感觉性发作可表现为视觉性（如闪光或黑朦等）、听觉性、嗅觉性和味觉性；眩晕性发作表现为坠落感、飘动感或水平/垂直运动感等。

3）自主神经性发作：出现苍白、面部及全身潮红、多汗、立毛、瞳孔散大、呕吐、腹痛、肠鸣、烦渴和排尿感等。病灶多位于岛叶、丘脑及周围（边缘系统），易扩散出现意识障碍，成为复杂部分性发作的一部分。

4）精神性发作：可表现为各种类型的记忆障碍（如似曾相识、似不相识、强迫思维、快速回顾往事）、情感障碍（无名恐惧、忧郁、欣快、愤怒）、错觉（视物变形、变大、变小，声音变强或变弱）、复杂幻觉等。常为复杂部分性发作的先兆，也可继发全面性强直—阵挛发作。

（2）复杂部分性发作（CPS）：占成人癫痫发作的50%以上，也称为精神运动性发作，病灶多在颞叶。临床表现有较大差异，主要分以下类型：①仅表现为意识障碍。②表现为意识障碍和自动症，经典的CPS可从先兆开始，以上腹部异常感觉最常见，也可出现情感（恐惧）、认知（似曾相识）和感觉性（嗅幻觉）症状，随后出现意识障碍和动作停止，发作通常持续1~3分钟。自动症是指在癫痫发作过程中或发作后意识模糊状态下出现的具有一定协调性和适应性的无意识活动。自动症可表现为反复咂嘴、噘嘴、咀嚼、舔舌、牙或吞咽（口、消化道自动症）或反复搓手、拂面，不断地穿衣、脱衣、解衣扣、摸索衣服（手足自动症）；也可表现为游走、奔跑、无目的的开门、关门、乘车上船；还可出现自言自语、叫喊、唱歌（语言自动症）或机械重复原来的动作。③表现为意识障碍与运动症状，运动症状可为局灶性或不对称强直—阵挛发作变异性肌张力动作，各种特殊姿势（如击剑样动作）等。

（3）部分性发作继发全面性发作：单纯部分性发作可发展为复杂部分性发作，单纯或复杂部分性发作均可泛化为全面性强直—阵挛发作。

3. 痴笑发作

没有诱因的、刻板的、反复发作的痴笑，常伴有其他癫痫表现，发作期和发作间期，EEG有痫样放电，无其他疾病能解释这种发作性痴笑。痴笑是这种发作的主要特点，也可以哭为主要表现。

（三）癫痫持续状态的临床表现

1. 全面性发作持续状态

（1）全面性强直—阵挛发作持续状态：该状态是最常见、最严重的持续状态类型，是以反复发生强直—阵挛性抽搐为特征，二次发作间歇患者意识不恢复，处于昏迷状态。患者同时伴有心动过速、呼吸加快、血压改变、发热、酸中毒、腺体分泌增多（可致呼吸道阻塞）等全身改变。

（2）强直性发作持续状态：主要见于林—戈综合征（Lennox-Gastaut）患儿，表现不同程度意识障碍（昏迷较少），间有强直性发作或其他类型发作，如肌阵挛、非典型失神、失张力发作等。EEG出现持续性较慢的棘—慢波或尖—慢波放电。

（3）阵挛性发作持续状态：阵挛性发作持续状态时间较长时可出现意识模糊甚至昏迷。

（4）肌阵挛发作持续状态：特发性肌阵挛发作患者很少出现癫痫状态，严重器质性脑病晚期如亚急性硬化性全脑炎、家族性进行性肌阵挛癫痫等较常见。

（5）失神发作持续状态：主要表现为意识水平降低，甚至只表现反应性低下，学习成绩下降。EEG可见持续性棘—慢波放电，频率较慢（<3Hz）。

2. 部分性发作持续状态

（1）单纯部分性发作持续状态：临床表现以反复的局部颜面或躯体持续抽搐为特征，或持续的躯体局部感觉异常为特点，发作时意识清楚，EEG上有相应脑区局限性放电。

（2）边缘叶性癫痫持续状态：常表现为意识障碍和精神症状，又称精神运动性癫痫状态，常见于颞叶癫痫。

（3）偏侧抽搐状态伴偏侧轻瘫：多发生于幼儿，表现为一侧抽搐，伴发作后一过性或永久性同侧肢体瘫痪。

五、辅助检查

1. 脑电图（EEG）

EEG是诊断癫痫最重要的辅助检查方法。常规头皮EEG仅能记录到49.5%患者的痫性放电，采用过度换气、闪光刺激等诱导方法虽可提高EEG阳性率，但仍有部分患者的EEG检查始终正常。部分正常人中偶尔也可记录到痫性放电，因此不能单纯依据EEG检查来确定是否为癫痫。24小时长程脑电监测使发现痫性放电的阳性率大为提高，而视频脑电图可同步监测记录患者发作情况及相应EEG改变，明确发作性症状与 EEG 变化间的关系。

2. 神经影像学检查

包括头颅 CT 和 MRI，可确定脑结构异常或病变。国际抗癫痫联盟（ILAE）神经影像学委员会制订的神经影像学检查指征是：①任何年龄、病史或 EEG 说明为部分性发作。②在 1 岁以内或成人未能分型的发作或明显的全面性发作。③神经或神经心理证明有局限性损害。④AEDs 无法控制发作。⑤AEDs 不能控制发作或发作类型有变化以及可能有进行性病变者。功能影像学检查如单光子发射计算机断层成像术（SPECT）、正电子发射断层成像术（PET）等能从不同的角度反映脑局部代谢变化，辅助癫痫灶的定位。

六、诊断思路

癫痫的诊断需遵循三步原则：首先明确发作性症状是否为癫痫发作，其次是明确哪种类型的癫痫或癫痫综合征，最后明确发作的病因是什么。

1. 癫痫诊断的确立

癫痫是发作障碍性疾病，但很多发作障碍性疾病并不是癫痫，如睡眠障碍性疾病中的夜游症，常需与复杂部分性癫痫发作鉴别。短暂性脑缺血发作、晕厥、偏头痛、眩晕及癔症等均为发作性疾患。因此应通过详细的病史及有关的实验室检查，与上述等疾病鉴别，确立或排除癫痫的诊断。需强调的是：诊断癫痫发作最重要的依据是患者的病史，如先兆症状、发作时状态及发作后意识模糊等，而不是依靠神经系统检查和实验室检查；患者发作后意识模糊状态高度提示癫痫发作，躯体抽动和尿失禁并不一定提示痫性发作，因也可能发生于血管迷走性晕厥及其他原因的晕厥。

2. 癫痫发作类型的诊断

不同的癫痫发作类型，对药物反应不同，从治疗的角度出发，发作类型诊断是十分重要的。详细询问患者及亲属、目击者，患者发作时，是否伴有意识障碍，有无先兆，发作时的具体表现，以及既往史和家族史等，对于发作类型的诊断是至关重要的。EEG 在癫痫及癫痫发作类型的诊断中是必不可少的技术。

3. 病因诊断

对症状性癫痫要查明原因。详细的病史，常可提供病因的线索（如产伤、头部外伤、脑膜炎、脑炎、脑卒中等）。疑有脑寄生虫病患者，应进行大便寄生虫卵、绦虫节片及血液、脑脊液的囊虫补体或血凝试验。疑是颅内占位病变、先天发育异常或原因不明者，应进行头部 X 线平片、头颅 CT 及 MRI 检查。怀疑有脑血管畸形的患者，需做 MRA 或脑血管造影。不要忽视全身性疾病的因素，如低血钙、低血糖、肾衰竭等全身代谢障碍及系统性红斑狼疮等全身疾病引起的脑损害。

七、救治方法

（一）病因治疗

如治疗急、慢性中枢神经系统感染，纠正及治疗代谢障碍，切除颅内肿瘤等。在切除脑膜瘤后，仅仅 50% 病例癫痫发作缓解，胶质瘤缓解的百分比甚至更低，因此这样的病例，应继续药物治疗。

（二）药物治疗

药物治疗是癫痫治疗的主要手段。药物治疗应达到三个目的：控制发作或最大限度地减少发作次数；长期治疗无明显的不良反应；使患者保持或恢复其原有的生理、心理和社会功能状态。大约 2/3 的患者，应用抗癫痫药治疗后，发作获满意控制，20%～25% 的病例发作频率及严重性明显减少或减轻。

药物治疗的一般原则如下：

1. 确定是否用药

人一生中偶发一至数次癫痫的概率高达 5%，且 39% 癫痫患者有自发性缓解倾向，并非每个癫痫患者都需要用药。用药指征：①半年内发作两次以上者。②首次发作或间隔半年以上发作一次者，可在告知 AEDs 可能的不良反应和不经治疗的可能后果的情况下，依患者及家属的意愿用或不用 AEDs。

2. 正确选择药物

应根据癫痫发作类型、癫痫及癫痫综合征类型选择用药。2006 年 ILAE 推出针对不同发作类型癫痫的治疗指南，见表 6-4，在实际工作中需结合医师的经验及患者的反应来选择药物。

表 6-4　国际抗癫痫联盟推荐的用药方案

发作类型	A 级推荐	B 级推荐	C 级推荐
成人部分性发作	卡马西平、苯妥英钠	丙戊酸钠	加巴喷丁、拉莫三嗪、奥卡西平、苯巴比妥、托吡酯、氨己烯酸
儿童部分性发作	奥卡西平	无	卡马西平、苯巴比妥、苯妥英钠、托吡酯、丙戊酸钠
老人部分性发作	加巴喷丁、拉莫三嗪	无	卡马西平
成人全面强直—阵挛发作	无	无	卡马西平、拉莫三嗪、奥卡西平、苯巴比妥、苯妥英钠、托吡酯、丙戊酸钠
儿童全面强直—阵挛发作	无	无	卡马西平、苯巴比妥、苯妥英钠、托吡酯、丙戊酸钠
儿童失神发作	无	无	乙琥胺、拉莫三嗪、丙戊酸钠
伴中央—颞部棘波的良性儿童癫痫	无	无	卡马西平、丙戊酸钠

3. 尽可能单药治疗

70% ~ 80% 的癫痫患者可以通过单药治疗控制发作。单药治疗应从小剂量开始，缓慢增量至能最大程度地控制癫痫发作而无不良反应或不良反应很轻，即为最低有效剂量；若不能有效控制癫痫发作，则满足部分控制，也不能出现不良反应。监测血药浓度以指导用药。常用的传统 AEDs 有苯妥英钠、卡马西平、丙戊酸、苯巴比妥、扑痫酮、乙琥胺和氯硝西泮等；新型 AEDs 有托吡酯、拉莫三嗪、加巴喷丁、非尔氨酯、噻加宾、氨己烯酸、奥卡西平和左乙拉西坦等。

4. 用药方法

用药方法取决于药物代谢特点、作用原理及不良反应出现规律等，差异很大。如苯妥英钠常规剂量无效时增加剂量极易中毒；丙戊酸治疗范围大，开始可用常规剂量；卡马西平因自身诱导作用使代谢逐渐加快，半衰期缩短，需逐渐加量，约一周达到常规剂量。拉莫三嗪、托吡酯应逐渐加量，约一个月达治疗剂量，否则易出现皮疹、中枢神经系统（CNS）不良反应等。应坚持不间断及有规律地服药，以保证血药浓度处于有效治疗范围内，根据药物的半衰期决定服药次数。

5. 严密观察不良反应

AEDs 的不良反应包括特异性、剂量相关性、慢性及致畸性，以剂量相关性不良反应最常见，通常发生于用药初始和增量时，与血药浓度有关。多数常见的不良反应为短暂性的，缓慢减量即可明显减少。应用 AEDs 前应检查肝肾功能和血尿常规，用药后每月监测血尿常规，每季度监测肝肾功能，至少持续半年。多数 AEDs 为碱性，饭后服药可减轻胃肠道反应。应用 AEDs 可能发生急性过敏反应，所有的过敏反应均应立即停药。

6. 合理的联合治疗

合理的多药联合治疗是指"在最低程度增加不良反应的前提下，获得最大程度的发作控制"。约 20% 的患者在两种单药治疗后仍不能控制发作，应考虑合理的联合治疗。指征：①单药治疗无效的患者。②有多种类型的发作。③针对药物的不良反应，如苯妥英钠治疗部分性发作时出现失神发作，除选用广谱 AEDs 外，也可合用氯硝西泮治疗苯妥英钠引起的失神发作。④针对患者的特殊情况，如月经性癫痫患者可在月经前后加用乙酰唑胺，以提高疗效。注意事项：①不宜合用化学结构相同的药物，如苯巴比妥与扑痫酮、氯硝西泮和地西泮。②尽量避开不良反应相同的药物合用，如苯妥英钠可引起肝肾损伤，丙戊酸可引起特异过敏性肝坏死。③合用药物时要注意药物的相互作用。

7. 增减药物、停药及换药原则

①增减药物：增药可适当快些，减药一定要慢，必须逐一增减，以利于确切评估疗效和毒副作用。

②AEDs 控制发作后必须坚持长期服用，不宜随意减量或停药，以免诱发癫痫持续状态，除非出现严重的不良反应。③换药：若一种一线药物已达到最大可耐受剂量依然不能控制发作，可加用另一种一线或二线药物，至发作控制或达到最大可耐受剂量后逐渐减掉原有的药物，转换为单药。换药期间应有 5～7 天的过渡期。④停药：全面强直—阵挛发作、强直性发作、阵挛性发作完全控制 4～5 年后，失神发作停止半年后可考虑停药，但停药前应有缓慢减量的过程，一般不少于 1～1.5 年无发作者方可停药。

20%～30% 复杂部分性发作患者用各种 AEDs 治疗难以控制发作，如治疗 2 年以上，血药浓度在正常范围内，每月仍有 4 次以上发作称为难治性癫痫。

（三）手术治疗

患者经过长时间正规单药治疗或先后用两种 AEDs 达到最大耐受剂量，以及经过一次正规的、联合治疗仍不见效，可考虑手术治疗。手术适应证主要是起源于一侧颞叶的难治性复杂部分性发作，如致痫灶靠近大脑皮质、可为手术所及且切除后不会产生严重的神经功能缺陷，疗效较好。常用的方法有前颞叶切除术、颞叶以外的脑皮质切除术、癫痫病灶切除术、大脑半球切除术、胼胝体切开术等。

（四）癫痫持续状态的治疗

癫痫持续状态的治疗目的是：保持稳定的生命体征进行心肺功能支持；终止呈持续状态的癫痫发作，减少癫痫发作对脑部神经元的损害；寻找并尽可能根除病因与诱因；防治并发症。

1. 一般治疗

①防止缺氧和损伤：应立即使患者侧卧，尽量让唾液和呕吐物流出口外，保持呼吸道通畅，吸痰、吸氧，必要时气管插管或切开。在患者张口时，可将折叠成条状的小毛巾、手帕或牙套等塞入上下臼齿之间，以免舌部咬伤。抽搐时不可用力按压患者的身体，以免造成骨折。亦不要采取所谓掐"人中"的方法，因为此举不仅不能制止发作，反有可能对患者造成新的伤害。尽可能对患者进行心电、血压、呼吸、脑电的监测。②迅速进行神经系统及心肺功能检查及有关实验室检查，如血药浓度、血糖、肾功能、电解质，测定动脉血 pH、氧及二氧化碳分压，及时纠正合并的全身性改变。③呼吸稳定后，应查明原因，如断药、低血糖、中毒、感染等，以便针对病因治疗。④静脉注射 50% 葡萄糖，预防低血糖，之后以生理盐水或葡萄糖维持。⑤治疗脑水肿：常用 20% 甘露醇 125～250mL 静脉滴注。

2. 尽快终止癫痫状态

应选择速效、抗痫力强、安全、对心肺无抑制作用的药物。

（1）地西泮：首选药物。成人 10～20mg/次，儿童 0.25～0.5mg/kg。缓慢静脉注射（成人应小于 5mg/min，儿童 2mg/min），直到发作停止。10～15 分钟后可重复给药，24 小时总量不得超过 200mg。也可在首次静脉注射后，如有效，可用地西泮 60～100mg 加入生理盐水（或 5% 葡萄糖液）500mL 中于 12 小时内缓慢静脉滴注。

（2）地西泮加苯妥英钠：首先用地西泮 10～20mg 静脉注射取得疗效后，再用苯妥英钠 0.3～0.6g 加入生理盐水 250～500mL 中静脉滴注，速度不超过 50mg/min。用药中如出现血压降低或心律不齐时需减缓静脉滴注速度或停药。

（3）苯妥英钠：部分患者也可单用苯妥英钠。成人首次剂量 500～750mg，儿童 10～15mg/kg，以生理盐水作溶剂，静脉注射速度不超过 50mg/min，以避免发生低血压、心律失常。抽搐停止后，每 6～8 小时口服或静脉注射 50～100mg 的维持量。其优点是无呼吸抑制及镇静作用，便于意识状态的观察。

（4）氯硝西泮：起效快，药效是地西泮的 5 倍，维持时间比地西泮长 1～2 倍。一般成人首次用 1～4mg，儿童 0.02～0.06mg/kg 缓慢静脉注射，20 分钟后可重复原剂量 2 次，兴奋躁动者可适当加大剂量。

（5）10% 水合氯醛：20～30mL 加等量植物油保留灌肠，8～12 小时一次。适合肝功能不全或不宜使用苯巴比妥类药物者。

（6）副醛：8～10mL（儿童 0.3mL/kg）植物油稀释后保留灌肠。可引起剧咳，有呼吸疾病者勿用。

经上述处理，发作控制后，可用苯巴比妥 0.1～0.2g 肌内注射，每日 2 次，巩固和维持疗效。同时鼻饲 AEDs，达稳态浓度后逐渐停用苯巴比妥。上述方法无效者，需按难治性癫痫持续状态处理。

3. 难治性癫痫持续状态的处理

难治性癫痫持续状态是指持续的癫痫发作，对初期的一线药物地西泮、苯巴比妥、苯妥英钠等无效，连续发作 1 小时以上者。对难治性癫痫持续状态的首要任务是迅速终止发作，可选用以下药物。

（1）异戊巴比妥钠（阿米妥钠）：是治疗难治性癫痫持续状态的标准疗法。成人 0.25～0.5g/次溶于注射用水 10mL 静脉注射，儿童 1～4 岁 0.1g/次，5 岁以上 0.2g/次，速度不超过 0.05g/min，至控制发作为止。低血压、呼吸抑制、复苏延迟是其主要的不良反应，在使用中常需行气管插管，机械通气来保证生命体征的稳定。

（2）咪达唑仑：常用剂量为首剂静脉注射 0.15～0.2mg/kg，然后按 0.06～0.6mg/（kg·h）静脉滴注维持。新生儿可按 0.1～0.4mg/（kg·h）静脉滴注维持。因起效快，对血压和呼吸抑制作用较小，已有取代异戊巴比妥钠的趋势。

（3）丙泊酚：是一种非巴比妥类的短效静脉用麻醉剂，能明显增强 GABA 能神经递质的释放，可在几秒钟内终止癫痫发作和 EEG 上的痫性放电，平均起效时间 2.6 分钟。建议剂量 1～2mg/kg 静脉注射，继以 2～10mg/（kg·h）静脉滴注维持。突然停用可致发作加重，逐渐减量则不出现癫痫发作的反跳。

（4）利多卡因：对苯巴比妥治疗无效的新生儿癫痫持续状态有效，终止发作的首次负荷量为 1～3mg/kg 静脉注射，速度 <25～50mg/min。然后用 2～4mg/（kg·h），静脉滴注 1～3 天。在应用利多卡因时应注意其常见的不良反应，如烦躁、谵妄、精神异常、心律失常及过敏反应等。心脏传导阻滞及心动过缓者慎用。应用时应监测心脏。

（5）其他药物：可酌情选择使用。①氯胺酮。为非巴比妥类的短效静脉麻醉剂，成人建议剂量 1～2mg/kg 静脉注射。②硫喷妥钠。为超短时作用的巴比妥类药物，成人建议剂量 0.05～0.1g。

（五）精神心理卫生治疗

睡眠减少、饮酒及其他药物的滥用常是癫痫发作突然增多的重要原因，因此患者应保持一定的睡眠时间，节制饮酒，在医生指导下用药。要有良好的饮食习惯，避免暴饮暴食，养成大便习惯，如需要可应用缓泻剂。避免高空水上作业，以免发作时造成危险。癫痫是慢性病，绝大多数患者需长期服用抗癫痫药控制发作及适应慢性病的生活方式，要帮助癫痫患者克服自卑感，亲友及周围同志不要过分的关心及过分的保护，要让患者正常的生活、工作及学习，鼓励患者进行适量的体育锻炼。

第二节　化脓性脑膜炎

一、概述

化脓性脑膜炎（简称化脑）是化脓性细菌感染所致的脑脊膜炎症，是中枢神经系统常见的化脓性感染，好发于婴幼儿和儿童。临床上表现为起病急骤，发热、头痛、呕吐、嗜睡、惊厥、意识障碍和脑膜刺激征阳性。

二、常见病因

化脓性脑膜炎最常见的致病菌为肺炎球菌、脑膜炎球菌和流感嗜血杆菌 B 型，其次为金黄色葡萄球菌、链球菌、大肠杆菌、变形杆菌、厌氧杆菌、沙门菌、铜绿假单胞菌等。病原菌可通过多种途径侵入脑膜：①由菌血症或败血症经血液循环而到达脑膜。②直接经上呼吸道或颅脑损伤处侵入。③感染病灶如鼻窦炎、中耳炎、乳突炎的扩散或脑脓肿溃破。④脑血管血栓性静脉炎扩散。⑤神经外科手术操作时导入。病原菌一旦在脑膜的任何部位立足，即可迅速波及整个蛛网膜下腔。细菌释放的内毒素或细菌的细胞壁成分刺激局部炎症反应发生化脓性脑膜炎，其发病机制与脑膜炎球菌性脑膜炎相似。

三、临床特征

1. 共同表现

各种细菌感染引起的化脓临床表现类似。①感染症状：发热、寒战或上呼吸道感染表现等。②脑膜刺激征：表现为颈项强直、Kernig 征和 Brudzinski 征阳性。但新生儿、老年人或昏迷者脑膜刺激征常不明显。③颅内压增高：表现为剧烈头痛、呕吐、意识障碍等。④局灶症状：部分患者可出现局灶性神经功能损害的症状，如偏瘫、失语等。

2. 不同年龄的患者化脓临床特点不同

①新生儿及 3 个月以下小婴儿化脓：早期临床表现极不典型，可仅表现为拒食、吐奶、嗜睡、凝视、尖叫、惊厥（或仅有面部肌肉小抽动）、呼吸不规则、面色青灰及前囟紧张或隆起等，甚至出现脑膜刺激征或前囟隆起已属化脓晚期。体温可高可低，甚至体温不升。由于新生儿化脓常并发败血症，故可出现黄疸。在新生儿败血症中约 1/3 病例并发脑膜炎，因此一旦败血症的诊断确立，即应考虑脑膜炎的可能。②3 个月至 2 岁的婴儿化脓：大多有发热、呕吐、烦躁、易激惹、惊厥、精神萎靡、嗜睡或昏迷等症状。查体可见颈强直、前囟膨隆并出现脑膜刺激征。③2 岁以上的小儿化脓：症状和体征渐趋典型。年长儿除自述头痛外，尚有背痛、关节肌肉疼痛。脑膜刺激征明显。④成年及老年患者化脓：以肺炎球菌所致化脓多见，其次尚有脑膜炎球菌性脑膜炎和革兰阴性杆菌脑膜炎等。

3. 不同病原菌引起的化脓的临床特点

①肺炎球菌脑膜炎：多见于婴幼儿及老年人，常继发于肺炎、中耳炎、乳突炎、鼻窦炎、败血症或颅脑损伤的耳、鼻漏等患者。冬春季较多。炎症主要分布在大脑顶部的表面，故早期脑膜刺激征可以不明显。脑脊液为脓性，含纤维蛋白较多，常沉积于蛛网膜下腔及大脑表面，形成广泛而较厚的纤维脓性膜，导致粘连和包裹性积脓，使所用治疗药物难以渗入病灶内而致疗效不佳，以致病程迁延和反复再发。硬膜下积液或积脓、脑脓肿、脑积水、脑室梗阻等并发症也较其他化脓多见。病情重，常有意识障碍和昏迷。脑脊液涂片查见肺炎球菌的阳性率可达 80% 以上，脑脊液（CSF）和血培养也可获阳性结果。②流感嗜血杆菌脑膜炎：多由毒力强的 B 型流感嗜血杆菌引起，多见于 3 个月至 3 岁小儿，高峰易感年龄是 7～12 个月，占 70%。秋冬季多见。起病时常先有呼吸道炎症，短期内出现嗜睡、易激动或突然尖叫等。偶有皮疹，脑膜刺激征常不典型。CSF 呈脓性，涂片可查见革兰染色阴性短小杆菌，阳性率为 80% 左右，有早期诊断价值。CSF 和血培养分离出流感嗜血杆菌可确诊。常并发硬膜下积液。③葡萄球菌脑膜炎：主要由金黄色葡萄球菌引起。各年龄均可发病，但以新生儿及较大儿童多见。多发生在夏季。常继发于皮肤化脓性感染、各种脓肿、骨髓炎、颅脑手术等，多为金黄色葡萄球菌脓毒血症的迁徙病灶之一。起病急，颈项强直较其他化脓更为显著，常出现瘀点、瘀斑、荨麻疹、猩红热样皮疹及脓疱疹等多种皮疹。体内其他部位也可发现化脓病灶。CSF 呈脓性，蛋白含量高，涂片可查见呈簇状排列的革兰染色阳性球菌。CSF 或血培养出金黄色葡萄球菌可确诊。④大肠杆菌脑膜炎：多见于 3 个月以内的婴儿，尤其是新生儿和早产儿。此菌主要来自母亲产道或婴儿肠道、脐部。常在出生后 1～2 周内发病，因前囟未闭，颅内高压和脑膜刺激征可不明显，也不一定有发热，常表现为拒食、嗜睡、烦躁、惊叫、凝视、惊厥和呼吸困难等，CSF 可培养出大肠杆菌。预后较差。⑤铜绿假单胞菌脑膜炎：多见于颅脑外伤、压疮感染或烧伤伴铜绿假单胞菌败血症时，亦可因腰椎穿刺时消毒不严而污染所致。本病进展缓慢，CSF 涂片可找到革兰阴性杆菌，确诊有赖于 CSF 培养出铜绿假单胞菌。⑥厌氧菌脑膜炎：较少见。常为厌氧菌与需氧菌混合感染所致脑脓肿，由于病变局限，故临床表现如发热、全身毒血症症状、脑膜刺激征等不甚明显。

化脓性脑膜炎在病程发展中可发生多种颅内并发症，如硬膜下积液，尤其多见于 1 岁以下婴儿肺炎球菌和流感嗜血杆菌感染；硬膜下脓肿常见于年轻成年人，通常伴鼻窦炎或耳源性感染，患者常有发热、癫痫发作、局限性神经体征；较少见的有脑脓肿、脑梗死、静脉窦血栓形成、脑室膜炎和脑积水。同时可出现全身性并发症如脓胸、肺脓肿、心内膜炎、化脓性关节炎、肾炎、休克和 DIC 等。10%～20% 的化脓患者可遗留程度不等的智力减退、耳聋、失明、癫痫和瘫痪等。

四、辅助检查

1. 外周血常规

血白细胞计数明显增高，通常为（10~30）×10^9/L，以中性粒细胞为主。

2. 脑脊液检查

压力增高，外观混浊或呈脓性，细胞数增多，在（1 000~10 000）×10^6/L，甚至更高，以多形核白细胞为主。有时脓细胞聚集呈块状物，此时细菌培养、涂片阳性率高。蛋白质显著增加，定量在1g/L以上；糖定量降低，通常在2.2mmol/L以下；氯化物降低。CSF中pH降低，乳酸、乳酸脱氢酶（LDH）、溶菌酶的含量以及免疫球蛋白IgG和IgM均明显增高。

3. 其他检查

每一例化脑均应做血培养。反复再发者应查明原因，可做鼻窦、颅骨或脊柱X线检查以寻找病灶。头颅CT扫描或MRI检查有助于早期发现颅内病变及其并发症。

五、诊断思路

根据发热、头痛、脑膜刺激征、CSF检查呈化脓性改变即可诊断为化脑。发病年龄、原发性疾病有助于病原菌的估计，CSF病原学检查是确诊的依据。化脑早期或经不规则的抗生素治疗后，CSF改变不典型，表现为细胞数增高可以不明显，分类以淋巴细胞为主，常不易与结核性脑膜炎、真菌性脑膜炎和病毒性脑膜炎等鉴别。应及早作CSF细菌培养和涂片染色检查以防误诊。

六、救治方法

（一）抗生素治疗

化脑的诊断一旦成立，应立即开始抗菌治疗。未确定病原菌者，三代头孢的头孢曲松或头孢噻肟常作为化脑首选用药。确定病原菌者，根据病原菌选择敏感的抗生素。抗生素疗程要长，用至症状消失、体温恢复正常并已持续3~5天，CSF正常及培养阴性后方能停药。抗生素在各种化脑中的应用如下。

1. 肺炎球菌

对青霉素敏感者可用大剂量青霉素。成人青霉素G 2 000万~2 400万U/d，儿童30万~60万U/（kg·d），分次静脉滴注，2周为1疗程。如对青霉素过敏或细菌耐药，则可选用头孢曲松、头孢噻肟和头孢他啶，剂量均为每次50mg/kg，6~8小时1次，必要时联合万古霉素治疗。通常开始抗生素治疗后24~36小时内复查CSF，以评估治疗效果。

2. 脑膜炎球菌

首选青霉素，耐药者选用头孢噻肟或头孢曲松，可与氨苄西林或氯霉素联用。氨苄西林成人8~12g/d，儿童0.3~0.4g/（kg·d），分4~6次肌内注射或静脉滴注；氯霉素成人2~4g/d，儿童100mg/（kg·d），分2次静脉滴注。对青霉素或β-内酰胺类抗生素过敏者可用氯霉素。

3. 革兰阴性杆菌

铜绿假单胞菌引起的脑膜炎可使用头孢他啶，其他革兰阴性杆菌脑膜炎可用头孢曲松、头孢噻肟和头孢他啶，疗程常为3周。

4. 葡萄球菌

首选耐青霉素酶的合成青霉素，如苯唑西林和氯唑西林，剂量均为成人12g/d，儿童150~200mg/（kg·d），每4~6小时给药1次。可联用第一代头孢菌素如头孢唑林和头孢噻啶。若对上述药物耐药，可用万古霉素。成人2g/d，儿童40mg/（kg·d），分2次缓慢静脉滴注。

5. 厌氧杆菌

常为需氧菌的混合感染。甲硝唑抗厌氧菌、包括抗脆弱类杆菌的作用强，血脑屏障穿透性高，是首选药物。剂量成人1.5g/d，儿童30mg/（kg·d），分2~3次静脉滴注。氯霉素和克林霉素对厌氧菌均有较强抗菌作用，亦可选用。克林霉素成人剂量为1.8~2.4g/d，儿童30mg/（kg·d），分2~3次静脉滴注。

（二）肾上腺皮质激素

肾上腺皮质激素可以抑制炎性细胞因子的释放，稳定血—脑屏障。对病情较重且没有明显激素禁忌证的患者，可短期应用。甲泼尼龙 40~80mg/d 或地塞米松 10mg/d 静脉注射，连用 3~5 天。

（三）对症支持疗法

包括保证足够的液体量和热量，维持水、电解质酸碱平衡，退热、抗惊厥、脱水降颅内压等措施。

第三节 结核性脑膜炎

一、概述

结核性脑膜炎（TBM，简称结脑）是结核杆菌侵犯脑膜和脊髓膜所致的非化脓性炎症，约占全身性结核病的 6%。常继发于粟粒性结核以及肺、淋巴、肠、骨、肾等器官的结核病灶，多见于儿童，是儿童脑膜炎中最常见的一种，是小儿结核病中最严重的类型，也是小儿结核病死亡的主要原因。近年来，成人结核性脑膜炎的发病率有所增加。

二、常见病因

本病大多由原发结核病灶经淋巴、血道播散而来，常为全身播散性粟粒性结核的一部分；少数可由脑内结核瘤、结核性中耳炎或脊椎结核直接蔓延。婴幼儿结核性脑膜炎往往因纵隔淋巴结的干酪样坏死溃破到血管，结核杆菌大量侵入血液循环，在脑部形成小病灶，以后病灶破裂而蔓延及软脑膜、蛛网膜及脑室，形成结核性脑膜炎。在成人，大多发生在结核感染后一年内，肺外结核如泌尿生殖系统、骨与关节结核常是结核杆菌血道播散的来源。

三、临床特征

（一）临床表现

结核性脑膜炎多起病隐袭，慢性病程，也可急性或亚急性起病。症状轻重不一，主要表现有以下5点。

1. 结核中毒症状

发热、盗汗、倦怠无力、食欲缺乏、消瘦、萎靡不振、睡眠不安、易激惹及精神改变等。

2. 脑膜刺激症状和颅内压增高

早期表现为发热、头痛、恶心、呕吐及脑膜刺激征（颈抵抗、Kernig 征及 Brudzinski 征阳性）。颅内压增高在早期由于脑膜、脉络丛和室管膜炎性反应，CSF 生成增多，蛛网膜颗粒吸收下降，形成交通性脑积水所致。颅内压多为轻、中度增高，通常持续 1~2 周。晚期蛛网膜、脉络丛粘连，呈完全或不完全性梗阻性脑积水，颅内压多明显增高，表现头痛、呕吐和眼底视盘水肿。少数可出现瞳孔散大、呼吸衰竭等脑病征象。婴幼儿可有头围增大和前囟饱满隆起。严重时出现去脑强直发作或去大脑皮质状态。

3. 脑实质损害症状

如早期未能及时治疗，发病 4~8 周时常出现脑实质损害症状，如精神萎靡、淡漠、谵妄或妄想、意识障碍、癫痫发作等；肢体瘫痪如因结核性动脉炎所致，可呈卒中样发病，出现偏瘫、交叉瘫等；如由结核瘤或脑脊髓蛛网膜炎引起，表现为类似肿瘤的慢性瘫痪。

4. 脑神经损害症状

颅底炎性渗出物的刺激、粘连、压迫，可致脑神经损害（常见的是面神经、动眼神经和展神经受损害），表现为视力减退、复视和面神经麻痹等。

5. 老年人结脑的特点

头痛、呕吐较轻，颅内压增高症状不明显，约半数患者 CSF 改变不典型，但在动脉硬化基础上发生结核性动脉内膜炎而引起脑梗死的较多。

（二）病程分期

根据病情发展，可将其临床表现分为三期，但各期之间并无明显界限。

1. 早期（前驱期）

为 1~2 周。早期症状为患者的性情改变，如精神淡漠、懒动、少言、易怒、好哭、睡眠不安或易疲倦，时有双目凝视、嗜睡，并有低热、食欲缺乏、消瘦、便秘等。婴幼儿发病急，可表现为急起高热，开始即出现脑膜刺激征或以惊厥为首发症状，常致误诊或漏诊。

2. 中期（脑膜刺激期）

为 1~2 周。头痛及呕吐加剧，逐渐出现嗜睡或嗜睡与烦躁交替。可有惊厥发作。有典型的脑膜刺激征、颅内高压症和脑神经障碍等表现。

3. 晚期（昏迷期）

为 1~3 周。中期症状逐渐加重，病儿由意识蒙眬、浅昏迷而进入完全昏迷。阵挛性或强直性惊厥发作频繁，可出现角弓反张或去大脑强直。

（三）临床分型

根据病变的主要部位、病理改变、临床表现和脑脊液改变可分为四型。

1. 浆液型（Ⅰ型）

浆液性渗出物局限于脑底部视交叉附近。症状轻微，脑膜刺激征及脑神经障碍不明显，没有局灶症状。脑脊液改变轻微，可能类似病毒性脑膜炎，但培养结核杆菌阳性。病程短，抗结核药疗效较好，偶可不药自愈。

2. 脑底脑膜炎型（Ⅱ型）

炎症位于脑底，纤维蛋白渗出物弥散。临床上脑膜刺激征明显，合并脑神经障碍。脑脊液呈典型的结核性脑膜炎改变。该分型为最常见的一型。

3. 脑膜脑炎型（Ⅲ型）

炎症病变由脑膜蔓延到脑实质，脑实质可有炎症、软化、坏死、出血及结核结节形成。临床上除有脑膜刺激征外，尚有脑炎表现，如肢体瘫痪、意识障碍、惊厥等。

4. 脑脊髓型（Ⅳ型）

炎症病变不仅限于脑膜且蔓延到脊髓膜及脊髓，除脑及脑膜炎症状较明显外，常见神经根症状，脊髓受损症状如截瘫、肢体活动障碍，盆腔障碍如尿潴留等。

四、辅助检查

1. 脑脊液检查

CSF 压力升高，外观清或呈毛玻璃状，但少数可稍显混浊。白细胞增多，通常不超过 $500 \times 10^6/L$，偶有 $1\,000 \times 10^6/L$ 以上者，早期以中性为主，以后则以淋巴细胞为主。蛋白质轻、中度增加，约 1~2g/L，亦有高达 5.0g/L 以上者（颅底有梗阻时）。糖早期可正常，但以后逐渐减少，常在 1.68mmol/L（30mg/dL）以下，CSF 糖含量与血糖浓度有关，通常为血糖的 60%~70%。氯化物减少，常在 102mmol/L（600mg/dL）以下。CSF 糖和氯化物减低，蛋白质增高是本病的典型改变。CSF 荧光素钠试验，在结核性脑膜炎病例几乎全部是阳性，具有可靠的早期诊断价值。对 CSF 改变不典型者须重复化验，观察动态变化。CSF 静置 12~24 小时后有蜘蛛网状薄膜形成。CSF 沉渣或薄膜涂片检出抗酸杆菌或采用培养方法分离出结核分枝杆菌是诊断结脑的金标准，但二者检出的阳性率均很低。

结核性脑膜炎时，CSF 乳酸盐 >30mg/dL，病毒性脑膜脑炎则 <30mg/dL；CSF 免疫球蛋白测定，前者以 IgG 和 IgA 增高为主，后者仅 IgG 轻度升高。这有助于二者的鉴别诊断。

2. 胸部 X 线检查

发现原发性或继发性结核病变，可助诊断；但阴性不能否定诊断。

3. 眼底检查

可发现脉络膜上血管附近有圆形或椭圆形苍白色外绕黄圈的结核结节（约1/3病例），有重要参考价值。

4. 颅脑 CT 扫描或 MRI 检查

有助于结核性脑膜炎颅脑并发症的诊断，主要表现为脑积水，病程愈长，脑积水的发生率愈高，可达76%~87%。在脑室周围可见透亮区，表示颅内压增高，脑底都较大血管的动脉炎可导致脑梗死。约10%病例可见结核瘤。

五、诊断思路

根据结核病病史或接触史，出现头痛、呕吐等症状，脑膜刺激征，CSF 淋巴细胞增多及糖含量降低等特征性改变，CSF 沉渣或薄膜涂片检出抗酸杆菌或采用培养方法分离出结核分枝杆菌等可做出诊断。

应与隐球菌脑膜炎鉴别，两者的临床过程和 CSF 改变极为相似，应尽量寻找二者感染的实验室证据。还需要与脑膜癌病相鉴别，后者系由身体其他脏器的恶性肿瘤转移到脑膜所致，通过全面检查可发现颅外的癌性病灶。极少数患者合并结核瘤，需与脑脓肿及脑肿瘤相鉴别。

六、救治方法

治疗原则是早期给药、合理选药、联合用药和系统治疗。只要患者临床症状、体征及实验室检查高度提示本病，即使 CSF 抗酸涂片阴性亦应立即开始抗结核治疗，以免耽误了有利时机。

（一）抗结核药物联合治疗

早期、合理治疗是改善预后的关键。在选用抗结核药物时，要考虑到药物是杀菌或抑菌药，能否透过血脑屏障以及剂量与不良反应等问题，并应联合用药。异烟肼（INH）和吡嗪酰胺（PZA）是抗结核首选药物，因能迅速进入 CSF 并达到治疗浓度，利福平（RFP）、链霉素（SM）、乙胺丁醇（EMB）在脑膜炎症时也可进入脑脊液中。它们是治疗结脑最有效的联合用药方案，但儿童因 EMB 的视神经毒性作用、孕妇因 SM 对听神经的影响而尽量不选用。WHO 建议应至少选择三种药联合治疗：常用 INH、RFP 和 PZA，轻症患者治疗 3 个月后停用 PZA，继续用 INH 和 RFP 7 个月。耐药菌株可加用第四种药如 SM 或 EMB。RFP 不耐药菌株，总疗程 9 个月；RFP 耐药菌株需连续治疗 18~24 个月。

1. 异烟肼

异烟肼可抑制结核杆菌 DNA 合成，破坏菌体内酶活性，对细胞内、外结核杆菌均有杀灭作用。其杀菌效力高，毒性低，且易透过血脑屏障，是治疗结脑的首选药物。每日剂量：成人 0.6~0.9g，儿童为 10~20mg/kg，通常清晨一次顿服，如有不良反应时可分次服用。疗程至少 1 年以上。病情危重者，可用 300~600mg，加入 5% 葡萄糖或生理盐水 20~40mL 缓慢静脉注射或加入 5%~10% 葡萄糖注射液 250~500mL 中静脉滴注，每日 1 次，连用 14~30 天。一般剂量很少引起不良反应，主要不良反应有中毒、过敏反应及内分泌功能紊乱。中毒反应包括末梢神经炎、中枢神经功能障碍及中毒性肝炎，一旦发生应停用 INH 及换药。治疗期间同时加用维生素 B_6 可预防周围神经病变的发生。过敏反应常表现为皮疹、发热，偶尔引起肝炎、粒细胞减少、血小板减少及贫血；过敏反应发生后应停用 INH 及换药，严重者短期给予泼尼松治疗。内分泌功能紊乱包括性欲降低、甲状腺功能障碍、库欣综合征、男性乳房女性化及女性子宫痉挛性痛经等；应予以对症治疗，必要时停用 INH 及换药。

2. 利福平

利福平与细菌的 RNA 聚合酶结合，干扰 mRNA 的合成，抑制细菌的生长繁殖，导致细菌死亡。该药对细胞内、外结核杆菌均有杀灭作用。成人每日剂量为 450~600mg，儿童 10~20mg/kg，于晨空腹顿服。疗程 6~12 个月。单独应用易产生耐药性。用药后尿、泪及汗呈橘黄色但无妨碍。主要不良反应有肝脏损害及过敏反应，前者多发生于用药 0.5~1 个月，注意尽可能不要同时；用对肝脏有损害的药物，一旦发生肝损害，应停用及换药。过敏反应见于早期，减量及对症治疗，常能缓解，一般勿需停用利福平。对老年人、幼儿、嗜酒者、营养不良者慎用，妊娠 3 个月禁用。

3. 链霉素（SM）

仅对吞噬细胞外的结核杆菌有杀灭作用，为半效杀菌剂。主要通过干扰氨酰基-tRNA 与核蛋白、30S 亚单位结合，抑制 70S 复合物的形成，抑制肽链延长、蛋白质合成，致细菌死亡。此药虽不易通过正常的血脑屏障和血脑脊液屏障，但能透过发炎的脑膜，故适用于结核性脑膜炎的急性炎症反应期。须与其他抗结核药合用。成人剂量为每日 0.75g，小儿 20～30mg/kg，肌内注射，连续 2 个月，以后改为隔日 1 次或每周 2 次。成人链霉素总剂量为 90g，达到总剂量即停药；若因副作用而无法达到总量者，可提前停药。该药主要不良反应为第Ⅷ对脑神经损害，引起持久性耳聋及平衡失调；其次为肾损害，表现为蛋白尿、管型尿，严重者可发生氮质血症。应密切观察，一旦出现 SM 的毒性反应，应及时停药。

4. 吡嗪酰胺

能杀灭酸性环境中（pH 5.5 时杀菌作用最强）缓慢生长的吞噬细胞内的结核杆菌，对中性和碱性环境中的结核杆菌几乎无作用。吡嗪酰胺渗入吞噬细胞后进入结核杆菌体内，菌体内的酰胺酶使其脱去酰胺基，转化为吡嗪酸而发挥杀菌作用。吡嗪酰胺能自由通过正常和炎性脑膜，是治疗结脑的重要药物。主要与第一线药物联合（异烟肼、利福平等）。成人剂量为每日 1.5g，小儿 20～30mg/kg，分 3～4 次服用。疗程 2～3 个月。但本药毒性较大，主要有肝损害、关节酸痛、肿胀、强直、活动受限、血尿酸增高等。

5. 乙胺丁醇

与二价锌离子络合，干扰多胺和金属离子的功能，影响戊糖代谢和 DNA、核苷酸的合成，抑制结核杆菌的生长。该药仅对生长繁殖状态的结核杆菌有作用。成人每日剂量为 0.75g，儿童 15～20mg/kg，顿服。疗程 2～3 个月。主要不良反应有视神经损害、末梢神经炎、过敏反应等。糖尿病患者、乙醇中毒患者、乳幼儿均禁用，孕妇、肾功能不全者慎用。

（二）肾上腺皮质激素

肾上腺皮质激素能迅速减轻中毒症状、脑实质及脑膜的炎症反应与脑膜刺激症状，减轻脑水肿，降低颅内压，防止脑室诸孔道以及颅底部纤维性粘连，从而防止脑积水的发生。因此，在强力、有效的抗结核治疗同时，及早应用皮质激素，对减轻症状、改善预后有良好的效果。一般成人剂量：泼尼松 30～60mg/d，口服；不能口服者可用地塞米松 5～10mg/d 或氢化可的松 100～300mg/d 静脉滴注。待症状及脑脊液检查开始好转后，逐渐减量以至停药。总疗程为 8～12 周（早期及部分中期患者 8～10 周即可），一般不超过 3 个月，以免引起其他细菌或真菌感染。若不能排除真菌性脑膜炎时激素应与抗真菌药物合用。

（三）药物鞘内注射

CSF 蛋白定量明显增高，有早期椎管阻塞、肝功能异常致使部分抗结核药物停用、耐药的情况下，在全身药物治疗的同时可辅以药物鞘内注射。用法为：异烟肼 100mg（儿童 25～50mg）、地塞米松 5～10mg、α-糜蛋白酶 4 000U、透明质酸酶 1 500U，注药宜缓慢，每隔 2～3 天一次，症状消失后每周 2 次，体征消失后 1～2 周 1 次，直至 CSF 检查正常。CSF 压力较高的患者慎用此法。

（四）颅内高压症的治疗

除使用肾上腺皮质激素、脱水剂如甘露醇等外，尚可用乙酰唑胺。本品为碳酸酐酶抑制剂，可能由于抑制脑室脉络丛中碳酸酐酶的作用，使脑脊液的生成减少，降低颅内压。每日 10～30mg/kg，分 2～3 次口服。疗程数周至数月，可按病情持续或间歇用药。

（五）对症与支持疗法

卧床休息，精心护理以防止发生压疮及吸入性肺炎等并发症。给予营养丰富而又易于消化的食物，维持水电解质的平衡。应用改善脑细胞营养代谢的药物如 ATP、辅酶 A、细胞色素 C 及脑活素等。

（六）手术治疗

在积极的抗结核治疗下，有两种并发症需加以处理：①脑积水，急性期可考虑侧脑室穿刺引流，慢性者则可行脑脊液分流术。②脊髓腔部分阻塞，可酌情手术处理。

本病的预后取决于病情的严重程度、药物的敏感性以及治疗的早晚和是否彻底。临床症状体征完全消失，CSF 的细胞数、蛋白、糖和氯化物恢复正常提示预后良好。婴幼儿和老年预后差。3 岁以下患儿的病死率达 18%~55%，有神志改变如谵妄、昏迷者的病死率达 30% 以上。成人结核性脑膜炎的病死率仍在 15% 左右。治疗宜彻底，治疗 1~1.5 年者复发率为 6.6%，不足 1 年者复发率高达 25%。后遗症有蛛网膜粘连、脑积水、脑神经麻痹、肢体瘫痪、癫痫发作、智力障碍及垂体功能不足等。

第四节　新型隐球菌性脑膜炎

一、概述

新型隐球菌性脑膜炎是新型隐球菌引起的脑膜非化脓性炎症，可表现为亚急性或慢性脑膜炎、脑膜脑炎、颅内压增高等。该病是中枢神经系统最常见的真菌感染。随着广谱抗生素、肾上腺皮质激素、免疫抑制剂的长期应用和医务人员对本病认识的提高，发病率有增加的趋势。本病病死率高达 30%。

二、常见病因

新型隐球菌广泛分布于自然界，如水果、奶类、土壤、鸽粪和其他鸟类的粪便中，为条件致病菌，当宿主的免疫力下降时致病。本菌感染虽可累及肺、皮肤、淋巴结、肠道等，但最易侵犯中枢神经系统。原有慢性疾病的患者，尤其是长期接受大量抗生素、激素、抗癌药物或免疫抑制剂治疗，使机体抵抗力降低时更易发生本病。30%~50% 的隐球菌感染病例与淋巴肉瘤、网状细胞肉瘤、白血病、结节病、结核、糖尿病、肾脏疾病和红斑性狼疮、获得性免疫缺陷综合征等疾病伴发。隐球菌可通过各种门户侵入机体，主要经呼吸道入侵。

三、临床特征

中枢神经系统的隐球菌感染可产生脑膜炎、脑膜脑炎、脑脓肿及脑或脊髓的肉芽肿，以脑膜炎最为多见。其症状和体征随病变的范围和部位而不同。隐球菌脑膜炎的起病隐袭，初起时症状不明显或表现为轻度间歇性头痛，以后变为持续性并日渐加重；在有严重免疫功能低下的患者可急骤起病。伴有乏力、萎靡、食欲缺乏、肩背酸痛等感染中毒症状。可无发热或低热，亦可高达 40℃。约 1/3 的患者入院时有不同程度的意识障碍，表现为谵妄、嗜睡、昏睡及昏迷等，抽搐少见。神经体征主要为颈项强直、Kernig 征及 Brudzinski 征阳性。1/3 患者有锥体束征阳性，少数患者有偏瘫（7%）。1/3 患者有脑神经受损，以视神经受累最多，可引起视力模糊、视力减退乃至失明。其他尚可见动眼神经、展神经、面神经及听神经受累的表现。2/3 以上患者的眼底检查有明显的视盘水肿，少数患者有出血及渗血。大脑半球内的隐球菌脓肿或肉芽肿可引起偏瘫等局限性神经体征，或可导致脑病等于短期内死亡。慢性病例因脑底部蛛网膜粘连，脑脊液循环受阻而致脑积水。严重病例有明显消瘦和虚弱。如不及时给予特殊治疗，病情可逐渐加重而在数月内死亡；少数病例的进展相当迅速，可于 2~3 周内死亡或反复缓解、复发，使病程迁延多年之久。亦有自然缓解而痊愈的个例报道。

四、辅助检查

1. 脑脊液检查

CSF 压力常增高，外观清澈、透明或微混。白细胞数轻到中度增多为（50~500）×10⁶/L，以淋巴细胞为主。蛋白含量增高，多在 1~2g/L。糖和氯化物含量降低。CSF 离心沉淀后涂片墨汁染色检出隐球菌可确诊，但有些病例常需多次反复 CSF 检查才能发现。CSF 真菌培养亦是常用的方法。脑脊液乳胶凝集隐球菌抗原试验阳性系本病所特有，阳性率达92%；而补体结合试验为63%。CSF中只有抗原而无抗体者提示病变仍在活动，当CSF中抗体出现而抗原的滴度降低者提示病变在好转中。

2. 影像学检查

CT与MRI可帮助诊断脑积水。X线胸部检查有时可见肺部隐球菌病变。

五、诊断思路

根据病史，起病隐袭，脑膜刺激征，CSF中蛋白质增高，糖和氯化物降低以及CSF墨汁涂片及培养找到新型隐球菌可予确诊。但在临床实际工作中与结核性脑膜炎、脑脓肿、经部分治疗的化脓性脑膜炎、颅内肿瘤以及其他真菌性脑膜炎的CSF改变很相似，因此在找到病原体前很难鉴别，常需反复多次检查才能最后确诊。其与结核性脑膜炎、脑肿瘤的鉴别见表6-5。

表6-5　新型隐球菌性脑膜炎与结核性脑膜炎及脑肿瘤的鉴别

鉴别项目	新型隐球菌性脑膜炎	结核性脑膜炎	脑肿瘤
病原菌	新型隐球菌	结核杆菌	无
起病	多缓慢，可呈亚急性	多呈亚急性	慢性
发热	早期不明显，以后多不规则	病程中较早出现发热	多无发热
脑神经受累	视神经病变及乳头水肿多见	视神经盘水肿少见，展神经受累多见，脉络膜上可见结核结节	尤以展神经为多
脑脊液细胞数	轻、中度增加，$0.2 \times 10^9/L$以下多见	中度增多，$(0.2 \sim 0.5) \times 10^9/L$	正常或轻度增多
糖	明显减低	多数在0.2~0.4g/L	正常
蛋白质	轻中度增加	明显增加	稍有增高，有蛋白细胞分离现象
氯化物	减低	减低	正常
涂片查菌	新型隐球菌	结核杆菌	无
荧光素钠试验	阴性或弱阳性	多为强阳性（++~+++）	阴性
隐球菌抗原检测	阳性	阴性	阴性
脑电图	弥漫性异常	弥漫性异常	多有定位性改变
头颅CT及脑血管造影	无特殊改变	无特殊改变	可有特殊改变

六、救治方法

（一）抗真菌药物的应用

1. 两性霉素B（AmB）

AmB是治疗中枢神经系统隐球菌病的首选药物，但因其不良反应多且严重，主张与氟胞嘧啶联合应用，以减少其用量。AmB能与真菌细胞膜上的胆固醇结合，使膜通透性增高，菌体遂发生溶解而死亡；此外，本药尚可调节免疫功能，具强力的免疫佐剂性能，除影响体液免疫外，能加强细胞免疫以增强宿主对感染的抵抗力。口服不吸收，须静脉滴注。一般从小剂量开始，首次剂量0.05~0.1mg/kg，每日增加2~5mg，直至每日剂量达1mg/kg。每日量先用注射用水溶解成AmB 5mg/mL澄明液，然后以5%葡萄糖注射液（pH不低于5）稀释至0.1mg/mL或低于0.1mg/mL供用（不用生理盐水，以免沉淀），避光缓慢静脉滴注6~8小时，每30分钟振摇一次以防沉淀。每日1次，一般需用2~3个月，待症状明显改善，脑脊液常规、脑脊液生化正常，墨汁染色找不到隐球菌后至少4周，方可停用，但总量不超过3g。注射前先给阿司匹林、氯丙嗪口服或予输液中加地塞米松1~2mg，以减轻寒战、呕吐等反应；经常变换注射部位，以免引起静脉炎。治疗期间，每周进行一次脑脊液检查。本品毒性大，应注意贫血、低血钾，肝、肾及心肌损害。

AmB渗透入脑膜的能力差，故脑膜炎患者宜加用鞘内注射。常用0.05~0.1mg，以脑脊液3~5mL稀释，缓慢注入鞘内，在注入AmB之前，可注入地塞米松2~5mg，以减少不良反应及防止粘连发生。

如无不良反应，可缓慢增量至 0.5mg/次，每周 2~3 次，总量不超过 15mg。

2. 氟胞嘧啶

为一种合成的抗真菌药，从胃肠道吸收快，穿透入脑脊液及其他体液和组织良好，但抗菌谱较窄，易产生抗药性，单用效果较 AmB 差。然若与 AmB 合用，不仅有协同作用，增加疗效；且可减少药量，减轻毒副作用。剂量 50~150mg/（kg·d），分 3~4 次口服或静脉注射，疗程 1~3 个月。不良反应有胃肠道症状，白细胞及血小板减少，皮疹，肝、肾功能损害。

3. 氟康唑

为新型三唑类抗真菌药，能强力而特异性地抑制真菌的甾醇合成，对各种严重真菌感染疗效显著。对隐球菌性脑膜炎有特效。口服吸收良好，生物利用度达 90% 以上。口服后 0.5~1.5 小时达血药浓度高峰，血浆半衰期约 30 小时。在真菌性脑膜炎患者的脑脊液中的浓度约为血浓度的 80%。本品 80% 以原形从尿中排出。用法：200~400mg/d，每日 1 次口服；疗程 6~12 个月或至 CSF 细菌培养阴性后 10~12 周。静脉注射剂量同上，滴速不超过 200mg/h。一般耐受性好，最常见的不良反应系胃肠道症状。孕妇及哺乳期妇女、儿童禁用或慎用。

4. 咪康唑

适用于 AmB 无效或不耐受者。抗菌谱广、毒性低，较安全。开始以 200mg 加入 50~100mL 静脉注射用水溶液，于 15~30 分钟内注完，每 8 小时 1 次；若无不良反应，可渐增至每次用 600mg。一旦脑脊液真菌转阴则停药。也可鞘内（10~15mg/次）注射。孕妇及 1 岁以下儿童禁用。

（二）对症支持疗法

卧床休息，加强护理。提供营养丰富易消化的饮食，保持水电解质平衡，防治并发症。脱水降颅压。酌情输血或血浆。尽可能停用抗生素。皮质激素及其他免疫抑制剂。适当使用改善脑营养代谢的药物，但维生素 B_1、维生素 B_6、维生素 B_{12}、谷氨酸、麦芽糖、味精等，会助长隐球菌繁殖，应忌用。对伴严重颅内高压症或脑积水者，可酌情选用侧脑室穿刺引流或脑脊液分流术。

隐球菌性脑膜炎未经特效治疗者基本全部死亡，经药物治疗者即时有效率为 60%~70%。20%~30% 的初步获愈者有复发。少数治愈患者有严重后遗症，包括视力丧失、脑神经瘫痪、严重运动障碍、脑积水、智能障碍等。有下列情况预后不良：①有脑积水者。②诱发因素尚未消除者，如患者有淋巴瘤或应用激素。③CSF 检查轻度异常或正常，涂片或培养阳性者。④血培养阳性。⑤治疗前血或 CSF 抗原滴定高或治疗后抗原滴度持续高、抗体缺少者。

第七章

急性危象

第一节 急性危象的特点及诊疗原则

一、概述

急性危象是指临床疾病的危急征象。急性危象的识别与救治是急危重症急救医学的重要组成部分，及时正确地识别各种临床急性危象是提高急救水平和医疗质量的前提，也是减少医疗差错十分重要的环节。

二、急性危象特点及其分类

1. 临床常见的急性危象

常见的急性危象具有以下特点。

（1）病情危急，进展迅速。

（2）症状体征多无特异性，极易误诊或漏诊并导致医患纠纷。

（3）如不及时诊断和恰当处理，预后较差。

2. 急性危象的特点

急性危象按其疾病特点可归纳为以下几类。

（1）以代谢紊乱为特征的急性危象：以代谢紊乱为特征的急性危象系因内分泌疾病或因其他疾病影响，导致的以代谢紊乱为主要特征的一类急性危象，主要有垂体危象、肾上腺危象、糖尿病危象、甲亢危象、甲减危象、甲状旁腺危象、低血糖、低钾血症、高钾血症等。

（2）以血细胞学变化为特征的急性危象：以血细胞学变化为特征的急性危象系因原发或继发性疾病导致的血液学变化为特征的急性危象，主要为急性溶血危象、再障危象、血小板危象、出血危象等。

（3）以血压变化为特征的急性危象：以血压变化为特征的急性危象主要特征是血压的急剧变化导致的急性危象；如高血压危象、嗜铬细胞瘤危象、重症中暑（热衰竭）、颅高压危象等。

（4）以体温变化为主要特征的急性危象：以体温变化为特征的急性危象主要为超高热危象、重症中暑（热射病）等。

（5）以抽搐、意识变化为特征的急性危象：以意识变化为特征的急性危象主要有颅高压危象、重症中暑（热衰竭、热射病、热痉挛）、高血压危象、嗜铬细胞瘤危象、糖尿病危象（糖尿病高渗性昏迷、糖尿病非高渗性昏迷）、甲亢危象、低钙血症、低钠血症、低糖血症等。

三、急性危象早期诊断及其专业素质要求

对急性危象成功救治的关键取决于早期诊断、早期进行有效的生命支持治疗。而要获得急性危象的早期诊断重点在于提高对相关急性危象各种疾病的本质认识，同时具有高度的警觉性和对疾病的敏感性，在患者生命处于危急状态时不论诊断是否明确，均应予以积极的生命支持治疗，以抢救生命并为正

确的诊断、治疗提供必要的有效时间窗。具体来说，对急性危象早期诊断、有效治疗的专业素质要求为：①扎实的医学基础知识。②广博的医学专业知识。③丰富的临床实践经验。④对各种危象的高度警觉性和敏感性。⑤熟练的综合急救技能。⑥高效的急救组织管理能力。

四、急性危象的治疗原则

急性危象治疗的主要进展：生命支持治疗对急危重症患者的有效临床应用大大提高了急性危象的抢救成功率，并为急性危象的病因和诱因治疗提供了有效的抢救治疗时间窗，为患者恢复健康创造了较好的可能性。

急性危象治疗理念的完善为急性危象的治疗提供了更完善的治疗策略，即急性危象治疗过程中应特别注意整体性、时效性、安全性、预期性，使患者能安然渡过病危难关。

（一）生命支持治疗

生命支持治疗的目的：首先是抢救患者生命，其次是对重要脏器的功能提供了良好的保障，再者可以同时获得有效的抢救治疗时间，为病因和诱因治疗提供了较好的机会。

1. 循环功能支持治疗

主要适用于发生心搏骤停、阿—斯综合征、突发休克、循环功能不良、恶性心律失常的患者进行循环功能支持治疗。

2. 呼吸功能支持治疗

对不明原因的呼吸困难、四肢瘫软等严重呼吸功能障碍的患者均应及时有效地进行呼吸支持治疗。

3. 肝肾功能支持治疗

对严重肝肾功能不全或衰竭的患者进行血液净化治疗。近年大量应用于临床的肾替代治疗（CRRT）治疗范围已远远超出初始应用时的治疗概念，有人提出肝肾功能支持至少具有以下几方面的作用。

（1）对急性危象患者心肺等重要脏器功能的支持保护作用：及时保护或避免高血压危象等导致的急性心、肺、肾等功能不全，有助于防治急性肺水肿等急性呼吸功能不全、急性心力衰竭、急性肝肾功能不全等。

（2）应用 CRRT 实行循环内降温治疗：具有降温速度快、降温较平稳和安全，不易引起畏寒、寒战等产热不良反应，亦可避免冬眠合剂等导致的低血压、呼吸抑制等严重不良反应，有助于治疗甲亢危象、热射病、超高热危象等。

（3）维持体内的水、电解质、酸碱平衡和内环境的稳定，尤其是极易出现严重的高糖、低钾的糖尿病危象、低血糖危象、高血钾危象、垂体危象、肾上腺危象等。包括营养物质的过多等 CRRT 具有调节支持治疗作用，有助于稳定营养物质水平，避免高血糖、低血糖、高氨基酸血症等风险，有利于病情的康复。

（4）清除低分子激素类引起急性危象的物质：如甲状腺素、肾上腺髓质激素等。

（5）协助清除代谢废物及其急性危象的某些毒性物质：如急性溶血危象产生的代谢物质、高血钾危象、保护肾功能等。

（6）胃肠道功能保护作用：CRRT 支持治疗有助于维持内环境的稳定、减轻胃肠壁水肿、维持胃肠道的生理功能、保持肠道黏膜屏障的完整性等具有至关重要的作用。

（7）有助于治疗急性脑水肿等继发性神经损伤：神经系统的直接或间接损伤，其他脏器功能的不全或衰竭均可影响脑功能。其细胞内钙离子浓度过高，兴奋性氨基酸的大量释放，自由基的脂质损伤，再灌注损伤等"继发性损伤瀑布"的形成，使脑组织不仅发生损伤性细胞坏死，同时也发生了凋亡性细胞坏死。CRRT 具有针对性地减轻脑水肿，脑保护性治疗作用，有助于颅高压危象、高钠血症等治疗。

（8）免疫调节作用：CRRT 对急性危象患者具有免疫功能调节作用等，有助于防治 MODS 等。针对性地对急性危象患者调节免疫功能、恢复或保护正常的免疫屏障；分子免疫吸附法祛除自身抗体、过量的炎症介质等，有助于狼疮危象等治疗。

（二）病因与诱因治疗

急性危象大多有一定的病因和诱因，故必须针对性地治疗才能标本兼治，获得良好的治疗效果，并大大改善患者的生活质量。

第二节 超高热危象

一、概述

超高热：指用正规的方法测量人体体温，肛温大于41.5℃或口温大于41℃。

超高热危象：是指高热同时伴有抽搐、昏迷、休克、出血等危急征象。

体温的升高可引起新陈代谢增强，使物质分解代谢加强，产热更多，体温再次升高，造成恶性循环。体温超过41℃时，可造成全身实质性器官的细胞，特别是脑细胞变性，可引起惊厥、抽搐、昏迷，发生心力衰竭、呼吸衰竭等多脏器功能障碍或衰竭，当体温超过42℃时，可使一些酶的活性丧失，脑细胞不可逆性损害，导致死亡。

二、救治方法

（一）降温治疗

迅速将体温降至38.5℃是治疗超高热危象的关键。

1. 物理降温

通过体表散热达到降温的目的。

（1）冰水擦浴：对高热、烦躁、四肢、末梢灼热者适用。

（2）温水擦浴：可用32~35℃温水擦浴，适用于寒战、四肢末梢厥冷的患者，可减少寒冷刺激所致的血管收缩引起的散热障碍。

（3）30%~50%酒精擦浴。

（4）冰敷：可用冰帽、冰袋置于前额、腋窝、腹股沟窝等血管较丰富的部位。

（5）可用降温机（冰毯＋冰帽）进行控制性降温。

2. 药物降温

药物降温可防止肌肉震颤，减少机体分解代谢，扩张周围血管，从而减少产热和利于散热。常用降温药物：①非甾体类激素、地塞米松等，使用时应防止患者大量出汗导致脱水。②人工冬眠药物（哌替啶100mg、异丙嗪50mg、氯丙嗪50mg）全量或半量静脉滴注，注意药物引起血压下降等不良反应，使用前应予补充足够的容量，避免加重血容量不足导致的休克，不利于循环的稳定和保护脏器功能，并密切监测血压动态变化。

3. 血液净化治疗降温

直接用低温置换液输入体内进行体内中心降温，亦可以将动静脉外引流管置入冰水中加速降温。

（二）液体复苏

积极补充液体，纠正水、电解质及酸碱紊乱。

（三）原发病的治疗

积极治疗原发病和诱发疾病，如恶性高热、精神安定剂、麻醉剂诱发的恶性高热综合征，停用引起高热或致病的药物；此外，静脉给予1mg/kg丹曲林，5分钟一次，最大剂量可达10mg/kg；恶性高热综合征还可以使用多巴胺激动剂如左旋多巴、溴隐亭等。

第三节 溶血危象

一、概述

溶血危象较常见于在慢性遗传性溶血性贫血的过程中，红细胞的破坏突然增加，超出了骨髓造血代偿能力，而引起的严重贫血，多因急性或亚急性感染、劳累、受冷等因素而诱发。临床上多见于遗传球形红细胞增多症、地中海贫血等慢性遗传性溶血性贫血疾病过程中。

二、诊断思路

（1）确诊为急性溶血性贫血（AHA）或存在遗传球形红细胞增多症、地中海贫血等慢性遗传性溶血性贫血疾病，因急性或亚急性感染、劳累、受冷等因素而诱发。

（2）Hb 下降至≤70g/L，同时出现面色苍白、乏力、呕吐、酱油色尿、气促、心脏 III 级以上收缩期吹风样杂音、肾功能异常中 5 种以上，应高度疑诊为溶血危象。

（3）如伴高热、急腹症、血压下降、意识障碍、惊厥、心力衰竭或急性肾功能衰竭即可确诊。

（4）Hb 下降至 30g/L 以下的极重度急性溶血性贫血，无论患者的其他表现如何，均应诊断为溶血危象。

（5）外周血 WBC≥20×10^9/L 和血清 LDH≥850U/L 有助于溶血危象的诊断。

三、救治方法

1. 一般治疗

卧床休息，烦躁不安者给予小剂量镇静，吸氧，保证足够的液体量，注意纠酸、碱化尿液、保护肾功能等。

2. 去除病因

对诱发溶血危象的病因应及时去除。

3. 输注红细胞

直接纠正贫血的措施，每次输注浓缩红细胞 10mL/kg，可提高 Hb 20～30g/L，以维持外周血 Hb > 60g/L 为宜。没有成分输血时也可输全血。

输血注意事项：

（1）贫血程度极其严重者宜多次少量输血：每次输注红细胞量不宜过多，速度宜慢，以防引起急性心力衰竭。极重度贫血伴心功能不全者可予半量输血，根据患者反应情况再次予以输注。

（2）根据不同病因及贫血程度决定是否需要输注红细胞。

1）葡萄糖-6-磷酸脱氢酶（G6PD）缺乏症：因伯氨喹导致的溶血性贫血在去除诱因后溶血多呈自限性，常于 7～10 天后可自行恢复，如贫血不严重可不必输注红细胞，贫血较严重时可输 1～2 次红细胞。

2）蚕豆病：溶血发展快、病情重，需及时输注红细胞。

3）自身免疫性溶血性贫血：因输血后可使溶血加速，贫血加重，从而可能加重或加速发生急性肾衰竭，甚至危及生命，故输注红细胞悬液宜慎重；但严重贫血伴有循环衰竭或严重缺氧的情况下，输红细胞仍是抢救措施之一。

自身免疫性溶血性贫血输血指征：如果患者在应用糖皮质激素后仍有下列情况应考虑输血。①患者 Hb <40g/L 或血细胞比容 <0.13 直接威胁生命时。②虽然 Hb >40g/L，但患者起病急剧、进展快，且伴有心功能不全者。③患者出现嗜睡、反应迟钝、昏迷等中枢神经系统缺氧性损害症状。④因溶血危象导致低血容量性休克危及生命者。再生障碍危象通常一次输血治疗后，骨髓抑制便过渡到缓解阶段。

（3）根据不同病因选择血源：例如 G6PD 缺乏者不应输注 G6PD 缺乏症献血的红细胞；自身免疫性

溶血性贫血要用洗涤红细胞（去除血浆中补体），且在配血时尽量选用患者血清和供者红细胞反应少的红细胞。

（4）对冷抗体型自身免疫性溶血性贫血，应输保温37℃的红细胞。

4. 肾上腺皮质激素

肾上腺皮质激素为温抗体型自身免疫性溶血性贫血的首选药物，有效率为80%。对于其他非免疫性溶血性贫血，均不必使用激素。

5. 内种球蛋白

静脉输注免疫球蛋白已用于治疗自身免疫性溶血性贫血，部分患者有短期疗效。少数再生障碍危象患者需要丙种球蛋白治疗，可改善骨髓增生不良状态。

6. 免疫抑制剂

多用于自身免疫性溶血性贫血对糖皮质激素治疗无效或需较大剂量糖皮质激素维持者，常选用环磷酰胺、环孢素和长春新碱等。

7. 血浆置换

可用于自身免疫性溶血。

8. 脾切除术

对内科治疗无效者可考虑切脾治疗。

第四节　再生障碍危象

一、概述

再生障碍危象是指在慢性遗传性溶血性贫血过程中，由于某些诱因作用，突然发生的暂时性的骨髓红系造血抑制所引起的一过性严重贫血，和/或伴有出血的急性征象，如出现发热、腹痛、恶心、呕吐、软弱、贫血迅速加重，而黄疸不加重或较原来减轻。再障危象为一过性，一般经 6~12 天可自然缓解。再障危象还可发生于获得性溶血性疾病，如自身免疫性溶血性贫血（AIHA）、阵发性睡眠性血红蛋白尿症（PNH）等。此外亦可见于非溶血性疾病，如缺铁性贫血（IDA）、白血病和淋巴瘤等；还可见于非血液系统疾病，如重度营养不良等。感染是诱发溶血再障危象最常见的病因，目前认为，再障危象多由人类微小病毒 B_{19}（$HPVB_{19}$）感染所致。慢性溶血性贫血患者使用有些药物如磺胺药、解热镇痛药等，也可发生再障危象。叶酸缺乏也是慢性溶血性贫血患者发生再障危象的原因之一。维生素 C、核黄素、严重蛋白质缺乏与本病发生亦有一定关系。

二、临床特征

除原发病症状外，主要为贫血突然加重，且缺乏急性溶血病情加重的表现，病情一般在 1~2 周恢复。临床分为再障危象期和再障恢复期。

1. 再障危象期

（1）前驱症状：发病前常有 $HPVB_{19}$ 感染，出现发热、乏力、寒战、干咳、咽痛、恶心、呕吐、腹痛、腹泻等急性上呼吸道感染或消化道感染的症状。感染症状一般较轻，但也有体温超过40℃以上者。

（2）贫血突然加重：贫血突然加重为本病最突出的症状。突然发生颜面及皮肤苍白，乏力加剧，但无溶血征象加重现象，即无黄疸或黄疸加重的表现，甚至少数慢性溶血性贫血患者发作时黄疸反而减轻或消退，此点与溶血危象不同。体格检查除发现颜面及皮肤苍白外，一般无其他阳性体征。重度贫血者若治疗不积极可发生贫血性心力衰竭。

（3）出血：少数患者累及巨核系时，使血小板生成减少，可出现程度不等的皮肤出血点、牙龈出血或鼻出血，罕有内脏出血。

2. 再障危象恢复期

病程多呈自限性，再障危象期一般持续 1～2 周（平均 10 天），随骨髓造血功能逐渐恢复，症状消退，血液学改变亦逐渐恢复正常。由于恢复期骨髓内红系及其他造血细胞大量增殖，可致骨髓腔扩大，患者可有骨髓胀痛，多于 2 周左右消退。

三、辅助检查

血红蛋白、红细胞计数及网织红细胞明显降低，外周血的中性粒细胞与血小板计数一般正常，偶有粒细胞及血小板同时降低。骨髓象有两种征象：①红细胞系统受抑制，有核红细胞甚少。②骨髓增生活跃，但红系停滞于幼稚细胞阶段。$HPVB_{19}$ 病毒抗体检测和病毒 DNA 检测有助于诊断。

1. 外周血象

原有贫血加重，Hb 急剧降低，常低至 20～60g/L。红细胞形态变化依原发病而定。白细胞、血小板多正常，少数病例两者可减少，严重者出现粒细胞缺乏症和暴发性紫癜。网织红细胞明显减少，甚至完全消失。

2. 骨髓象

（1）再障危象期骨髓象：骨髓改变与急性再生障碍性贫血相似，红系增生明显受抑，有核红细胞减少或消失，可见巨大原始红细胞，为本病的特征之一。粒系可正常、减少或相对增多，以淋巴细胞为主。血小板减少时巨核系可减少。

（2）再障危象恢复期：骨髓增生活跃，可见大量原始与早幼阶段的细胞，仍见巨大原始红细胞，粒系细胞核左移现象常见。

3. $HPVB_{19}$ 检测

可为阳性表现。

4. 病因诊断

有助于确定原发病的病因。

5. 其他

血清胆红素正常或降低；血清铁、血清铁饱和度和促红细胞生成素水平在危象期上升，恢复期下降。

四、救治方法

本病预后良好，多数在 1～2 周内自行恢复，治疗的关键在于帮助患者度过再障危象期。

1. 一般治疗

注意休息，饮食宜富含维生素和蛋白质的食品，尤其需要补充维生素 C、叶酸等。加强护理，必要时予吸氧。

2. 病因治疗

去除病因，治疗原发病，避免应用抑制骨髓药物，积极控制感染。目前尚无治疗 $HPVB_{19}$ 特效药物，抗病毒药物如阿昔洛韦、更昔洛韦、膦甲酸及干扰素等均无肯定的临床疗效。有报道静脉用丙种球蛋白（IVIG）可提供中和抗体和免疫保护，能减轻病情，缩短病程，对部分病例有效。粒细胞减少时适当应用抗生素预防感染。积极处理慢性溶血性贫血原发病。

3. 输血支持

因本病在较短时间内发生严重贫血，故输血支持是保证患者度过危象期的最主要治疗措施。选择何种红细胞输注要依原发病而定，一般选择浓缩红细胞。但若原发病为自身免疫性溶血性贫血则应输注洗涤红细胞；贫血愈重，一次输血量应愈小，速度应愈慢，一般每次 5mL/kg，输注 2～3 次，维持在 60～90g/L 即可。伴有血小板减少者，如果血小板计数（PLT）$< 20 \times 10^9$/L 或临床有出血倾向者，应予输注血小板。

4. 细胞因子治疗

可用促红细胞生成素（EPO）50～100U/（kg·次）皮下注射，开始剂量要小，监测血压和血细胞比容（HCT），逐渐加量，每周3～4次，连用2～3周。粒细胞减少时可应用粒细胞集落刺激因子（G-CSF），3～5μg/（kg·次）皮下注射，连用1～2周以促进骨髓造血恢复。不主张采用粒细胞输注的替代疗法。

5. 防治并发症

注意维持水、电解质和酸碱平衡，防治心力衰竭。

第五节　狼疮危象

一、概述

狼疮危象是指急性的危及生命的重症系统性红斑狼疮（SLE），包括急进性狼疮性肾炎、严重的中枢神经系统损害、严重的溶血性贫血、血小板减少性紫癜、粒细胞缺乏症、严重的心脏损害、严重狼疮性肺炎、严重狼疮性肝炎、严重的血管炎等。狼疮危象的发生严重影响SLE患者的预后。

二、诊断思路

在达到SLE诊断标准的基础上出现下述的1项或1项以上表现即可诊断为狼疮危象。

（1）心脏。冠状动脉血管受累、心肌炎、心包填塞、恶性高血压。

（2）肺脏。肺动脉高压、弥漫性出血性肺泡炎、肺梗死。

（3）消化系统。肠系膜血管炎、急性胰腺炎、严重肝脏损害。

（4）血液系统。严重的溶血性贫血、粒细胞减少症（外周血粒细胞计数 $<0.5 \times 10^9$/L），严重血小板减少（外周血血小板计数 $<20 \times 10^9$/L）、血栓性血小板减少性紫癜、动静脉血栓形成。

（5）肾脏。肾小球肾炎持续不缓解、急进性肾小球肾炎。

（6）严重中枢神经系统损害。抽搐、急性意识障碍、昏迷、脑卒中、横贯性脊髓炎、单神经炎/多神经炎、精神性发作、脱髓鞘综合征（均除外中枢神经系统感染和脑血管意外）。

（7）其他。严重的血管炎，非感染性高热有衰竭表现等。

三、救治方法

治疗目的在于挽救生命、保护受累脏器、防止后遗症。通常需要大剂量甲泼尼龙冲击治疗，针对受累脏器的对症治疗和支持治疗，以帮助患者度过危象。后继的治疗可按照重型SLE的原则，继续诱导缓解和维持巩固治疗。

（一）大剂量甲泼尼龙冲击治疗

通常是指甲基泼尼龙（甲强龙）500～1 000mg，每天1次，加入5%葡萄糖250mL，缓慢静脉滴注1～2小时，连续3天为1个疗程，疗程间隔期5～30天，间隔期和冲击后需给予泼尼松0.5～1mg/（kg·d），疗程和间隔期长短视具体病情而定。甲基泼尼龙冲击疗法对狼疮危象常具有立竿见影的效果。甲基泼尼龙冲击疗法只能解决急性期的症状，疗效多不能持久，必须与其他免疫抑制剂，如环磷酰胺冲击疗法配合使用，否则病情容易反复。需强调的是，在大剂量冲击治、疗前、治疗中、治疗后应密切观察有无感染发生。

（二）重型SLE的治疗

1. 急进性肾小球肾炎

该病表现为急性进行性少尿、浮肿、蛋白尿或（和）血尿、低蛋白血症、贫血、肾功能进行性下降、血压增高、高血钾、代谢性酸中毒等。B超肾脏体积常增大，肾脏病理往往呈新月体肾炎。治疗包括纠正水、电解质、酸碱平衡紊乱，纠正高血压、低蛋白血症，防治感染、心力衰竭等并发症，为保护重要脏器，必要时予透析支持治疗。为判断肾损害的急慢性指标、明确肾损病理类型、制定治疗方案和判断预后，应抓住时机进行肾脏穿刺、病理活检。对明显活动性、非纤维化/硬化等不可逆病变为主的患者，应积极使用激素［泼尼松≥2mg/（kg·d）］治疗，或者使用大剂量甲强龙冲击治疗，同时用环磷酰胺0.4～0.8g，每2周静脉冲击治疗一次。

2. 神经精神性狼疮危象

不包括化脓性脑膜炎、结核性脑膜炎、隐球菌性脑膜炎—病毒性脑膜脑炎等中枢神经系统感染。弥漫性神经精神性狼疮危象在控制SLE的基础药物上强调对症治疗，包括抗精神病药物（与精神科医师配合）、癫痫大发作或癫痫持续状态时的积极抗癫痫治疗，注意加强护理。抗心磷脂抗体（ACL）相关神经精神狼疮，应加用抗凝、抗血小板聚集药物。有全身血管炎表现的明显活动证据，应用大剂量甲强龙冲击治疗。中枢狼疮包括横贯性脊髓炎在内，在除外中枢神经系统感染的情况下，可试用地塞米松10mg或地塞米松10mg加氨甲蝶呤10mg鞘内注射，每周1次，共2～3次。

3. 重症血小板减少性紫癜

血小板<20×10⁹/L，有自发出血倾向，常规激素治疗无效［1mg/（kg·d）］，应加大激素用量用至2mg/（kg·d）以上。还可静脉滴注长春新碱（VCR）1～2mg，每周一次，共3～6次。静脉输注大剂量免疫球蛋白（IVIG）对重症血小板减少性紫癜有一定疗效，可按0.4g/（kg·d），静脉滴注，连续3～5天为1个疗程。IVIG一方面对SLE本身具有免疫治疗作用，另一方面具有非特异性的抗感染、增强免疫力作用，可以对大剂量甲泼尼龙和环磷酰胺的联合冲击治疗所致的免疫力损伤起到一定的保护作用，有助于提高各种狼疮危象治疗的成功率。无骨髓增生低下的重症血小板减少性紫癜还可试用其他免疫抑制剂，如环磷酰胺、环孢素等。其他药物包括达那唑、三苯氧胺、维生素C等。内科保守治疗无效者，可考虑脾切除。

4. 弥漫性出血性肺泡炎和急性重症肺间质病变的治疗

部分弥漫性出血性肺泡炎的患者起病可无咯血，纤维支气管镜有助于明确诊断。本病极易合并感染，常同时有大量蛋白尿，预后很差。迄今无治疗良策。对SLE累及肺脏应提高警惕，结合SLE病情系统评估、影像学检查、血气分析和纤维支气管镜等手段，以求早期发现、及时诊断。治疗包括氧疗、必要时机械通气、控制感染和支持治疗。可试用大剂量甲强龙冲击治疗、IVIG和血浆置换等。

5. 严重的肠系膜血管炎

常需2mg/（kg·d）以上的激素剂量方能控制病情。应注意水电解质酸碱平衡、加强肠外营养支持、防治感染、避免不必要的手术探查等。一旦并发肠坏死、穿孔、中毒性肠麻痹等，则应及时手术治疗。

（三）免疫吸附治疗

免疫吸附（IA）疗法运用抗原抗体特异性结合的原理，利用IA器高选择性吸附作用，经体外循环清除患者体内的致病物质，达到控制病变活动的目的。

第六节　甲状腺功能亢进危象

一、概述

甲状腺功能亢进危象简称为甲亢危象，是一种甲状腺功能亢进症状恶化的致命性并发症。

二、常见病因

甲状腺功能亢进危象通常发生于未经治疗或虽经治疗但病情未控制的情况下，因某种诱因而使病情加重，而进入危象状态。常见的诱因有以下5点。

（1）外科手术，特别是术前甲状腺功能亢进控制不理想而行甲状腺大部分切除的甲状腺功能亢进患者。

（2）感染是重要的诱因，多为急性感染，尤其是上呼吸道感染。

（3）各种应激，如过度劳累、精神刺激、手术和麻醉、心血管疾病、各种代谢紊乱等。

（4）突然停用抗甲状腺药物，特别是疾病的初期。

（5）放射性^{131}I治疗，少数患者可发生甲状腺功能亢进危象，因^{131}I破坏甲状腺组织后，大量甲状腺素释放之故。

甲状腺功能亢进危象的发病机制尚未完全阐明，目前认为是综合性的，与下列因素有关：单位时间内甲状腺激素分泌过多、肾上腺皮质功能减退及儿茶酚胺敏感性增高。

三、临床特征

1. 全身症状

高热是甲状腺功能亢进危象的重要症状，体温常达39~41℃，大汗淋漓，皮肤潮红，部分患者继而汗闭、苍白、脱水，血压可突然降至休克水平。

2. 心血管症状

心动过速，心率在140~240次/分。心率超过140次/分，往往是危象的早期表现。心律失常很常见，包括期外收缩、心房纤颤、心房扑动、房室传导阻滞及阵发性心动过速等，可并发急性肺水肿或心力衰竭。

3. 消化系统症状

早期表现为厌食、恶心，可发展为大量呕吐、腹泻而致严重脱水，有部分患者可伴发黄疸、肝功能障碍，甚至腹痛，类似急腹症。

4. 精神神经症状

极度焦虑不安，定向力丧失，严重者可出现谵妄、昏迷。有的患者则表现为表情淡漠、嗜睡，称为淡漠型危象，其机制尚不清楚。

四、辅助检查

1. 血循环中甲状腺激素浓度测定

（1）大多数患者血清总甲状腺素（TT_4）、总三碘甲状腺原氨酸（TT_3）升高，个别患者可在正常范围内。但由于TT_4、TT_3与甲状腺结合球蛋白（TBG）结合，影响TBG的因素有妊娠、服用雌激素、肝病、肾病、低蛋白血症、使用肾上腺糖皮质激素等，存在上述情况时不能真正反映甲状腺功能。

（2）血清游离T_4（FT_4）、游离T_3（FT_3），因甲状腺功能亢进危象时T_4、T_3与TBG和前白蛋白的结合降低，故FT_4、FT_3明显升高，由于FT_4、FT_3是具有生物活性的甲状腺激素，故可精确地反映甲状腺的功能。FT_4和FT_3水平不受TBG的影响，较TT_4、TT_3测定能更准确地反映甲状腺的功能状态。但是在不存在TBG影响因素的情况下，仍然推荐测定TT_3、TT_4。因为TT_3、TT_4指标稳定，可重复性好。

2. 其他检查

血象检查发现白细胞总数往往升高，可能与感染有关。但也有伴发感染的患者而白细胞总数仍正常。部分患者可有血糖、尿素氮、转氨酶升高。

五、诊断思路

目前甲状腺功能亢进危象尚无统一诊断标准。现介绍国外学者Burch和Wartofsky制订的甲状腺功能亢进危象计分法（表7-1），可协助诊断。

表7-1 甲状腺功能亢进危象诊断标准（计分法）

临床表现	计分	临床表现	计分
体温调节功能失常		血管功能失常	
体温 37.2～37.7℃	5	心率 90～109（次/分）	5
体温 37.8～38.3℃	10	心率 110～119（次/分）	10
体温 38.4～38.8℃	15	心率 120～129（次/分）	15
体温 38.9～39.4℃	20	心率 130～139（次/分）	20
体温 39.5～39.9℃	25	心率≥140（次/分）	25
体温≥40℃	30	心力衰竭	
中枢神经系统表现		足部水肿	5
焦躁不安	10	肺底水泡音	10
谵妄、精神症状、昏睡	20	肺水肿	15
癫痫或昏迷	30	心房纤颤	10
胃肠、肝功能失常		有诱发病史	10
腹泻、恶心、呕吐、腹痛	10		
黄疸	20		

注：累计计分≥45分，高度提示甲状腺功能亢进危象；25～44分示危象前期；<25分排除甲状腺功能亢进危象。

值得注意的是，临床上一般多根据病史、症状及体征诊断。由于病情危急，不可能也无必要依靠实验室的结果诊断，临床上如有甲状腺功能亢进症状加重，伴发热、显著的心动过速、精神神经症状和明显胃肠功能紊乱即可诊断。因甲状腺功能亢进危象常伴有高热，因而要区别甲状腺功能亢进伴有感染或感染仅是危象的诱因。老年患者很多甲状腺功能亢进症状可缺如，应警惕淡漠型甲状腺功能亢进危象。

六、救治方法

（一）降低循环中甲状腺激素的水平

1. 抑制甲状腺激素的合成和分泌

抗甲状腺药物抑制甲状腺激素的合成，但需待甲状腺内贮存的甲状腺激素耗尽方能起作用，常用抗甲状腺药物有丙硫氧嘧啶（PTU）和甲巯咪唑（MMI）。由于PTU吸收快，而且能抑制外周T_4转化为T_3，故较其他药物为佳。采用大剂量治疗，如丙硫氧嘧啶首剂600mg口服或经胃管注入，继之200mg，每8小时1次；或甲巯咪唑首剂60mg口服，继之20mg，每8小时1次，能1小时内阻断有机碘合成甲状腺激素。维持量为丙硫氧嘧啶300～600mg/d，甲巯咪唑30～60mg/d，分3～4次口服。

注意抗甲状腺药物治疗甲状腺功能亢进时一般情况下治疗方法为：甲巯咪唑30～45mg/d或丙硫氧嘧啶300～450mg/d，分3次口服，甲巯咪唑半衰期长，可以每天单次服用。当症状消失，血中甲状腺激素水平接近正常后逐渐减量。由于T_4的血浆半衰期7天，加之甲状腺内贮存的甲状腺激素释放约需要两周时间，所以抗甲状腺药物开始发挥作用多在4周以后。减量时每2～4周减药1次，每次甲巯咪唑减量5～10mg（丙硫氧嘧啶50～100mg），减至最低有效剂量时维持治疗，甲巯咪唑为5～10mg/d（丙硫氧嘧啶50～100mg/d），总疗程一般为1～1.5年。起始剂量、减量速度、维持剂量和总疗程均有个体差异，需要根据临床实际掌握。治疗中应当监测甲状腺激素的水平；但是不能用促甲状腺素（TSH）作为治疗目标。

抗甲状腺药物的不良反应是皮疹、皮肤瘙痒、白细胞减少症、粒细胞减少症、中毒性肝病和血管炎等。甲巯咪唑的不良反应是剂量依赖性的；丙硫氧嘧啶的不良反应则是非剂量依赖性的。两药交叉反应发生率50%。发生白细胞减少（<$4.0×10^9$/L），但中性粒细胞>$1.5×10^9$/L，通常不需要停药，减少抗甲状腺药物剂量，加用一般升白细胞药物，如维生素B_4、鲨肝醇等。注意甲状腺功能亢进在病情还未被控制时也可以引起白细胞减少，所以应当在用药前常规检查白细胞数目作为对照。

2. 抑制甲状腺激素的释放

碘剂的主要作用是抑制甲状腺激素从甲状腺释放。从理论上讲应在抗甲状腺药物开始应用 1 小时后使用碘剂，这样不至于使所用的碘参与新的甲状腺激素合成，但临床实践发现碘化物迅速地抑制甲状腺激素释放比硫脲类药物缓慢抑制甲状腺激素的合成在抢救甲状腺功能亢进危象中更重要，故现主张两类药物同时使用。过去碘剂的用量较大，如复方碘溶液 30 ~ 45 滴口服，每 4 ~ 6 小时 1 次或碘化钠 1 ~ 2g 静脉滴注。近来有人提出每日用复方碘溶液 16 滴口服或碘化钠 100 ~ 200mg 静脉滴注是足够的，因该剂量能对甲状腺激素向血中释放产生最大的抑制效应。

（二）降低周围组织对甲状腺激素——儿茶酚胺的反应

1. β-肾上腺素能受体阻滞剂

甲状腺激素可以增加肾上腺能受体的敏感性。β-肾上腺素能受体阻滞剂具有以下作用：①从受体部位阻断儿茶酚胺的作用，减轻甲状腺毒症的症状；在抗甲状腺作用完全发挥以前控制甲状腺毒症的症状。②具有抑制外周组织 T_4 转换为 T_3 的作用。③还可以通过独立的机制（非肾上腺能受体途径）阻断甲状腺激素对心肌的直接作用。目前使用最广泛的 β-受体阻断剂是普萘洛尔，作用迅速，对危象效果佳，为首选药物，通常 20 ~ 40mg，每 6 小时服 1 次或 2.5 ~ 5.0mg 静脉推注，最大剂量为 10mg，但应有心电监护。对伴有心力衰竭、Ⅱ度以上房室传导阻滞、心房扑动、支气管哮喘者应慎用或禁用。这时可选用胍乙啶或利血平。若患者患有哮喘，则选用美托洛尔 100 ~ 400mg 口服或阿替洛尔 50 ~ 100mg 口服。

2. 胍乙啶

可使组织贮存儿茶酚胺消耗，且可阻滞节后肾上腺素能神经释放儿茶酚胺。按 1 ~ 2mg/kg 用药，有直立性低血压的不良反应。

3. 利血平

可使组织贮存的儿茶酚胺消耗。通常 1 ~ 2.5mg 肌内注射或口服，每 24 小时可用 4 ~ 6 次，对休克或虚脱患者禁忌。

（三）降低应激作用

肾上腺糖皮质激素可减轻危象对机体的应激作用，对可能存在的肾上腺皮质功能不足达到替代治疗作用，并有降低甲状腺激素的分泌和抑制 T_4 转为 T_3 的作用。高热、低血压者更宜使用。可应用地塞米松 2 ~ 5mg，每 6 ~ 8 小时静脉滴注 1 次，病情好转逐渐减量至停药。

（四）消除血循环中的甲状腺激素

血浆除去法、血液交换及血液透析均曾用作直接移除循环中甲状腺激素的措施。由于甲状腺激素紧密地与血浆蛋白结合，以血浆除去法效果较好。在上述常规治疗效果不满意时，可选用腹膜透析、血液透析或血浆置换等措施迅速降低血浆甲状腺激素浓度。

（五）对症治疗

1. 热量及营养的供应

应高热量、高蛋白饮食，应补充足量 B 族维生素及维生素 C。

2. 补液

患者有不同程度的失水，每日应给液体 3 000 ~ 6 000mL。

3. 控制感染

甲状腺功能亢进危象常并发感染或因感染而诱发危象，故应早期使用抗生素。

4. 降温

高热患者必须采用物理或药物降温，必要时可用人工冬眠。退热药可用对乙酰氨基酚（退热净）630mg 口服，必要时每 4 ~ 6 小时 1 次。禁用阿司匹林类解热药，因阿司匹林能与 TBG 结合，使游离 T_3、T_4 增高。

5. 吸氧

因代谢亢进，对氧的需要大，故供氧十分重要。

第七节 肾上腺危象

一、概述

肾上腺危象亦称急性肾上腺皮质功能减退症或艾迪生危象，是由于肾上腺皮质功能急性衰竭，皮质醇和醛固酮绝对或相对分泌不足引起的以体循环衰竭为主要表现的临床综合征，是临床急诊抢救时经常遇到的一种内分泌危象。其病情凶险、死亡率高，临床上缺乏特异性表现，容易误诊或漏诊。

二、常见病因

由于肾上腺皮质严重破坏，致肾上腺皮质激素绝对不足或慢性肾上腺皮质功能减低，患者在某种应激情况下肾上腺皮质激素相对不足所致。

1. 原发性肾上腺皮质急性破坏

原发性肾上腺皮质急性破坏是导致肾上腺危象的常见原因。临床引起肾上腺急性破坏的病因有：①严重感染败血症合并全身和双侧肾上腺出血，如流行性脑脊髓膜炎合并的华—弗综合征（Waterhause-Friderichsen 综合征）。②全身性出血性疾病如血小板减少性紫癜、DIC、白血病等，以及抗凝药物治疗引起的肾上腺出血。③癌瘤的肾上腺转移破坏。④外伤引起肾上腺出血或双侧肾上腺静脉血栓形成。

2. 诱发因素

有原发性和继发性慢性肾上腺皮质功能不全的患者，下列情况可诱发肾上腺危象：①感染、劳累、外伤、手术、分娩、呕吐、腹泻和饥饿等应激情况。②长期激素替代治疗患者突然减停激素。③垂体功能减低如希恩综合征，在未补充激素情况下给予甲状腺素或胰岛素时，也能诱发肾上腺危象。

三、临床特征

肾上腺危象可因皮质激素绝对分泌不足或严重应激而骤然发病（急性型）；也可以呈亚急性型，主要是由于部分皮质激素分泌不足或轻型应激所造成，临床上发病相对缓慢，但疾病晚期也表现为严重的急性型。发生危象时，既有共同的临床表现，也可因原发病不同而表现出各自的特点。

1. 肾上腺危象的共同表现

肾上腺危象时，多同时有糖皮质激素及盐皮质激素缺乏所致的共同症状。典型表现有以下5点。

（1）循环系统：在原有血压偏低、心音低钝的基础上，突发脉搏细弱、心率加快、血压下降甚至休克。

（2）消化系统：食欲不振、厌食、恶心、呕吐、腹痛、腹泻、腹胀。部分患者的消化道症状特别明显，出现严重腹痛、腹肌紧张、反跳痛，酷似外科急腹痛。

（3）神经系统：软弱无力、萎靡嗜睡、意识障碍和昏迷。发生低血糖者常有出汗、震颤、视力模糊、复视，严重者精神失常、抽搐。

（4）泌尿系统：合并肾功能减退时，出现少尿或无尿，血肌酐、尿素氮增高。

（5）全身症状：极度乏力，严重脱水，绝大多数有高热或出现低体温。

2. 不同病因/诱因所致肾上腺危象的特征性表现

（1）手术所致肾上腺危象：多在术后即刻发生，因失盐、失水有一个过程，常常在48小时后症状明显。

（2）难产分娩：若有肾上腺出血，也常在分娩后数小时至1~2天内发生危象。

（3）DIC所致：常有严重的感染、休克、出血倾向、缺氧、发绀及多器官栓塞等表现，凝血机制检查有异常发现。

（4）华—弗综合征：多有高热，头痛、呕吐、颈强、意识障碍、血压下降或休克、皮肤广泛出血点或大片瘀斑等症状和体征。

（5）慢性肾上腺皮质功能减退症：常有明显色素沉着、消瘦、低血压、反复昏厥发作等病史。

（6）长期应用肾上腺皮质激素：有向心性肥胖、多血质、高血压、肌肉消瘦、皮肤菲薄等表现。

四、辅助检查

1. 实验室检查

特点是"三低"（低血糖、低血钠、低皮质醇）、"两高"（高血钾、高尿素氮）和外周血嗜酸性粒细胞增高。

（1）血常规检查：白细胞计数多数正常，嗜酸性粒细胞可升高达 $0.3 \times 10^9/L$。

（2）生化检查：血钠低、血氯低，血清钾和尿素氮偏高，血 $Na^+/K^+ < 30$；空腹血糖低，口服葡萄糖耐量出现低平曲线。

（3）激素测定：是肾上腺皮质功能低下或肾上腺危象最有特异性诊断意义的指标，典型患者常有如下改变。①血皮质醇降低。②24 小时尿皮质醇及 17-羟皮质类固醇下降。

2. 腹部 X 线片及肾上腺 CT

某些 Addison 病患者腹部 X 线片及肾上腺 CT 可发现肾上腺区钙化，或因感染、出血、肿瘤转移等引起的双侧肾上腺增大。

五、诊断思路

（一）诊断

肾上腺危象如发生在原已诊断慢性肾上腺皮质功能减退的基础上，一般诊断不难；对尚未明确诊断的患者，发生危象时诊断较为困难，易发生漏诊或误诊。在临床急诊工作中，若患者有导致肾上腺危象的原因和诱因，又出现下列情况之一时就应考虑到肾上腺危象的可能：①不能解释的频繁呕吐、腹泻或腹痛。②发热、白细胞增高，但用抗生素治疗无效。③顽固性低血压、休克。④顽固性低血钠（血 $Na^+/K^+ < 30$）。⑤反复低血糖发作。⑥不能解释的神经精神症状。⑦精神萎靡、明显乏力、虚脱或衰弱与病情不成比例，且出现迅速加深的皮肤色素沉着。

简而言之，凡有慢性肾上腺皮质功能减退、皮质醇合成不足的患者，一旦遇有感染、外伤或手术等应激情况时，出现明显的消化道症状、神志改变和循环衰竭即可初步诊断为肾上腺危象；如血、尿皮质醇或尿 17-羟皮质类固醇降低即可确诊。

（二）鉴别诊断

1. 与其他病因引起的昏迷鉴别

由于大多数肾上腺危象患者表现有恶心、呕吐、脱水、低血压、休克、意识障碍和昏迷，必须与其他病因的昏迷鉴别，如糖尿病酮症酸中毒昏迷、高渗性昏迷、急性中毒及急性脑卒中等，此类患者血糖高或正常，嗜酸性粒细胞数不增加，而本症表现为血糖和皮质醇低、嗜酸性粒细胞增加等可助于鉴别。

2. 与急腹痛鉴别

由急性双侧肾上腺出血和破坏引起的肾上腺危象患者，半数以上有腹痛、肌紧张并伴有恶心、呕吐、血压低和休克，因此必须和内、外科急腹痛，如胃肠穿孔、急性胆囊炎、急性重症胰腺炎、肠梗阻等鉴别。若患者同时有血 K^+ 高、嗜酸性粒细胞增高和血、尿皮质醇减低，则提示有肾上腺危象的可能。

六、救治方法

开始治疗前，首先要取血做相应的检查（血电解质、血糖、BUN、皮质醇等），然后立即给予静脉补液治疗。主要措施如下。

1. 补充糖皮质激素

立即静脉补充氢化可的松 100mg，然后每 6 小时给予 100mg，在第一个 24 小时总量 400mg。若病情改善则第二天改为每 6 小时给予 50mg。当患者一般状态改善、血压稳定后，可按每日 20% ~ 30% 的速度逐渐减量。但应强调：如患者的诱因和应激状态未消除，则不能减量过快。当病情稳定能进食后，糖皮质激素改为口服，并逐渐减至维持量（醋酸可的松 25 ~ 75mg/d）。

2. 纠正水和电解质紊乱

补液量应根据失水程度、呕吐等情况而定，一般第一日需补 2 500 ~ 3 000mL 以上，以 5% 葡萄糖盐水为主，有显著低血糖时另加 10% ~ 50% 葡萄糖液，以后根据血压、尿量等调整入量。补液时需注意电解质平衡，若治疗前有高钾血症，当脱水和休克纠正，尿量增多，补充糖皮质激素和葡萄糖后，一般都能降至正常；若起始血清钾大于 6.5mmol/L 或同时心电图有高血钾引起的心律失常，则常需给予碳酸氢钠。呕吐、腹泻严重者，经大量补葡萄糖液和皮质激素后应密切注意补钾。

3. 抗休克

经补液及激素治疗仍不能纠正循环衰竭时，应及早给予血管活性药物。

4. 去除诱因与病因

原发病与抗感染治疗等，体温升高者，应予降温治疗。

5. 对症治疗

给氧、使用镇静剂，但禁用吗啡、巴比妥类药物。给予肝素防治 DIC。

第八章

急性中毒

第一节　急性有机磷杀虫剂中毒

一、概述

急性有机磷杀虫剂中毒（AOPP）是指机体在无保护措施或非正常接触有机磷杀虫剂，致使乙酰胆碱酯酶活性受到抑制引起体内乙酰胆碱蓄积，胆碱能神经受到持续冲动而导致的一系列以毒蕈碱样、烟碱样和中枢神经系统症状为主要特征的人体器官功能紊乱，严重患者可因昏迷和呼吸衰竭而死亡。我国现有农药生产厂家 2 000 家，农药品种近 800 种，农药原药产量为 75 万吨，居世界第二，其中除草剂占农药总量的 25%，杀虫剂占 56%，其他（包括非法农药）占 19%。由于有机磷杀虫剂的生产、运输和使用不当以及误服、自服可发生急/慢性中毒，临床急诊以及危重病例较为常见，占急性中毒的49.1%，占中毒死亡人数的 83.6%。

有机磷杀虫剂绝大多数为油状液体，纯品为黄色，遇碱性溶液易分解失效。该品具有大蒜气味，是临床上对接触中毒者鉴别诊断的重要依据之一。但乐果乳油等用苯作溶剂，苯进入人体后大部分由呼吸道排出，故乐果中毒患者，其呼出气、呕吐物或被污染物均可混有较浓的苯气味。几乎所有的有机磷农药都具有高度经皮毒性，即使属低毒类的敌百虫，也可因小量的持续的吸收而引起中毒。

二、中毒途径

有机磷中毒包括经消化道、呼吸道、皮肤黏膜 3 种途径。生产和使用过程中中毒以皮肤黏膜多见，其次为呼吸道。生活中的中毒患者以误服（被农药污染的水源、食物、蔬果等）及自服经消化道中毒为主要途径。

三、中毒机制

有机磷杀虫剂进入机体内主要表现对乙酰胆碱酯酶（真性胆碱酯酶）和丁酰胆碱酯酶（假性胆碱酯酶）具有强力的抑制作用，有机磷以其磷酰根与酶的活性部分紧密结合，形成磷酰化胆碱酯酶（中毒酶），从而失去水解乙酰胆碱（ACH）的能力，造成组织中乙酰胆碱过量蓄积，使中枢神经系统和胆碱能神经过度兴奋，而后抑制或衰竭，引起一系列症状和体征。

中毒酶（磷酰化胆碱酯酶）的转归可以向三个方向转化，一是整个磷酰残基脱落，CHE 自动恢复其水解 ACH 活性，称为自动活化反应，但该反应速度较慢，红细胞 CHE 的恢复每天约为 1%，相当于红细胞的更新周期，而血浆中 CHE 活性恢复亦需月余；二是磷酰残基的部分基团脱落，CHE 失去活性即"老化"反应；三是当上述两个转化反应尚未发生时，如果应用 CHE 重活化剂促进中毒酶的磷酰基脱落而重新恢复为自由酶，称为重活化反应。前两者是自然转归，后者是采用人工手段造成的重要转归。因此，及早应用重活化剂使中毒酶恢复活力是有机磷农药中毒治疗的根本措施。

四、临床特征

有机磷农药中毒，病史明确者诊断较容易，而非生产性有机磷农药中毒多因病史不详，症状不典型，往往造成误诊误治。

（一）病史

注意询问有无使用、保管、配制、喷洒、包装、装卸有机磷杀虫剂的病史，或食用被有机磷杀虫剂污染的食物（误服、自服）等；同时应了解服过何种有机磷杀虫剂、服用量和时间，服用时是否饮酒、进餐等，并寻找盛用农药的容器。

（二）症状

有机磷农药中毒引起的症状及严重程度与患者的健康状况、毒物剂量及侵入途径有关。通常潜伏期短，可通过消化道、皮肤、呼吸道侵入机体，发病愈早病情愈重。皮肤接触后，多数患者4~6小时开始出现症状。经呼吸道吸入者多在30~45分钟发病。而经消化道摄入大量的有机磷农药者，多在20分钟甚至5分钟左右发病，且临床症状很不一致，通常以恶心、呕吐等消化道症状明显，但危重患者却以中枢神经系统抑制症状为主，严重患者甚至死亡。主要临床表现为毒蕈碱样、烟碱样症状及中枢神经系统症状。此外，还包括脏器损伤相关表现及有机磷中毒特殊表现：反跳综合征、中间综合征。

1. 毒蕈碱样症状（M样症状）

（1）眼：典型表现为瞳孔缩小，严重中毒者可呈针尖样瞳孔，对光反射消失。但4%~6%患者可出现暂时性瞳孔散大然后缩小的现象，如敌敌畏经皮肤吸收中毒时，患者较晚出现瞳孔缩小的症状。故瞳孔缩小不宜作为早期诊断的主要依据。同时，部分患者还可出现眼痛、视力模糊等不适。

（2）腺体：腺体分泌增多，如唾液腺、汗腺、鼻黏膜腺支气管腺等，主要表现为流涎、出汗、流泪、流涕，严重患者可见口吐白沫，大汗淋漓等。

（3）呼吸系统：由于支气管平滑肌痉挛和腺体分泌增多，引起支气管阻塞、水肿，患者出现不同程度的呼吸困难，甚至肺水肿，最终可因周围性或中枢性呼吸衰竭而死亡。严重患者常在病程中发生窒息，也可在急性期症状缓解后，突然发生窒息死亡。

（4）消化系统：有机磷农药中毒后，患者胃肠黏膜受刺激，平滑肌的收缩、蠕动加强，患者出现食欲减退、恶心、呕吐、腹痛、腹泻大便失禁等症状，其中以呕吐最为常见，严重者可出现应激性溃疡。

2. 烟碱样症状（N样症状）

中度中毒早期患者可发生骨骼肌纤维颤动常见于眼睑、颜面肌、舌肌等部位，随病情进展逐渐发展至全身，如出现牙关紧闭、颈项强直、全身肌肉抽搐、肌无力，最终因呼吸肌麻痹而死亡。

3. 神经系统症状

（1）中枢神经系统症状：早期可见头晕、头痛、乏力、意识模糊、昏迷和抽搐等。晚期患者可发生脑水肿、呼吸抑制。

（2）迟发性多发性神经病（OPIDP）：少数患者在急性症状恢复后2~4周，出现与胆碱酯酶抑制无关的一种毒性反应，其可能原因是有机磷杀虫剂抑制神经靶酯酶（NTE）并使其老化所致。主要表现为进行性四肢麻木、刺痛、对称性手套、袜套型感觉异常，伴四肢无力。重症患者还可出现四肢肌肉萎缩，腱反射减弱或消失，足下垂。通常下肢病变重于上肢。肌电图提示神经电位和运动神经传导速度明显减慢。

4. 心、肝、肾损害和胰腺炎症状

（1）不同程度的心肌损害：心电图可表现为期前收缩、传导阻滞、ST-T改变、QT间期延长等，QT间期延长者预后较无QT延长者差。同时心肌酶可出现不同程度的升高。

（2）肝损害：血清转氨酶升高，可伴肝脏增大、黄疸。

（3）肾损害：蛋白尿、血尿，重症患者可出现急性肾功能衰竭。

（4）胰腺损害：无痛性急性胰腺炎较常见，不易被察觉，但实验室检查血清淀粉酶和脂肪酶升高，影像学出现相应改变。

5. 中间综合征（IMS）

常发生在急性中毒后 24~96 小时，即急性中毒胆碱能危象控制后，迟发性神经病变之前，故而得名。急性中毒累及第 3~7 对和第 9~12 对脑神经支配的肌肉、屈颈肌、四肢近端肌肉及呼吸肌后，出现不能抬头、上下肢抬举困难、不能睁眼和张口、吞咽困难、声音嘶哑、复视、咀嚼不能、转颈和耸肩困难、伸舌困难等。严重时可出现呼吸肌麻痹和呼吸衰竭，后者是 IMS 致死的主要原因。神经肌电图检查发现，IMS 可能系突触后神经肌肉接头功能障碍所致。

6. 反跳

急性中毒后 2~8 天，患者症状已经缓解或控制后，突然再次昏迷，出现肺水肿，最终死亡的现象，称为"反跳"，经口服中毒和中重度中毒患者易发生反跳，而经皮肤吸收和轻度中毒患者则较少见。反跳发生前多有先兆，如精神萎靡、面色苍白、皮肤湿冷、胸闷、气短、轻咳、肺部湿啰音、血压升高、瞳孔缩小、心率缓慢、流涎、肌束震颤等。重度中毒症状甚至可出现多脏器衰竭。出现反跳的可能原因是：①毒物清除不彻底继续被吸收有关。②农药种类如久效磷、氧乐果等复能剂治疗效果不佳，易发生反跳。③阿托品停用过早或减量过快。④复能剂注射速度太快或剂量过大。

急性有机磷杀虫剂中毒患者的临床表现分为三度：①轻度中毒，头晕、头痛、恶心、呕吐、多汗、胸闷、视力模糊、无力等，瞳孔可能缩小。血液胆碱酯酶活性一般在 50%~70%。②中度中毒，除上述轻度中毒症状外，有肌肉震颤、瞳孔缩小、轻度呼吸困难、大汗、流涎，腹痛、语言不清、行路蹒跚、神志模糊、血压升高，血液胆碱酯酶活性一般在 30%~50%。③重度中毒，除上述症状加重外，瞳孔小如针眼、肌肉颤动、呼吸极度困难、肺水肿、发绀、大小便失禁、昏迷、呼吸肌麻痹，部分患者出现脑水肿，血液胆碱酯酶活性一般在 30% 以下。

五、辅助检查

1. 全血胆碱酯酶活力测定

红细胞的胆碱酯酶（CHE）为真性 CHE（ACHE），血浆 CHE 为假性 CHE（BCHE），不能水解 ACH。CHE 主要来自肝脏，受肝功能影响较大。全血 ACHE（总活性中红细胞占 60%~80%，血浆占 20%~40%）和红细胞的 ACHE 能较好反映神经肌肉组织中的 AchE 活性。正常人全血 CHE 的活力为 100%，轻度中毒者 70%~50%，中度中毒者 50%~30%，重度中毒者 30% 以下。

2. 毒物及其代谢物鉴定

检查血、尿或胃内容物检测到毒物或其分解产物，有助于确立诊断。如敌百虫中毒时尿中三氯乙醇含量增高，对硫磷中毒时尿中可查出分解产物对硝基酚。

六、诊断思路

（一）诊断

根据有机磷杀虫剂接触史，结合呼出气有蒜味、针尖样瞳孔、腺体分泌增多、肌纤维颤动以及消化道症状、呼吸困难、意识障碍等表现一般可作出临床诊断。全血胆碱酯酶活力的测定为早期诊断，评估中毒严重程度和指导重活化剂的使用提供依据。血、胃内容物及可疑污染物的有机磷测定或阿托品诊断性治疗有效（阿托品 2mg 静脉注射）可帮助进一步明确诊断。

在急诊诊断过程中，急性有机磷杀虫剂中毒的诊断内容应包括农药名称、中毒途径、程度以及并发症等信息。正确评估患者中毒程度是临床医师选择治疗方案和评估预后的重要参考依据。具体内容见表 8-1。

表 8-1　急性有机磷农药中毒程度分级

分级	临床症状		危重症表现	胆碱酯酶活力
轻度中毒	M 样为主	无		50% ～ 70%
中度中毒	M 样伴发 N 样	无		30% ～ 50%
重度中毒	M 样及 N 样	肺水肿、抽搐、昏迷、呼吸肌麻痹、脑水肿等严重并发症		30% 以下

（二）鉴别诊断

应与中暑、急性胃肠炎、脑炎、脑血管意外等疾病相鉴别（表 8-2）。此外，还需与除虫菊酯类及杀虫脒中毒，特别是氨基甲酸酯类农药中毒相鉴别（表 8-3）。

表 8-2　AOPP 与常见疾病鉴别

鉴别项目	AOPP	急性胃肠炎	乙型脑炎	中暑
病史	有机磷农药接触史	暴饮暴食或进食不洁食物	蚊虫叮咬	高温作业
体温	多正常	可增高	增高	增高
皮肤	潮湿	多正常	多正常	多汗
瞳孔	缩小	正常	多正常	正常
肌颤	多见	无	无	无
流涎	有	无	无	无
呕吐	多见	多见	喷射性	可有
腹泻	次数少	次数多	无	无
腹痛	较轻	较重	无	无
CHE 活力	降低	正常	正常	正常

表 8-3　有机磷农药与氨基甲酸酯类农药鉴别要点

鉴别项目	有机磷农药中毒	氨基甲酸酯类农药中毒
接触式与毒物分析	有机磷农药	氨基甲酸酯类农药
呕吐物及洗胃液	蒜臭味	无蒜臭味
作用方式及作用时间	磷酰基与胆碱酯酶结合时间长	整个分子与胆碱酯酶结合时间短
血浆 Ach 活性	明显降低且恢复慢	降低但恢复快
病程	长	短
阿托品用量	大	小
肟类解毒剂	疗效好	无效且可能增强毒性

七、救治方法

（一）清除毒物

1. 清除未被吸收的毒物

吸入中毒者，尽快脱离中毒环境，及时清除呼吸道分泌物，保持呼吸道通畅。经皮肤接触中毒者，立即脱去被污染的衣物，再用微温的肥皂水或 1% ～5% 碳酸氢钠溶液彻底清洗皮肤。敌百虫中毒禁用碱性液体清洗皮肤，以防转变成毒性更强的敌敌畏。口服中毒者，采取催吐、洗胃、导泻等措施，以排出尚未吸收的毒物。

（1）催吐：适用于口服神志清醒的患者及集体误食中毒患者，不能用于昏迷、惊厥、休克、肺水肿出血患者；心脏病患者及妊娠者亦慎用。

（2）洗胃：口服有机磷农药中毒患者服药时间即使超过 12 小时也应进行洗胃。对硫代磷酸酯类农药经口中毒者，禁止使用强氧化剂高锰酸钾溶液洗胃，进行镇静治疗时避免使用有肝微粒体酶系统诱导作用的巴比妥类镇静药物。

2. 促进已吸收毒物的排泄

（1）利尿：呋塞米和甘露醇可促进尿液排出，此外，甘露醇还能缓解有机磷农药中毒所致的脑水肿、肺水肿。

（2）血液净化：对重症有机磷农药中毒的患者早期使用血液净化（如腹膜透析、血液灌流、血液透析），可提高毒物清除率，缩短病程，提高治愈率。

（二）抗毒治疗

当有机磷农药进入机体与胆碱酯酶结合后，可用氯解磷定、碘解磷定等药物进行抗毒治疗，具体措施如下。

1. 胆碱酯酶复能剂

肟类化合物能使被抑制的胆碱酯酶恢复活性，并减轻或消除烟碱样作用，应早期、足量、联合、重复给药。目前国内使用的肟类复能剂有氯解磷定、碘解磷定、双复磷。其中氯解磷定为首选药物，可首剂 15～30mg/kg 静脉注射，维持 6 小时。首剂 2～4 小时以 500mg/h 维持直至症状消失，血 CHE 活力稳定在正常值的 50%～60%。

近年动物实验研究发现，除活化 CHE 外，肟类复能剂还具有迅速恢复已衰竭的呼吸中枢、呼吸肌的神经肌肉传导功能。

禁止肟类复能剂与碱性液体配用，以免生成有剧毒的氰化物；禁止碘解磷定与氯解磷定合用，以免增加不良反应。

2. 抗胆碱药

（1）M 受体阻断剂：代表药物为阿托品和山莨菪碱等。可对抗 ACH 的毒蕈碱样作用，但只有在极大剂量时，对 N 受体才有作用，故不能对抗 AOPP 导致的肌颤。此外，对 AOPP 导致的中枢神经症状也无明显的缓解作用。阿托品轻度中毒 2mg，中度中毒 2～4mg，重度中毒 3～10mg，肌内注射或静脉注射。必要时每 15 分钟一次，直到毒蕈碱样症状明显好转或出现"阿托品化"表现。阿托品化表现为瞳孔较前扩大、口干、皮肤潮红、肺啰音消失、心率增快。然而，瞳孔扩大和皮肤潮红并非"阿托品化"的可靠指标。当患者经呼吸道或眼部局部染毒时，即使给予超大剂量阿托品治疗，瞳孔也不明显扩大。因此较可靠的"阿托品化"的指标为：口干、皮肤干燥、心率增快。对中毒患者给予适量的阿托品治疗，可出现口干、皮肤潮红等症状；阿托品剂量过大，则可能出现瞳孔扩大、皮肤苍白、四肢发冷、意识模糊、烦躁不安、抽搐、尿潴留等症状，提示阿托品中毒，应立即停用。

因此，临床上应用阿托品应遵循早期、适量、反复、高度个体化的原则，避免阿托品中毒。一旦发生阿托品中毒，其与有机磷中毒并存，将使病情复杂化，增加有机磷中毒病死率。如何鉴别阿托品化与阿托品中毒，是临床医师必须掌握的基本内容（表 8-4）。

表 8-4　阿托品化与阿托品中毒的鉴别

鉴别项目	阿托品化	阿托品中毒
神经系统	意识清醒或模糊	意识模糊、谵妄、抽搐、昏迷
皮肤	颜面潮红、干燥	紫红、干燥
瞳孔	由小扩大不再小	极度扩大
体温	正常或轻度升高	高热
心率	增快≤120，脉搏快而有力	心动过速甚至室颤

（2）中枢性抗胆碱药：如东莨菪碱、贝那替嗪等。这类药物对中枢神经 M 受体和 N 受体均有明显作用，不仅能对抗 AOPP 引起的毒蕈碱样症状，还能减轻烦躁不安、呼吸抑制等中枢神经系统症状。轻度、中度、重度中毒患者东莨菪碱的首次剂量分别为 0.3～0.5mg、0.5～1.0mg、2.0～4.0mg。

（3）长托宁（盐酸戊乙奎醚）：是新型抗胆碱药物。对 M 受体亚型 M_1、M_3 受体具有较强的选择性，对 M_2 受体选择性较弱。主要作用于中枢神经 M_1 受体和平滑肌、腺体受体（M_3 受体），对心脏和神经元突触前膜自身受体（M_2 受体）无明显作用。长托宁是唯一能同时较好对抗 AOPP 导致的 M 样症状、N 样症状、中枢神经系统症状的药物。

与阿托品相比，长托宁用药量减少，时间间隔延长，不良反应少。对轻、中、重度中毒患者长托宁的首次剂量分别为 2mg、4mg、6mg，肌内注射后 1 小时给予首剂的 1/2，以尽早达到"长托宁化"：口干、皮肤干燥、肺部啰音减少或消失、精神神经症状好转。维持量 1 ~ 2mg，每 6 ~ 12 小时一次。

（三）对症治疗

密切监护，保持气道通畅。一旦出现呼吸肌麻痹应尽早建立人工气道进行机械通气。积极防治肺水肿、脑水肿，纠正电解质和酸碱失衡。心电监护，尽早发现并处理心律失常。

总之，一旦疑诊或临床诊断为急性有机磷杀虫剂中毒，按照急性有机磷杀虫剂中毒救治流程合理有序地进行有效抢救与治疗。

（四）特殊症状的处理

1. 反跳

密切观察病情变化，注意反跳前的各种临床先兆。当 AOPP 患者在使用抗胆碱药物治疗症状好转后，再次出现面色苍白、精神萎靡、皮肤湿冷、胸闷、气短、轻咳、肺部湿啰音、血压升高、瞳孔缩小、心率缓慢、流涎、肌束震颤等症状时，应考虑反跳。此时，需使用大量阿托品，直至出现阿托品化，维持给药 3 ~ 5 天。

2. 迟发性猝死

严密监护，重在预防。对严重中毒恢复期的患者，应做好心电监护，电解质监测，及时纠正心律失常和电解质紊乱。一旦发现心跳呼吸骤停，按心肺复苏程序进行抢救。

3. 中间综合征（IMS）

加强对本征的认识，主动预防和对症支持治疗；轻者预防其呼吸麻痹。若已经出现呼吸肌无力者，及时行气管插管和机械通气。适时评估患者肌力和自主呼吸恢复情况，尽早脱机。

4. 迟发性多发性神经病（OPIDP）的治疗

目前尚无针对本病的特效药物，治疗的关键在于早发现、早诊断。除采用维生素 B_1、维生素 B_{12} 治疗外，还可应用神经营养药物如神经生长因子及神经节甘酯。同时可配合针灸治疗，神经、肌肉功能锻炼。

第二节　急性百草枯中毒

一、概述

百草枯（PQ），商品名为克无踪，化学名为 1,1'-二甲基-4,4'-联吡啶二氯化物，是一种广谱、高效、环境污染较小的接触灭生性除草剂，曾在全球 130 余个国家和地区得到广泛使用。百草枯具有腐蚀性，不挥发，易溶于水，在酸性条件下稳定，遇碱水解，与阴离子表面活性剂如肥皂等接触也易失去活性。百草枯接触土壤后很快失去活性，无残留，不会损害植物根部。目前市售常见的百草枯为 20% 的水剂，无色无味，为防止意外误服，生产时加入了臭味剂和催吐剂，外观为绿色或蓝色溶液，有刺激性气味。百草枯对人、畜有很强的毒性作用。大多数由于误服或自杀口服引起中毒，但也可经皮肤和呼吸道吸收中毒，其病死率高达 60% ~ 90%，即使存活的患者，大部分也发展为肺纤维化。

二、中毒途径

百草枯中毒以农村多见，因自杀、误服、投毒等主要经消化道吸收引起中毒，也可因喷洒农药时皮肤接触后中毒。偶有经静脉注射百草枯溶液引起中毒的病例。

百草枯口服吸收率为 5% ~ 15%，大部分经粪便排出体外。百草枯吸收后主要分布于肺、肝、肾、甲状腺、各种体液和脑脊液中。由于肺泡上皮细胞的主动摄取作用，百草枯在肺内形成蓄积，致使肺组织中百草枯浓度为血浆浓度的 10～90 倍。吸收后血浆浓度于 30 分钟至 4 小时达峰值，15～20 小时缓慢下降，体内分布半衰期为 5 小时。有报道称，百草枯 4 天后血液中已测不出，但肺组织中仍可测得较高浓度。百草枯主要经肾小管以原形排泄，少量可经乳汁排出。

三、中毒机制

百草枯中毒的机制尚未完全明确，目前主要认为与其介导大量氧自由基产生从而导致急性氧化应激反应、脂质过氧化损伤及急性炎症反应等有关，导致多脏器损伤、多器官功能衰竭二脂质过氧化反应、肺泡细胞损伤，各种细胞因子、生长因子等促使成纤维细胞活化增殖及胶原纤维增生等促进肺纤维化的发生发展。

1. 氧化损伤

蓄积于肺组织中的百草枯在烟酰胺腺嘌呤二核苷酸磷酸（NADP）-细胞色素 C 还原酶作用下，被还原型烟酰胺腺嘌呤二核苷酸磷酸（NADPH）转化为 PQ^+ 并消耗 NADPH，进而 PQ^+ 再与细胞内的氧发生反应，产生大量超氧离子（O_2^-），O_2^- 在超氧化物歧化酶的作用下，转变为过氧化氢 H_2O_2，H_2O_2 在 Fe^{2+} 催化下迅速生成 OH，上述氧自由基与磷脂膜上的不饱和脂肪酸反应，引起脂质过氧化，导致细胞膜及细胞内的细胞器膜结构破坏，通透性增加，影响各种酶反应过程及离子泵功能，损伤 DNA，导致机体肺、肝、肾、心肌等多脏器损害，其中以肺损害最为严重。另外，由于在生成自由基的过程中，大量消耗 NADPH，导致需要 NADPH 的各种酶难以发挥作用，细胞难以维持其功能，造成不可逆的损害。

2. 炎性反应

百草枯引起的氧化性损伤，导致各种致炎因子迅速增加。核因子（NF-κB）的激活，肿瘤坏死因子-α（TNF-α）、转化生长因子-β（TGF-β）、白细胞介素（IL）及细胞间黏附分子（ICAM-1）等炎性因子增加，促进大量炎性细胞聚集，释放各种炎性介质，加重细胞、组织损伤，导致全身炎性反应。

四、临床特征

（一）症状

百草枯中毒早期可无症状或症状较轻，随着时间推移，可表现为多脏器的损害。口服中毒者，早期主要表现为消化道症状，如口、舌及咽部烧灼感，恶心、呕吐和腹痛等症状。进一步发展出现肝、肾、肺等多脏器功能不全或衰竭的表现，如发绀、呼吸困难、咳嗽、胸痛、头晕、头痛、肌肉痉挛、抽搐、昏迷等。口服量大者，1～3 日即可出现呼吸困难、呼吸窘迫并死亡；口服量小者，早期可无明显临床表现，数日后逐渐出现胸闷、呼吸困难，并逐渐加重，发生肺纤维化。

（二）体征

口服中毒者，可出现口腔、咽喉部、食管和胃黏膜糜烂，溃疡形成，重者出现胃出血、胃穿孔。肺部听诊呼吸音减低、干湿啰音。皮肤黏膜染毒者，表现相对轻，主要为皮肤红斑、水疱、溃疡，指甲接触可使指甲出现横断、脱落，结膜接触可引起溃疡、虹膜炎。

五、辅助检查

1. 毒物检测

检测血、尿中百草枯含量是确诊、判断病情严重程度和评估预后的重要依据。常用方法有液相或气相色谱法测血液浓度，碱和硫代硫酸钠试管法检测尿液。

液相色谱是分析检测百草枯浓度的最重要、最常用的方法。因百草枯是一种极性很强的离子型化合物，也可以采用高效液相色谱进行分析。

2. 其他实验室检查

血白细胞升高，血红蛋白下降，红细胞和血小板减少，血尿素氮、肌酐、胆红素、转氨酶、淀粉酶升高，可出现血尿、蛋白尿。

3. 心电图

由于百草枯中毒导致呼吸窘迫以及心肌损害，常可出现窦性心动过速、S-T 段改变、心律失常等异常。

4. 血气分析

百草枯中毒主要表现为低氧血症，氧分压、氧饱和度降低。由于过度通气二氧化碳分压也常常降低。

5. 肺部 X 线检查

百草枯中毒早期（3 天至 1 周）主要为肺野弥漫渗出，肺纹理增多，肺间质炎性变，可见点、片状阴影，肺部透亮度减低或呈毛玻璃状；中期（1~2 周）出现肺实变或大片实变，同时出现部分肺纤维化；后期（2 周后）出现肺纤维化及肺不张。

6. CT 检查

中毒早期由于血管内皮受损，液体外渗，组织水肿，CT 检查常显示肺纹理增多；毛细血管压力升高，肺血管阻力增加，组织胺释放渗出与肺水肿加重，出现毛玻璃征象；如进一步发展，水肿液进入肺泡腔，出现肺实变；在病程中后期，细支气管周围淋巴组织及成纤维细胞增生，形成肺纤维化，还可伴支气管扩张、囊性变、肺气肿、纵隔气肿等表现。

六、诊断思路

（一）诊断

根据接触或口服百草枯的病史及临床表现特点，结合实验室检查可以诊断本病。呕吐物、洗胃液、血尿检测到百草枯可以确诊。需要注意的是某些患者病史并不清楚，如遇口腔溃疡伴进行性呼吸困难者，应怀疑本病的可能，详问发病前的情况，注意搜寻百草枯服用的证据（自杀的遗书、空的百草枯容器包装、残留物、气味和颜色）有助于诊断，如可检测百草枯，即可确诊。

（二）鉴别诊断

应注意患者进行性呼吸困难，可能误诊为支气管肺炎等。详细询问病史有助于诊断本病，高度怀疑时，可定性或定量检测百草枯。

七、救治方法

对于百草枯中毒，目前尚无特殊治疗方法，主要采取尽早清除毒物，促进百草枯排泄，抗氧化及对症支持治疗。

（一）一般治疗

1. 皮肤接触中毒

立即脱去被污染的衣物，用肥皂水彻底清洗，再用清水清洗。眼部污染者，可用 2%~4% 碳酸氢钠溶液冲洗 15 分钟，再用生理盐水洗净。

2. 口服中毒

（1）催吐：现场可刺激咽喉部催吐，口服肥皂水或泥浆水或活性炭等。

（2）立即洗胃：用 2%~5% 碳酸氢钠溶液、30% 白陶土水或 1% 肥皂水或泥浆水加活性炭 50~100g 彻底洗胃，因百草枯对消化道的腐蚀作用，洗胃时应注意动作轻柔，以免食管或胃穿孔。

（3）导泻：洗胃后用活性炭悬液（50g）＋硫酸镁（20~40g）、20% 漂白土（思密达）悬液 300mL 或活性炭 60g/20% 甘露醇 100~150mL，硫酸镁 15g 导泻，每 2~3 小时一次交替使用，持续 3~7 天或持续到大便不再是绿色为止。

（二）药物治疗

目前尚无特效解毒剂，主要采用综合治疗，保护主要脏器功能。

1. 抗氧自由基治疗

百草枯中毒早期主要是由于脂质过氧化造成全身多脏器的损害，因此早期应积极使用抗氧化、抗自由基的药物治疗。维生素 E、维生素 C、维生素 B$_1$、烟酸、还原型谷胱甘肽、乙酰半胱氨酸及超氧化物酶等可破坏氧自由基，可选择使用。

2. 肺纤维化的预防和治疗

（1）传统的治疗方案：①普萘洛尔（心得安），应早期应用。它可与结合在肺内的受体竞争，使肺内毒物释放出来，10mg，每天 3 次。②糖皮质激素，具有强大的抗炎作用，可有效维持细胞膜的稳定性，阻止后期肺纤维化。应早期大剂量使用。根据病情演变决定给药时间，一般可用 10～14 天。甲泼尼龙 500～1 000mg/d，持续使用 5 天后逐渐减量至停用。其他尚可选择地塞米松或氢化可的松。③免疫抑制剂，环磷酰胺、环孢素 A、秋水仙碱等具有免疫调节作用，减轻炎症反应，应及早使用。环磷酰胺 5mg/（kg·d）（总量 4g）或秋水仙碱 0.5mg，每天 2 次，加入 5% 的葡萄糖溶液中静脉滴注。

（2）环磷酰胺和类同醇激素疗法：环磷酰胺 5mg/（kg·d），总量不超过 4g；地塞米松 8mg，3 次/天，持续 2 周，存活率可达 72%。

3. 改善微循环

复方丹参液（30～40mg/d）、东莨菪碱（2.4～10mg/d）和地塞米松（25mg/d），能有效改善微循环，维护器官功能，降低病死率。

（三）血液净化治疗

血液净化治疗能有效清除血液中的毒物、游离的自由基以及细胞因子、炎症介质等，从而达到减少毒物和自由基毒性以及保护脏器功能的作用。血液灌流目前在中毒领域得到广泛应用，其原理是使用活性炭、树脂等吸附剂吸附清除毒素，这是临床上抢救中毒患者的常用急救方法。血液灌流可有效清除血液中的百草枯，如无禁忌可尽早使用，在 6 小时内最好。连续血液灌流，每次持续 10 小时或更长，效果更好，一般可使用 5～7 天。出现肾功能衰竭时可联合血液透析治疗。需要注意的是，有研究表明如果患者血液百草枯浓度超过 3mg/L，无论进行血液透析或血液灌流均不能改善其预后。

（四）肺移植

虽然国外有个别案例报道，在百草枯中毒后第 44 天，对 1 例 17 岁患者进行肺移植并获得成功，但也有案例报道患者在肺移植后再发肺纤维化死亡。因此，肺移植成功与否可能与移植选择的时机有关。由于肺移植需一定的技术力量及经济条件，国内尚无有关报道。

（五）给氧与机械通气

给氧有促进氧自由基生成的作用，不主张常规给氧，但在明显缺氧时可低浓度低流量给氧。一般当 $PaO_2 < 40mmHg$（5.3kPa）或出现 ARDS 时才给予吸氧或建立人工呼吸道行机械通气治疗。通气方式一般采用呼吸末正压低流量氧吸入，可使肺泡处于一定扩张状态，增加功能残气量和气体交换，改善氧合功能，从而有利于提高氧分压。但要注意由于百草枯中毒后易并发自发性气胸及皮下气肿，故呼吸末正压选择宜偏小，并注意监测生命体征变化。

第三节　急性杀鼠剂中毒

一、概述

杀鼠剂是指一类可以杀死啮齿动物的化合物，主要用于杀灭鼠类，分类较多。我国常用的杀鼠剂按照其作用时间的快慢可分为急性杀鼠剂和慢性杀鼠剂。前者是指动物进食毒饵后数小时至一天内毒性发作死亡的杀鼠剂，如毒鼠强、氟乙酰胺；后者是指动物进食毒饵后数天毒性发作，如抗凝血类杀鼠剂。按照其作用机制和化学结构，大体可分为 9 类。

（1）中枢神经兴奋类杀鼠剂。毒性强，潜伏期短，病情进展快，有的抽搐症状难以控制。如毒鼠强、鼠特灵、毒鼠硅。

（2）有机氟类杀鼠剂。为早已禁用的急性杀鼠剂，如氟乙酰胺、氟乙酸钠。

（3）植物类杀鼠剂。是从植物中提取的生物碱，如毒鼠碱。

（4）干扰代谢类杀鼠剂。如灭鼠优抑制烟酰胺代谢；鼠立死拮抗维生素 B_1，干扰 γ-氨基丁酸的氨基转移和脱羧反应。

（5）硫脲类杀鼠剂。如安妥、灭鼠特、灭鼠肼、双鼠肼。肺水肿是其主要致死原因。

（6）有机磷酸酯类杀鼠剂。主要有毒鼠磷、溴代毒鼠磷、除鼠磷，其中毒机制、临床表现和救治措施与急性有机磷农药中毒类同。

（7）无机磷杀鼠剂。如磷化锌，是我国既往应用最早最广的杀鼠剂，现已禁用。中毒机制是口服后在胃酸的作用下分解产生磷化氢和氯化锌，前者抑制细胞色素氧化酶，影响细胞代谢，形成细胞窒息，中枢神经系统损害最为严重，后者对胃肠黏膜有强烈的刺激与腐蚀作用导致炎症、充血、溃疡、出血。

（8）氨基甲酸酯类杀鼠剂。如灭鼠安、灭鼠晴，其中毒机制、临床表现及救治原则和氨基甲酸酯类农药中毒相同。

（9）抗凝血类杀鼠剂。是我国批准合法使用的慢性杀鼠剂，第一代抗凝血类杀鼠剂有杀鼠灵、杀鼠醚、敌鼠；第二代抗凝血类杀鼠剂有溴敌隆、溴鼠灵、克鼠灵、氯鼠灵。其中杀鼠灵、杀鼠醚、克鼠灵、溴敌隆属于双香豆素类抗凝血杀鼠剂；敌鼠、氯鼠酮等属于茚满二酮类抗凝血杀鼠剂。

二、毒鼠强

（一）中毒机制

毒鼠强化学名为四亚甲基二砜四胺，分子量240.27，大鼠经口 LD_{50} 为 $0.1 \sim 0.3mg/kg$，对成人的致死量约为 $5 \sim 12mg$。本品为白色无味粉末，化学性质稳定，微溶于水，不溶于甲醇及乙醇。可经呼吸道与消化道吸收，口服吸收后数分钟至半小时内发病。摄入后以原形无明显选择性分布于各组织器官，血液中不与蛋白结合，主要通过肾脏以原形排出，少量可经呼吸道排出或随胆管排入肠道。由于其剧烈的毒性和稳定性，易造成二次中毒。毒鼠强是不需代谢即发生毒作用的中枢神经系统兴奋性杀鼠剂，其作用机制可能是拮抗 γ-氨基丁酸（GABA）的结果。GABA 的作用被毒鼠强非竞争性抑制后，中枢神经系统过度兴奋至惊厥，严重者死亡。

（二）临床特征

潜伏期为 5 分钟至 1 小时。主要临床表现为中枢神经兴奋状态，全身阵发强直性抽搐，严重者可导致呼吸循环衰竭而死亡。

1. 神经系统

中枢神经系统是毒鼠强中毒的主要靶器官，全身阵发强直性抽搐为其最突出的表现，每次抽搐持续 $1 \sim 10$ 分钟，多可自行缓解，间隔数分钟后再次发作，每天发作可达数十次，严重者呈癫痫持续状态，可致呼吸衰竭而死亡。此外可有头痛、头晕、乏力、口唇麻木等症状；也可出现精神症状，如狂躁、幻觉、喜怒无常等，症状多可逆，脑电图显示癫痫样放电改变。

2. 消化系统

患者可出现恶心、呕吐、上腹部烧灼感、腹痛、腹胀、腹泻等表现，严重者可出现消化道出血及肝脏功能损伤，表现为转氨酶的升高。

3. 循环系统

患者有心悸、胸闷等症状，心电图可出现窦性心动过缓或过速，ST 段压低或抬高、低平倒置，频发期前收缩；患者心肌标志物异常升高。

4. 呼吸系统

气紧、呼吸困难、口唇发绀，严重可出现肺水肿、咯血。

（三）诊断思路

1. 诊断要点

根据接触或口服毒鼠强的病史及以癫痫样大发作等中枢神经系统兴奋为主要临床表现的特点，结合实验室检查应考虑有毒鼠强中毒可能，但尚需除外其他以癫痫样大发作为主要临床表现的疾病，如原发性癫痫、中枢神经系统感染性疾病、脑血管意外、亲神经毒物中毒等。血、尿和呕吐物等生物样品中检测到毒鼠强可以确诊。需要注意的是某些患者病史并不清楚，如遇癫痫持续状态者，应怀疑本病的可能，详问发病前的情况，注意搜寻毒鼠强服用的证据（自杀的遗书、空的毒鼠强容器、包装）有助于诊断，如可检测毒鼠强，即可确诊。

2. 诊断分级

①轻度中毒：出现头痛、头晕、恶心、呕吐和四肢无力等症状，可有肌颤或局灶性癫痫样发作，生物样品中检出毒鼠强。②中度重度：在轻度中毒基础上，具有下列表现之一者：癫痫样大发作；精神病样症状（幻觉、妄想等）。③重度中毒：在中度中毒的基础上，具有癫痫持续状态或脏器功能衰竭的表现之一者。

（四）救治方法

目前尚缺乏明确的特效解毒剂，主要采取对症支持治疗。

1. 清除体内毒物

可采用催吐、洗胃等方法清除尚未被吸收的毒物。洗胃时使用清水即可，每次洗胃液量为 300 ~ 500mL，直至洗出液澄清；中、重度中毒的患者洗胃后要保留洗胃管，以备反复洗胃。活性炭对清除毒鼠强有一定作用，轻度中毒患者洗胃后立即予以活性炭 1 次，中、重度中毒患者在洗胃后最初 24 小时内，每 6 ~ 8 小时使用活性炭 1 次，24 小时后仍可使用。剂量：成人每次 50g，儿童每次 1g/kg，配成 8% ~ 10% 混悬液经洗胃管灌入。

2. 血液灌流

因毒鼠强在体内残留时间久且性质稳定，血液灌流为行之有效且对预后有明显改善作用的措施。一旦高度怀疑毒鼠强中毒，都应及早开展血液灌流，中、重度中毒患者更应早期进行血液灌流，并多次进行，直至癫痫症状得到控制。

3. 镇静止痉

①苯巴比妥：为基础用药，可与其他镇静止痉药物合用。轻度中毒每次 0.1g，每 8 小时肌内注射 1 次；中、重度中毒每次 0.1 ~ 0.2g，每 6 ~ 8 小时肌内注射 1 次。儿童每次 2mg/kg。抽搐停止后减量使用 3 ~ 7 天。②地西泮：癫痫大发作和癫痫持续状态的首选药物。成人每次 10 ~ 20mg，儿童每次 0.3 ~ 0.5mg/kg，缓慢静脉注射，成人的注射速度不超过 5mg/min，儿童的注射速度不超过 2mg/min。必要时可重复静脉注射，间隔时间在 15 分钟以上。不宜加入液体中静脉滴注。

4. 其他

癫痫持续状态超过 30 分钟，连续两次使用地西泮仍不能有效控制抽搐，应及时使用静脉麻醉剂（如硫喷妥钠）或骨骼肌松弛剂（如维库溴铵）。

5. 对症支持治疗

密切监护心、脑、肝、肾等重要脏器功能，及时给予相应的治疗措施。

三、氟乙酰胺

（一）中毒机制

氟乙酰胺化学名为氟醋酸酰胺，为有机氟类杀鼠剂，为国家早已禁用的急性杀鼠剂。本品为白色针状结晶，易溶于水，大鼠经口 LD_{50} 为 15mg/kg，人口服致死量为 0.1 ~ 0.5g。主要通过消化道及皮肤黏膜吸收，氟乙酰胺进入人体后脱氨基转化为氟乙酸，氟乙酸与细胞内线粒体的辅酶 A 作用，生成氟代乙酰辅酶 A，再与草酰乙酸反应，生成氟柠檬酸钠，氟柠檬酸与柠檬酸虽在化学结构上相似，但不能被乌头酸酶作用，反而拮抗乌头酸酶，使柠檬酸不能代谢产生乌头酸，导致三羧酸循环中断（称之为"致死代谢合成"），使丙酮酸代谢受阻，氟柠檬酸积聚，妨碍正常的氧化磷酸化过程，从而引起中枢神经系统和心血管系统为主的毒性损害。此外，氟柠檬酸、氟乙酸还可以直接损害中枢神经系统和心肌。氟离子还可以与体内钙离子相结合，使体内血钙下降。

（二）临床特征

口服中毒潜伏期2~15小时，严重者短于1小时。急性中毒时主要出现以中枢神经系统障碍和心血管系统障碍为主的两大综合征。

1. 中枢神经系统

头晕、头痛、乏力、易激动、烦躁不安、肌肉震颤、意识障碍甚至昏迷、阵发性抽搐，因强直性抽搐致呼吸衰竭。

2. 心血管系统

表现有心悸、心动过速、血压下降、心力衰竭、心律失常（期前收缩、室速或室颤）、心肌损害（心肌酶异常增高、QT间期与ST-T段改变等）等。

3. 其他

可出现消化道症状以及包括分泌物增多、呼吸困难、咳嗽等在内的呼吸系统表现。

（三）诊断思路

1. 诊断要点

①氟乙酰胺杀鼠剂接触史。②有典型的临床表现。③实验室检查血氟、尿氟增高。④确诊需鉴定毒饵、呕吐物、胃液、血液或尿液毒物含量。

2. 诊断分级

①轻度中毒：头痛、头晕、视力模糊、乏力、四肢麻木、肢体小抽动；恶心、呕吐、口渴、上腹部烧灼感、腹痛；窦性心动过速；体温下降等。②中度中毒：除上述外，尚有分泌物增多、呼吸困难、烦躁、肢体痉挛、血压下降、心电图显示心肌损害等。③重度中毒：昏迷、惊厥、严重心律失常、瞳孔缩小、肠麻痹、大小便失禁、心力衰竭、呼吸衰竭等。

（四）救治方法

1. 清除毒物

口服中毒者，立即催吐、洗胃、导泻。洗胃后可于胃管内注入适量乙醇在肝内氧化成乙酸以达到解毒目的。

2. 尽早使用特效解毒剂

乙酰胺（解氟灵）可与氟乙酰胺竞争酰胺酶，使其不能脱氢产生氟乙酸，并直接提供乙酰基，与辅酶形成乙酰辅酶A，阻止有机氟对三羧酸循环的干扰、恢复机体的氧化磷酸化代谢过程，有延长潜伏期、控制发病、减轻症状的作用。用法：成人每次2.5~5g肌内注射，每6~8小时一次，儿童按0.1~0.3g/（kg·d），分2~3次肌内注射，连用5~7天，首剂给全日总量的一半效果更好。危重患者可用20g加入500~1 000mL液体中静脉滴注。

3. 控制抽搐

全身阵发性抽搐是本病的突出症状，严重的抽搐，静脉注射安定能够达到迅速解痉的效果，但安定持续时间短，可加入液体内持续静脉滴注；再辅以苯巴比妥100mg肌内注射及10%葡萄糖酸钙静脉注射，以防止抽搐反复发作，造成脑组织及全身组织缺氧而加重病情。

4. 血液净化

对于中、重度中毒患者，可采用单纯血液灌流或血液灌流联合血液透析尽早进行血液净化，提高抢救成功率。

5. 对症支持治疗

包括心电监护、防止脑水肿、保护心肌、纠正心律失常，维持水、电解质酸碱平衡、高压氧等。

四、灭鼠优

（一）中毒机制

灭鼠优为干扰代谢类杀鼠剂，又名鼠必灭、抗鼠灵、吡明尼。本品为淡黄色粉末，无臭无味，不溶于水，易溶于乙醇等有机溶剂。大鼠经口半数致死量（LD_{50}）为 12.3mg/kg。中毒机制是抑制烟酰胺的代谢，造成维生素 B 族的严重缺乏。使中枢和周围神经肌肉接头处、胰岛组织、自主神经和心脏传导等方面的障碍，还可致胰腺 B 细胞破坏引起糖尿病。

（二）临床特征

中毒的潜伏期为 3~4 小时。口服中毒者出现恶心、呕吐、腹痛、纳差等胃肠道症状，随后出现自主神经中枢及周围神经系统功能障碍，如体位性低血压、四肢感觉异常、肌力减弱、视力障碍、神经错乱、昏迷、抽搐等。早期可有短暂性低血糖，后出现尿糖，常伴酮症酸中毒。肌电图及脑电图异常。

（三）救治方法

（1）口服者催吐、洗胃导泻。

（2）尽早使用解毒剂烟酰胺。以 200~400mg 加入 250mL 液体中静脉滴注，每日 1~2 次。好转后改口服，每次 100mg，每日 4 次，共 2 周。

（3）血糖升高时给予普通胰岛素。

（4）对症支持治疗。立即给予心电监护，监测血糖波动和神经功能变化，防止低血糖、脑水肿，保护心肌，维持水、电解质酸碱平衡等。

五、溴鼠灵

（一）中毒机制

溴鼠灵，又名大隆、溴鼠隆、溴敌拿鼠。本品为第二代抗凝血类杀鼠剂，属于双香豆素类抗凝血杀鼠剂。中毒机制是干扰肝脏对维生素 K 的作用，使凝血酶原和凝血因子 Ⅱ、Ⅶ、Ⅸ、Ⅹ 等的合成受阻，导致凝血时间和凝血酶原时间延长；同时其代谢产物亚苄基丙酮，可直接损伤毛细血管壁，使其通透性增加而加重出血。

（二）临床特征

本类杀鼠剂作用缓慢，误服后潜伏期长，大多数 2~3 天后才出现中毒症状，如恶心、呕吐、食欲缺乏、精神不振、低热等。中毒量小的患者无出血现象，不治而愈。达到一定剂量时，表现为全身广泛出血，首先出现血尿、鼻出血、牙龈出血、全身皮肤黏膜出血，严重者可出现呕血、便血、咯血及颅内出血。患者可死于颅内出血及心肌出血。由于中毒患者多以出血为主诉来就诊，应提高对其警惕性，详细询问病史有助于减少误诊。

（三）救治方法

（1）清除毒物。口服中毒者催吐、洗胃、导泻；皮肤污染者用清水彻底冲洗。

（2）特效解毒剂。轻度出血者，用维生素 K_1 10~20mg 肌内注射，每日 3~4 次；严重出血者，首剂 10~20mg 静脉注射，给予 60~80mg 静脉滴注；出血症状好转后逐渐减量，一般连用 10~14 天，出血症状消失，凝血酶原时间活动度正常后停药。

（3）输血。对出血严重者，可输注新鲜血浆或凝血酶原复合物，以迅速止血。

（4）肾上腺皮质激素。可以减少毛细血管通透性，保护血小板和凝血因子，促进止血、抗过敏和提高机体应激能力，可酌情使用，同时给予大剂量维生素 C。

（5）对症支持治疗。应注意维生素 K_3、维生素 K_4、卡巴克络、氨苯甲酸等药物对此类抗凝血类杀鼠剂中毒所致出血无效。

六、安妥

（一）中毒机制

安妥为硫脲类杀鼠剂，不溶于水，易溶于有机溶剂。大鼠经口 LD_{50} 为 $7 \sim 250mg/kg$，人口服致死量为 $4 \sim 6g$。口服后对局部黏膜有刺激性作用而引起胃肠道症状，吸收后主要损害毛细血管，使其通透性增加，引起肺水肿、胸腔积液和肺出血，并可引起肝、肾损害。肺水肿是其主要致死原因。

（二）临床特征

急性中毒时口部有灼热感、恶心、呕吐、口渴、头晕、嗜睡等特征；重症患者可出现呼吸困难、发绀、肺水肿等，也可有躁动、全身痉挛、休克等；稍晚期可有肝大、黄疸、血尿及蛋白尿等表现。

（三）救治方法

（1）清除毒物。口服者可用清水或者 $1:5\ 000$ 高锰酸钾溶液洗胃，禁用碱性液洗胃；导泻忌用油类泻剂；皮肤接触者清水冲洗。

（2）可试用半胱氨酸 $100mg/kg$ 肌内注射或 5% 硫代硫酸钠 $5 \sim 10mL$ 静脉注射，每日 $2 \sim 4$ 次，可降低安妥的毒性。

（3）禁食脂肪性食物及碱性食物。

（4）病情严重，出现肺水肿者，应用肾上腺皮质激素，并限制入量。

（5）对症支持治疗重症者应给予心电监护、肝肾功能监测，维持水、电解质酸碱平衡等。

第四节　急性乙醇中毒

一、概述

乙醇俗称酒精，是一种无色、易燃、易挥发的液体，具有醇香气味，能够与水及大多数有机溶剂混溶。乙醇是常用的工业原料，常用作医疗溶媒或消毒，也是酒类饮料中的主要成分。机体一次摄入过量乙醇或酒类饮料可引起先兴奋后抑制的神经精神症状，严重者甚至出现呼吸抑制及休克，临床上称为急性乙醇中毒或称为急性酒精中毒。血液中乙醇的致死浓度一般为 $87 \sim 152mmol/L$（$4\ 000 \sim 7\ 000mg/L$）。纯乙醇 $250 \sim 500mL$ 为大多数成人的致死量。对乙醇的反应个体差异很大，一般血中浓度达 $3\ 000mg/L$ 时可发生昏迷。

二、常见病因

酒是含乙醇的最常见饮品。用谷类或水果发酵制成的酒通常含乙醇浓度较低，常以容量浓度（L/L）计，啤酒为 $3\% \sim 5\%$，黄酒 $12\% \sim 15\%$，葡萄酒 $10\% \sim 25\%$；蒸馏形成烈性酒，如白酒、白兰地、威士忌等一般含乙醇浓度约为 $40\% \sim 60\%$。大量饮用含乙醇高的烈性酒易引起急性中毒，醉酒为其常见表现。由于人体对乙醇的耐受量差异很大，故可以引起酒醉的乙醇摄入量相差也很大。偶有因吸入大量乙醇蒸气而致中毒者。

三、中毒机制

乙醇饮入后约 80% 在小肠上段被吸收。空腹饮酒时，1 小时内乙醇吸收量约为 60%，2 小时内约为 95%，但胃内有食物存在时可延缓乙醇吸收。乙醇在体内代谢快，吸收后的乙醇约有 90% 在肝内氧化代谢。约 2% 的乙醇直接由肺和肾排出。乙醇属微毒类，是中枢神经的抑制剂，过度饮酒可引起中毒。

（一）乙醇的代谢

乙醇进入体内 $0.5 \sim 3$ 小时在胃和小肠内完全吸收，分布于体内所有含水组织及体液中，包括脑和肺泡中。血中乙醇浓度可直接反映全身的乙醇浓度。90% 在肝脏内代谢、分解，其余 10% 乙醇经肾和肺排出。当乙醇进入肝脏内时，被乙醇脱氢酶氧化为乙醛，乙醛经醛脱氢酶氧化为乙酸，乙酸转化为乙酰辅酶 A 进入三羧酸循环，最后代谢为 CO_2 和 H_2O。上述过程是限速反应，其清除率约为 2.2mmol/（kg·h），成人每小时可清除乙醇约 7g（纯乙醇 9mL）。血中乙醇浓度下降速度约 0.43mmol/h。大多数成人乙醇致死量为一次饮酒相当于含纯乙醇 250～500mL 的酒精制品。

（二）急性毒害作用

1. 中枢神经系统抑制作用

乙醇具有脂溶性，经血液循环进入大脑可迅速透过大脑神经细胞膜，并作用于膜上的酶而影响细胞的功能。小剂量出现兴奋作用，这是由于乙醇作用于大脑细胞突触后膜苯二氮䓬-γ-氨基丁酸（GABA）受体，从而抑制 GABA 对脑的抑制作用。随着乙醇剂量的增加，乙醇对中枢神经系统的抑制作用增强，由大脑皮质向下，通过边缘系统、小脑、网络结构到延髓。乙醇可作用于小脑，引起共济失调；作用于网状结构，引起昏睡和昏迷；极高浓度乙醇直接抑制延髓中枢引起呼吸或循环衰竭，甚至死亡。

2. 代谢异常

乙醇在肝细胞内代谢生成大量还原型烟酰胺腺嘌呤二核苷酸（NADH），使之与氧化型的比值（NADH/NAD）增高，甚至可高达正常的 2～3 倍。相继发生乳酸增高、酮体蓄积，导致代谢性酸中毒糖异生受阻和血糖降低。

（三）乙醇的长期耐受性、依赖性和戒断综合征

1. 耐受性

饮酒后产生轻松、兴奋的欣快感。长时间饮酒，产生耐受性，需要增加饮酒量才能达到原有的效果。

2. 依赖性

为了获得饮酒后特殊快感而渴望饮酒，这是精神依赖性。生理依赖性是指机体对乙醇产生的适应性改变，一旦停用则产生难以忍受的不适感。

3. 戒断综合征

长期饮酒后已形成身体依赖，一旦停止饮酒或减少饮酒量，可出现与酒精中毒相反的症状。机制可能是戒酒使酒精抑制 GABA 的作用明显减弱，同时血浆中去甲肾上腺素浓度升高，出现交感神经兴奋症状如多汗、寒战等。

（四）长期酗酒的危害

1. 营养缺乏

酒饮料中，每克乙醇可供给 29.3kJ 热量，但不含维生素、矿物质和氨基酸等必需营养成分，因而酒是高热量而无营养成分的饮料。长期大量饮酒后进食减少，可造成明显的营养缺乏。缺乏维生素 B_1 可引起 Wernicke-Korsakoff 综合征、周围神经麻痹等症状。个体对维生素 B_1 需要量增多的遗传性，也可能作为发病的原因。叶酸缺乏可引起巨幼细胞贫血。长期饮酒饥饿时，应补充糖和多种维生素。

2. 毒性作用

乙醇对黏膜和腺体分泌有刺激作用，可引起食管炎、胃炎、胰腺炎。乙醇在体内代谢过程中产生的自由基，可引起细胞膜脂质过氧化，造成肝细胞坏死，肝功能异常。

四、临床特征

（一）急性中毒临床表现

一次性大量饮酒可引起中枢神经系统抑制等中毒症状，其表现与饮酒量、血乙醇浓度以及个人耐受性相关，临床上将急性中毒反应分为 3 期。

1. 兴奋期

血乙醇浓度达到 11mmol/L（50mg/dL）时即感头痛、欣快、兴奋；血乙醇浓度达到 16mmol/L

（75mg/dL）时，健谈、饶舌、情绪不稳定、自负、易激怒，可有粗鲁行为或攻击行动，也可能沉默、孤僻；浓度达到22mmol/L（100mg/dL）时，驾车易发生车祸。

2. 共济失调期

血乙醇浓度达到33mmol/L（150mg/dL）时，肌肉运动不协调、行动笨拙、言语含糊不清、眼球震颤、视力模糊、复视、步态不稳、出现明显共济失调。浓度达到43mmol/L（200mg/dl）时，出现恶心、呕吐、厌倦。

3. 昏迷期

血乙醇浓度升至54mmol/L时，患者进入昏迷期，表现为昏睡、瞳孔散大、体温降低。血乙醇超过87mmol/L时，患者陷入深昏迷，心率增快、血压下降，呼吸慢而有鼾音，可由于呼吸、循环衰竭危及生命。

酒醉醒后可有头痛、头昏、无力、恶心、震颤等症状。上述临床表现见于对酒精尚无耐受性者。如产生耐受性，症状可能较轻。此外，重症患者可并发酸碱平衡失常、心律失常、心肌炎、电解质紊乱、低血糖症、吸入性肺炎、急性呼吸衰竭和急性肌病等症状。部分患者酒醒后突然出现肌肉肿胀、疼痛，可伴有肌球蛋白尿，甚至出现急性肾衰竭。

（二）戒断综合征

长期酗酒者，突然停止饮酒或减少酒量后，可发生下列4种不同类型戒断综合征的反应。

1. 单纯性阶段反应

在减少饮酒后6~24小时发病。出现震颤、焦虑不安、兴奋、失眠、心动过速、血压升高、大量出汗、恶心、呕吐。多在2~5天内缓解自愈。

2. 酒精性幻觉反应

患者意识清晰，定向力完整。幻觉以幻听为主，也可出现幻视、错觉及视物变形。多为被害妄想，一般可持续3~4周后缓解。

3. 戒断性惊厥反应

往往与单纯性戒断反应同时发生，也可在其后发生癫痫大发作。多数只发作1~2次，每次数分钟。也可数日内多次发作。

4. 震颤谵妄反应

常在停止饮酒后24~72小时后，也可在7~10小时后，患者出现精神错乱，全身肌肉出现粗大震颤或谵妄。谵妄是在意识模糊的情况下出现生动、恐惧的幻视，可有大量出汗、心动过速、血压升高等交感神经兴奋表现。

（三）体格检查

（1）呼出气有明显酒精味。

（2）有兴奋、言语不清、共济失调或昏睡、昏迷。

（3）严重者可有抽搐、瞳孔散大、体温降低、心率增快、血压下降、呼吸减慢或呼吸循环麻痹。

五、辅助检查

（1）血气分析可见轻度代谢性酸中毒（BE < -3，CO_2CP <22mmol/L）。

（2）血电解质可见低钾（<3.5mmol/L）、低镁（<0.8mmol/L）、低钙（<2.0mmol/L）。

（3）肝功能异常（氨基转移酶>40U/L），血糖可降低或升高（<3.9mmol/L或>6.1mmol/L）。

（4）心电图可见心律失常，甚至心肌损害，心肌酶谱可见异常。

（5）少数患者可见肾功能异常（尿素氮>7.1mmol/L，肌酐>108μmol/L），甚至急性肾功能衰竭。

（6）如有可能，予血液或呼出气酒精浓度检测证实。

（7）如疑有外伤，应做相应的影像学检查。

六、诊断思路

（一）诊断原则

饮酒史结合临床表现，如急性酒精中毒的中枢神经兴奋或抑制症状，呼气酒味；戒断综合征的精神症状和癫痫发作；血清或呼出气中乙醇浓度测定可作出诊断。

（二）分级标准

轻度中毒和中毒早期表现兴奋、欣快、言语增多、颜面潮红或苍白、步态不稳、轻度动作不协调、判断力障碍、语无伦次、眼球震颤甚至昏睡。

重度中毒可出现深昏迷、呼吸表浅或潮式呼吸，并可因呼吸麻痹或循环衰竭而死亡。重症患者瞳孔常缩小、体温和血压下降、脉搏减慢。

七、救治方法

（一）一般治疗

轻症患者无需特殊治疗，兴奋躁动的患者必要时加以约束以防止误伤。多饮糖水及酸性饮料，不主张饮咖啡和茶水，茶碱的利尿作用虽可加速乙醇排泄，但乙醇转化的乙醛未能分解即排出，影响肾脏功能。乙醇与咖啡因同样有兴奋大脑皮质的作用，酒与咖啡同饮可加重对大脑的刺激，出现神经及血管系统的病变。对中毒症状轻者注意保暖，防止误吸或吸入性肺炎，定时翻身，防止压迫性横纹肌溶解、坏死，导致肌红蛋白尿性急性肾衰竭。

（二）药物治疗

给予10%葡萄糖500~1 000mL加入大剂量维生素C，同时给予利尿药以加速乙醇排泄，可给予能量合剂加维生素B_6及烟酸静脉滴注，肌内注射维生素B_1以加速乙醇在体内氧化。可静脉注射50%葡萄糖溶液100mL，预防低血糖的发生。昏迷者可用纳洛酮0.4~0.8mg加入葡萄糖液静脉注射。狂躁兴奋者可肌内注射小剂量地西泮注射液（5mg），避免用吗啡、氯丙嗪、苯巴比妥类镇静药。有上消化道出血者，予5%葡萄糖注射液100mL+奥美拉唑40mg，静脉滴注。

（三）透析治疗

当患者血乙醇浓度达到500mg/dL左右、出现重度昏迷或呼吸中枢抑制时，应紧急行透析治疗，以加快体内乙醇的排出。透析指征有：血乙醇含量>108mmol/L（500mg/dL）且伴酸中毒或同时服用甲醇或其他可疑药物。

（四）其他治疗

维持重要脏器的功能：①维持气道通畅，保证氧供，必要时行气管插管，机械通气。②维持循环功能，注意血压、脉搏，可静脉输入5%葡萄糖盐水溶液。③监测心律失常和心肌损害。④保暖，维持正常体温。⑤维持水、电解质、酸碱平衡，血镁低时补镁。治疗Wernicke脑病，可肌内注射维生素B_1 100mg。⑥保护大脑功能，应用纳洛酮0.4~0.8mg缓慢静脉注射，有助于缩短昏迷时间，必要时可重复给药。同时应注意昏迷患者此前是否同时服用其他药物。慎用镇静剂，使用镇静剂必须排除颅内疾病。疑有误吸，应予抗生素预防感染。

第五节　窒息性气体中毒

一、急性一氧化碳中毒

（一）概述

一氧化碳是无色、无味、无刺激性的易燃易爆气体，是生活中煤气的主要成分。因煤气含有硫醇，故有特殊气味。生产中，一氧化碳常用在金属冶炼、焦炉等作业中。生活中的一氧化碳中毒常发生在通风不良，用煤炉做饭或取暖，烟囱堵塞的房间内。生产中的一氧化碳中毒常发生在通风设备差、职业防护差的工作环境。据 WHO 在 2002 年的一项数据显示：全球每年约有 250 万人死于急性一氧化碳中毒，为意外中毒导致死亡的首要病因。

（二）中毒机制

含碳物质的不全燃烧均可产生一氧化碳，如果吸入过量的一氧化碳，可产生中毒。一氧化碳经呼吸道进入人体后，与血红蛋白结合形成碳氧血红蛋白。一氧化碳与血红蛋白结合的亲和力是氧与血红蛋白结合亲和力的 250 ~ 300 倍，而血中碳氧血红蛋白（HbCO）的解离速度又是氧合血红蛋白（HbO_2）的 1/3 600，这些差异阻碍氧气与血红蛋白的结合，造成组织缺氧。组织缺氧使机体出现严重的能量代谢障碍，引起细胞功能障碍及病理性损伤。中枢神经系统对缺氧最为敏感，因此，缺氧时首先损伤大脑，缺氧 5 分钟，大脑就会出现不可逆的损害。同时一氧化碳可与细胞色素 C 氧化酶结合，阻碍呼吸链中电子的传递，阻碍氧化磷酸化，使细胞呼吸障碍，从而产生细胞损伤，引起一系列临床症状。

（三）临床特征

正常人血液中 HbCO 的含量可在 5% ~ 10%（吸烟者的值偏高），急性一氧化碳中毒的程度取决于吸入一氧化碳的浓度、持续接触时间及机体对缺氧的敏感程度。当空气中一氧化碳浓度为 0.02% 时，2 ~ 3 小时会产生症状；当其为 0.08% 时，2 小时即会昏迷。根据吸入一氧化碳后血中碳氧血红蛋白的含量，可将中毒分为以下 4 类。

1. 轻度中毒

接触一氧化碳时间短，血液中碳氧血红蛋白浓度为 10% ~ 20%，表现为头痛、头晕、心悸、恶心、呕吐、乏力等，可能出现短暂的晕厥。上述症状一般较轻，在脱离中毒环境，吸入新鲜空气或氧气后可迅速消失，一般无后遗症状。

2. 中度中毒

接触一氧化碳时间稍长，血液中碳氧血红蛋白浓度为 30% ~ 40%，部分中毒患者的皮肤黏膜会出现樱桃红色；还有部分患者可出现意识障碍。在脱离中毒环境，吸入氧气后，患者可在数天后恢复，很少留有后遗症。

3. 重度中毒

接触一氧化碳时间很长，吸入一氧化碳过多，血液中碳氧血红蛋白浓度为在 50% 以上。患者会出现生命体征不稳定的情况，包括血压下降、呼吸急促、四肢厥冷、外周氧饱和度降低，甚至死亡。如患者在重度中毒中被抢救成功，因脑缺氧时间长，很多患者留有痴呆、记忆力减退等神经功能障碍，更有甚者，可能进入持续植物状态。

4. 急性一氧化碳中毒迟发性脑病

急性一氧化碳中毒迟发性脑病是指部分急性一氧化碳中毒患者在急性期意识障碍恢复正常后，经过一段时间的"假愈期"，突然出现以精神和脑局灶损害症状为主的脑功能障碍。一般发生在急性中毒后 2 ~ 30 天内，是一氧化碳中毒后常见的并发症，如不及时治疗，轻者会遗留神经症状，重者会影响生命。

（四）辅助检查

1. 血液中碳氧血红蛋白浓度

正常人血液中 HbCO 的含量可在 5% ~ 10%，一氧化碳中毒患者在脱离中毒环境吸入新鲜空气 8 小时后，碳氧血红蛋白中一氧化碳解离完全，因此考虑一氧化碳中毒的患者应及时测量血液中碳氧血红蛋白浓度。轻度中毒患者，血液中碳氧血红蛋白浓度为 10% ~ 20%；中度中毒患者，血液中碳氧血红蛋白浓度为 30% ~ 40%；重度中毒患者，血液中碳氧血红蛋白浓度为在 50% 以上。

2. 血常规及生化检查

白细胞总数及中性粒细胞总数增高，谷丙转氨酶（ALT）、谷草转氨酶（AST）、血乳酸可一过性增高，血糖可能因机体应激增高。重度中毒的患者可能出现多器官功能障碍。血气中氧分压可正常或降低，pH 正常或降低，氧饱和度可能正常。

3. 脑影像学及脑电图

早期脑 CT 可能正常，严重患者可能出现脑水肿的表现，脑 MRI 可能表现出脑缺血缺氧的改变。脑电图表现为低波幅慢波增多，与缺氧性脑病进展平行。

（五）诊断思路

根据 CO 接触史，突然发生的神经系统损伤的症状和体征，结合及时测定的血液中碳氧血红蛋白浓度，排除其他疾病，如脑血管意外、低血糖、脑炎、脑膜炎等疾病后方可作出诊断。

（六）救治方法

1. 院前急救

对于怀疑一氧化碳中毒的患者，作为到达现场的医护人员，首先最重要的是评估周围环境的安全性，并使患者迅速脱离中毒环境。如在密闭的空间，尽量通风；如现场封闭又有一氧化碳持续排出时，要请专业人员携带氧气及面罩进行施救。患者脱离中毒环境后，应再次对患者进行评估。如呼吸心跳停止，按照心肺复苏抢救；如生命体征平稳，则给予吸氧、保持呼吸道通畅。

2. 院内急救

（1）吸氧、保持呼吸道通畅、卧床休息：研究表明，吸入氧气可使碳氧血红蛋白中的一氧化碳迅速解离；吸入新鲜空气时，一氧化碳由 HbCO 释放出半量约需 4 小时；吸入纯氧时可缩短至 30～40 分钟，因而患者到达医院后应尽早给予高浓度氧气吸入。

（2）高压氧治疗：高压氧治疗一般在中毒后 4 小时内开始效果最佳。高压氧可以提高动脉血液中的溶解氧，提高动脉血氧分压，使毛细血管内的氧易向细胞内交换，纠正组织缺氧。同时高压氧还有缩血管作用，能改善组织微循环，降低颅压，减轻脑水肿，促使一氧化碳与细胞色素氧化酶等和组织细胞解离。

（3）防治脑水肿：因一氧化碳中毒引起组织的缺氧，神经系统对缺氧最为敏感，一氧化碳中毒后常会出现脑水肿，可适当给予甘露醇、甘油果糖、呋塞米、地塞米松等脱水。如由于脑水肿导致抽搐，急性期可予安定控制症状，对症处理。

（4）促进脑功能恢复：可采用胞磷胆碱 500～1 000mg 加入 5% 葡萄糖液 250mL 静脉滴注，1 次/天。

（5）防止并发症：对于长期卧床的患者注意有无坠积性肺炎、压疮等。如患者出现发热，要搜索感染源，必要时使用抗生素控制感染。体温过高会加快脑代谢，如患者出现发热，应积极处理，采用物理和/或药物降温。

二、急性硫化氢中毒

（一）概述

硫化氢是具有刺激性和窒息性的无色气体。低浓度接触仅有呼吸道及眼的局部刺激作用，高浓度时全身毒害作用较明显，表现为中枢神经系统症状和窒息症状。大部分硫化氢中毒发生在市政污水管道疏通或污物清理的作业中。

（二）中毒机制

硫化氢具有"臭蛋样"气味，可通过呼吸道、消化道及皮肤接触吸收，绝大部分硫化氢中毒是通过呼吸道进入体内所致。工业生产或有机物腐烂产生的废气中多含有硫化氢，因此从事下水道疏通、阴沟污物的处理、废窖池清理等工作时，都可发生急性硫化氢中毒。硫化氢被吸入人体后，很快溶解在水中，与钠离子结合成硫化钠，刺激呼吸道黏膜会引起呼吸道炎症、肺水肿，作用在结膜，会导致结膜炎。同时硫化氢也是细胞色素氧化酶的强抑制剂，能与细胞色素氧化酶中的三价铁离子结合，抑制电子传递和氧的利用，引起细胞缺氧和窒息。因脑组织对缺氧最敏感，故最易受损。硫化氢可直接作用于脑，低浓度起兴奋作用；高浓度则起抑制作用，引起昏迷、呼吸中枢和血管运动中枢麻痹，还可引起反射性呼吸心脏骤停甚至死亡，临床上称为"电击样"死亡。

（三）临床特征

急性硫化氢中毒一般发病迅速，短时间暴露在高硫化氢浓度的中毒表现比长时间暴露在低硫化氢浓度严重，出现以脑和/或呼吸系统损害为主的临床表现，其表现因暴露环境中硫化氢的浓度等因素不同而有明显差异。

环境中硫化氢浓度 $50 \times 10^{-6} \sim 100 \times 10^{-5}$ g/L，主要是眼球和上呼吸道的刺激症状，表现为畏光、流泪、眼刺痛、流涕、咽喉部灼热感、胸闷及刺激性干咳。查体可见眼结膜充血、肺部可有干啰音，脱离接触后短期内可恢复。

环境中硫化氢浓度 $100 \times 10^{-6} \sim 300 \times 10^{-6}$ g/L，除上述轻度中毒的症状外，还会出现中枢神经系统症状包括：头痛、头晕、易激动、烦躁、意识模糊、谵妄、癫痫样抽搐，甚至呈全身强直—阵挛发作等；消化系统中毒症状：恶心、呕吐、肝功能障碍。眼底检查可见视神经盘水肿、角膜水肿。部分患者有胸部 X 线显示肺纹理增粗或有片状阴影等肺水肿表现。

环境中硫化氢浓度 $> 700 \times 10^{-6}$ g/L，接触极高浓度硫化氢后可发生电击样死亡，患者常会出现头晕、头痛、烦躁、谵妄、意识障碍，在接触后数秒或数分钟内可发生呼吸心脏骤停。有报道指出暴露环境中的硫化氢浓度在 $1\,000 \times 10^{-6}$ g/L 以上可迅速引起意识障碍与死亡。死亡前一般无先兆症状，可先出现呼吸深而快，随之呼吸骤停。严重中毒患者经抢救恢复后，部分患者仍可留有后遗症。

（四）辅助检查

尚无特异性实验室检查指标。为鉴定工作场所是否有硫化氢时，可将乙酸试纸浸入 2% 的乙酸铅酒精溶液中，至现场暴露 30 秒，如为绿黄色、棕色、黑色中的任意一种颜色，即可提示存在硫化氢。但该反应无特异性，如存在其他的含硫化合物也会出现类似反应。有条件可测定血及小便中硫酸盐含量。

（五）诊断思路

（1）有明确的硫化氢接触史。

（2）患者的衣物和呼气有臭蛋气味可作为接触硫化氢的指标。

（3）事故现场可产生或测得硫化氢。

（4）接触毒物后，迅速出现以脑和/或呼吸系统损害为主的表现。

（5）排除急性脑血管意外、心肌梗死等疾病后，方可作出诊断。

（六）救治方法

1. 院前急救

立即将患者移至空气新鲜的地方，脱去受污染衣物，保暖，严密观察呼吸功能。有窒息时，应立即清理气道，给氧，必要时建立人工气道。

2. 高压氧治疗

高压氧治疗可迅速提高血氧含量，竞争性抑制一氧化氮和细胞色素氧化酶的结合，高压氧的治疗被认为在重新氧化磷酸化及直接解毒硫化氢是有益的，但目前缺少大量数据证明其可行性，故高压氧的治疗尚存争议。

3. 对症支持治疗

对于躁动不安者可给予冬眠疗法。同时早期、足量、短程地应用糖皮质激素预防肺水肿及脑水肿。另外可大剂量使用谷胱甘肽等药物，加强细胞氧化能力，加速对硫化氢的解毒作用。危重患者可考虑使用血浆置换，以将失活的细胞色素氧化酶及游离的硫化氢清除，每次可交换血浆 500mL。同时使用抗生素预防感染。

4. 眼受刺激的处理

轻度时应立即用温水或 2% 小苏打水，然后用 4% 硼酸水清洗眼部，同时以抗生素眼药水、醋酸可的松眼液滴眼或者二者同时应用，每日 4 次以上。

参考文献

[1] 郭毅. 急诊医学 [M]. 北京：人民卫生出版社，2016.

[2] 马明信. 实用内科门诊急诊手册 [M]. 北京：北京大学医学出版社，2016.

[3] 曹小平，曹钰. 急诊医学 [M]. 北京：科学出版社，2015.

[4] 孟庆义. 急诊内科诊疗精要 [M]. 北京：军事医学科学出版社，2015.

[5] 王一镗. 王一镗急诊医学 [M]. 北京：清华大学出版社，2015.

[6] 暴玉振，孙宏廷，杨梅. 实用急危重症治疗学 [M]. 上海：科学技术文献出版社，2014.

[7] 张天敏，申丽昊，任洪波. 外科 ICU 指南 [M]. 北京：人民军医出版社，2014.

[8] 王丽云. 临床急诊急教学 [M]. 青岛：中国海洋大学出版社，2015.

[9] 张文武. 急诊内科手册 [M]. 北京：人民卫生出版社，2014.

[10] 胡宾，刘惟优，郑振东. 临床急诊医学 [M]. 上海：科学技术文献出版社，2014.

[11] 杜亚明. 实用现场急救技术 [M]. 北京：人民卫生出版社，2014.

[12] 李春盛. 急诊医学高级教程 [M]. 北京：人民军医出版社，2014.

[13] 李树生. 急诊临床诊疗指南 [M]. 北京：科学出版社，2014.

[14] 刘宏生. 急危重症诊疗新进展 [M]. 西安：西安交通大学出版社，2014.

[15] 赵爱华. 临床常见急危重症诊断与处理 [M]. 西安：西安交通大学出版社，2014.

[16] 张青. 普外科常见急危重症诊疗 [M]. 西安：西安交通大学出版社，2014.

[17] 杨毅，黄英姿. ICU 监测与治疗技术 [M]. 第 2 版. 上海：上海科学技术出版社，2018.

[18] 中华医学会. 重症医学——2018 [M]. 北京：中华医学电子音像出版社，2018.

[19] 刘大为. 实用重症医学 [M]. 第 2 版. 北京：人民卫生出版社，2017.

[20] 刘旭平. 重症监护技术 [M]. 第 2 版. 北京：人民卫生出版社，2015.

[21] 朱蕾. 机械通气 [M]. 第 4 版. 上海：上海科学技术出版社，2016.

[22] 梁名吉. 呼吸内科急危重症 [M]. 北京：中国协和医科大学出版社，2017.

[23] Samad K, Khan FA. The role of prophylactic intra – aortic ballon pump counterpulsation（IABP）in emergency non – cardiac surgery [J]. J Pak Med Assoc, 2006, 56：42 –43.

[24] Georgeson S, Coombs AT, Eckman MH. Prophylactic use of the intra – aortic ballon pump in high – risk cardiac patients undergoing noncardiac surgery: a decision analytic view [J]. Am J Med, 1992, 92：665 –678.

[25] Pesenti A, Zanella A, Patroniti N. Extracorporeal gas exchange [J]. Curr Opin Crit Care, 2009, 15：52 –58.

[26] Van Stiegmann G, Cambre T. Sun JH. A new endoscopic elastic band ligating device [J]. Gastrointest Endosc, 1986, 32（2）：230 –233.